병을 치료하는 건강 자연식
주스, 차, 수프, 스무디

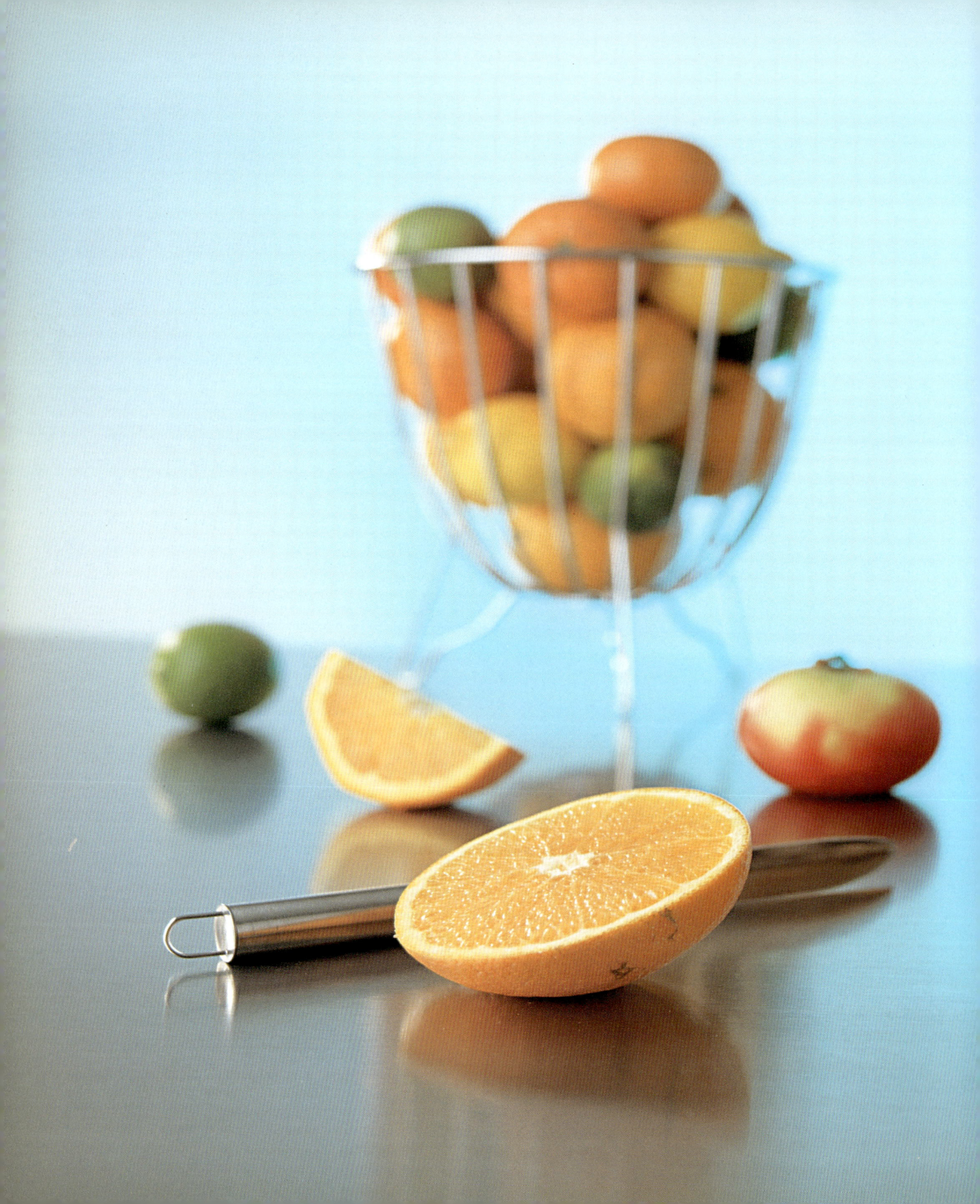

병을 치료하는 건강 자연식
주스, 차, 수프, 스무디

앤 매킨타이어 지음 | 김현성 옮김

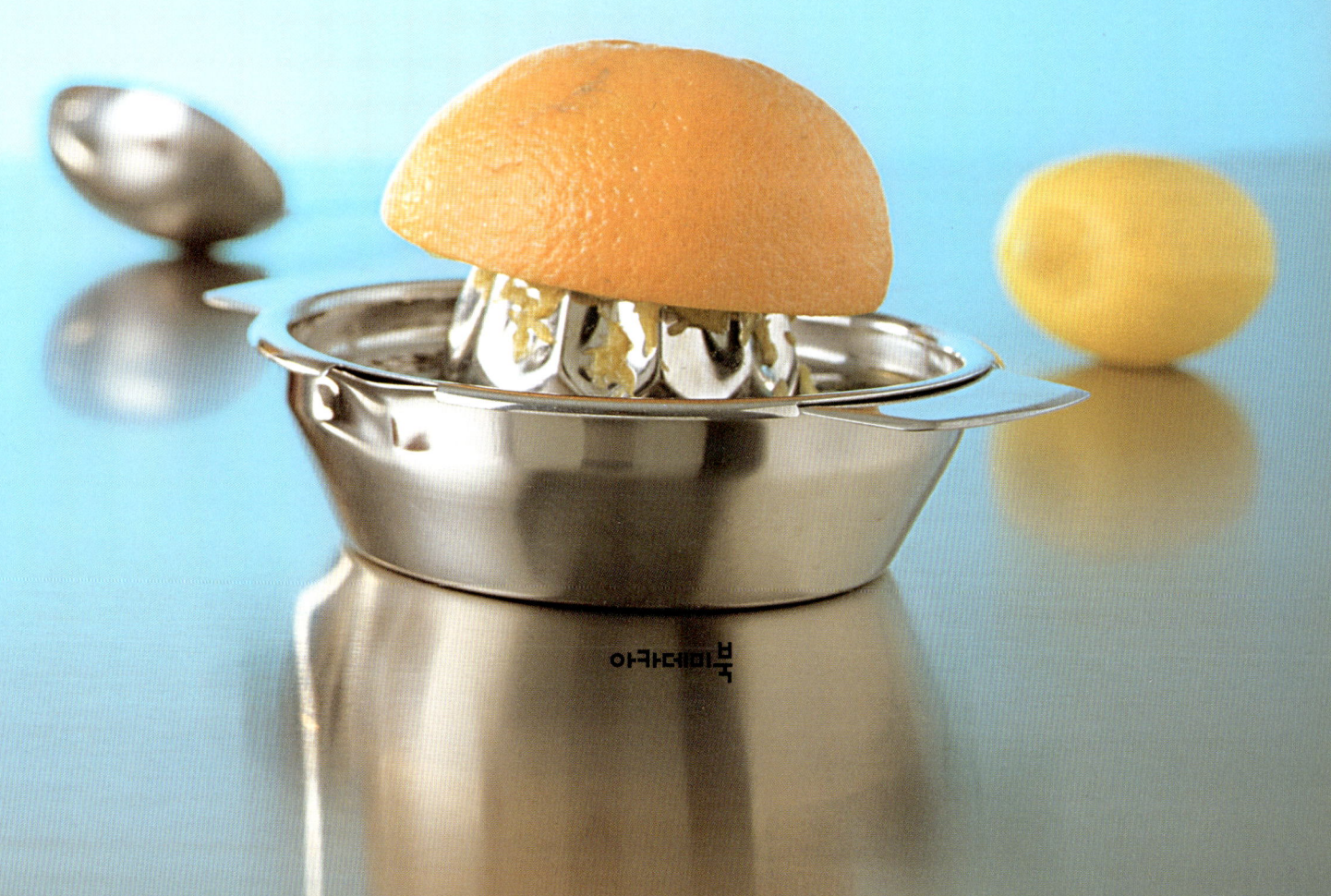

아카데미북

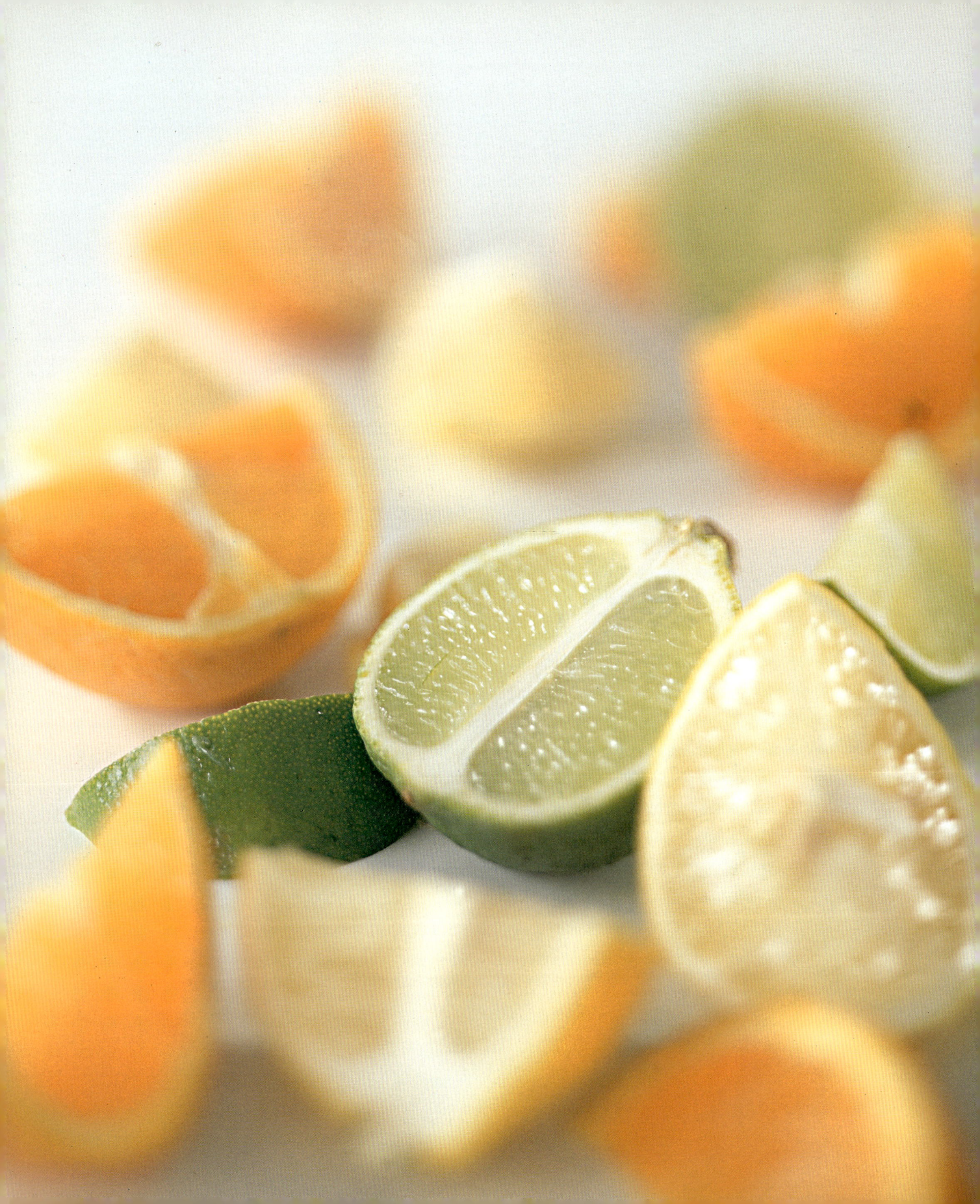

차 례

머리말　　　　　　　　　　　　　　　　　　　6

시작하는 글　　　　　　　　　　　　　　　　9

제1장
주요 재료　　　　　　　　　　　　　　　　　15

제2장
혈색을 생기 있게, 기분을 밝게 해 주는 음료　43

제3장
질병을 치료하는 음료　　　　　　　　　　　69

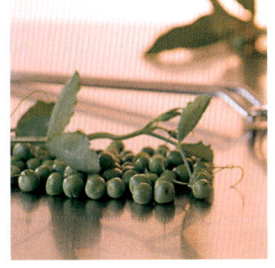

제4장
정신을 안정시켜 주는 음료　　　　　　　　125

요리 색인　　　　　　　　　　　　　　　　148
종합 색인　　　　　　　　　　　　　　　　150

머리말

이 책을 읽으면 야채와 과일 그리고 허브에 대한 지금까지의 생각이 완전히 달라질 것이다. 건강을 염려하는 다른 많은 사람들처럼 나도 과일과 야채가 몸에 좋을 것이라는 굳은 믿음을 가지고, 믹서기에 넣어서, 때로는 맛이 별로 없는데도 억지로 먹었다. 과일과 야채를 하루에 다섯 종류 정도 섭취하면 심장병과 암을 예방할 수 있다기에 그대로 따라했다.

그러나 나는 무언가를 놓치고 있었다. 나는 이 책의 저자인 앤 매킨타이어가 자연 속에서 먹거리와 약용 식물(허브)들을 수집하면서 밝혀 낸 여러 식물에 대한 지식, 나아가 의학 허브 전문가로서의 풍부한 경험이 우리에게 제공하는 유익함을 미처 알지 못했다.

앤은 건강 음료라는 주제에 대해 우선 먹고 보자는 식으로 아무렇게나 접근하지 않는다. 그녀는 확실하고 논리적인 방식으로 건강 음료의 유익함을 알려 준다. 주스, 차, 스무디, 수프 그리고 여러 종류의 술에 이르기까지 그 모든 것을 만드는 데 필요한 방법과 도구를 알려 준다.

그녀는 건강 음료를 만드는 데 이용되는 25가지의 재료에 초점을 맞추어 맛이 있고 만들기도 쉬운 요리법을 설명한다. 이 책을 통해 우리는 우리 모두가 진짜 알고 싶어 하는 것, 즉 우리를 더 아름답게 만들어 주고, 질병에서 보호해 주고, 기분까지 좋게 하는 음료를 만드는 법을 알게 될 것이다. 뿐만 아니라 미심쩍어 하는 사람들을 위해 각각의 재료를 조합함으로써 얻을 수 있는 이점을 과학적으로 설명하고 있다.

이 책에서 가장 인상 깊은 것은 바로 이 책에 소개된 각종 음료들이 입맛을 돋구고 마시고 싶은 욕망을 불러일으킨다는 데 있다. 그중에서도 내가 개인적으로 가장 좋아하는 것은 생강 레몬차(61쪽 참고)이다.

독자가 어떤 맛을 좋아하고 건강을 위해 어떤 음료를 필요로 하든 간에 이 책은 여러분이 좋아하는 건강 음료를 제공해 줄 것이다.
즐거운 경험과 건강을 함께 얻기를!

— 안젤라 다우덴(Angela Dowden)

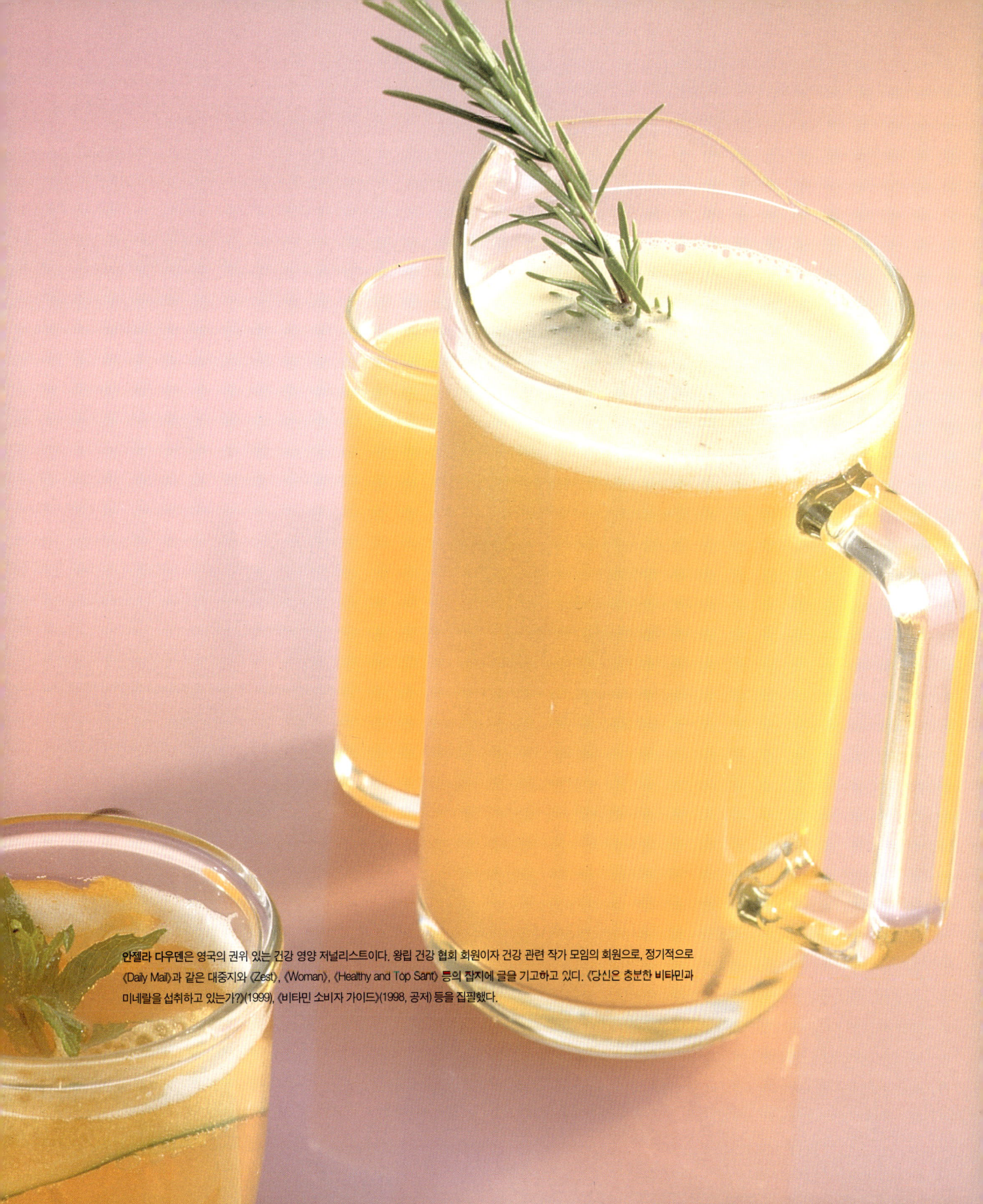

안젤라 다우덴은 영국의 권위 있는 건강 영양 저널리스트이다. 왕립 건강 협회 회원이자 건강 관련 작가 모임의 회원으로, 정기적으로 《Daily Mail》과 같은 대중지와 《Zest》, 《Woman》, 《Healthy and Top Sant》 등의 잡지에 글을 기고하고 있다. 《당신은 충분한 비타민과 미네랄을 섭취하고 있는가?》(1999), 《비타민 소비자 가이드》(1998, 공저) 등을 집필했다.

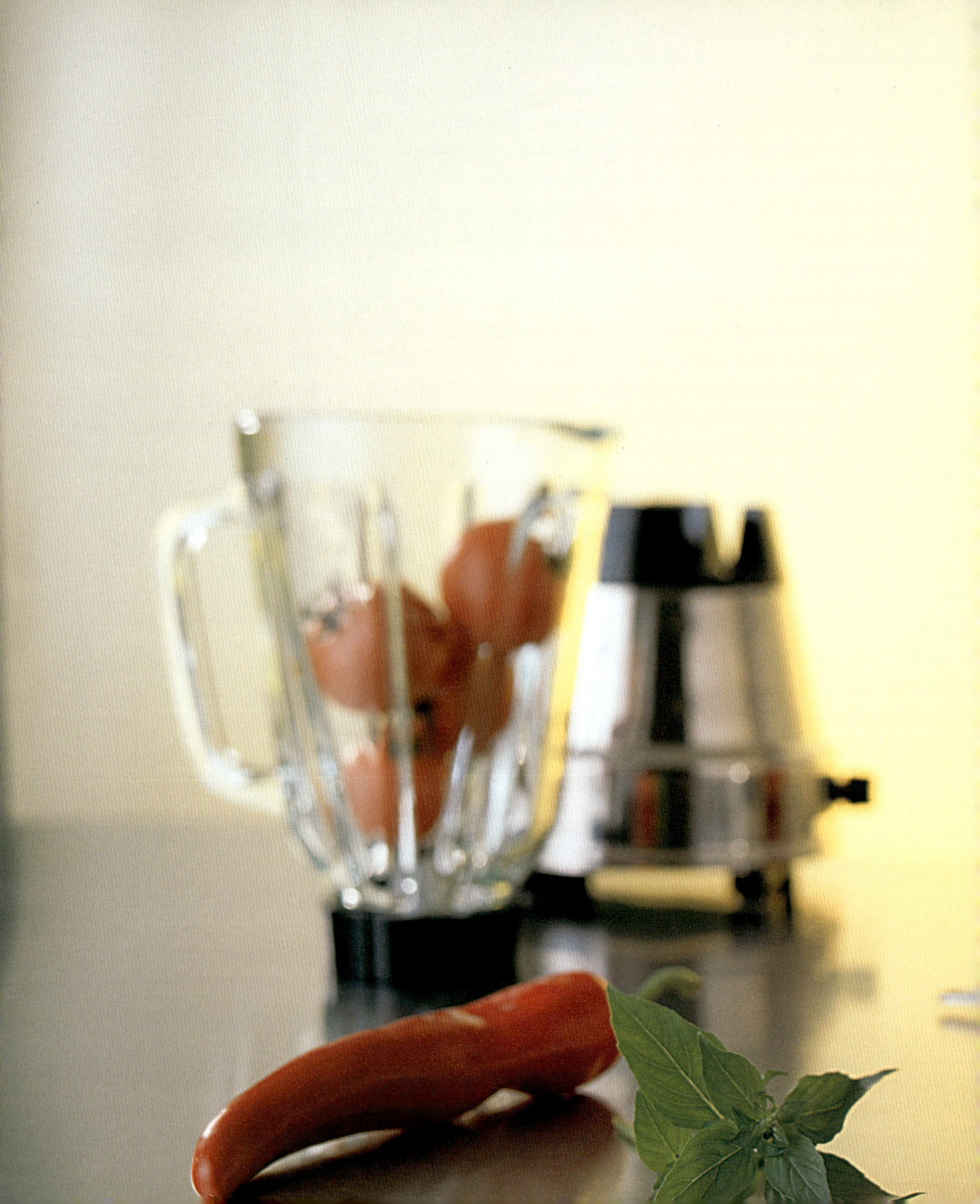

병을 치료하는 건강 자연식 주스, 차, 수프, 스무디

시작하는 글

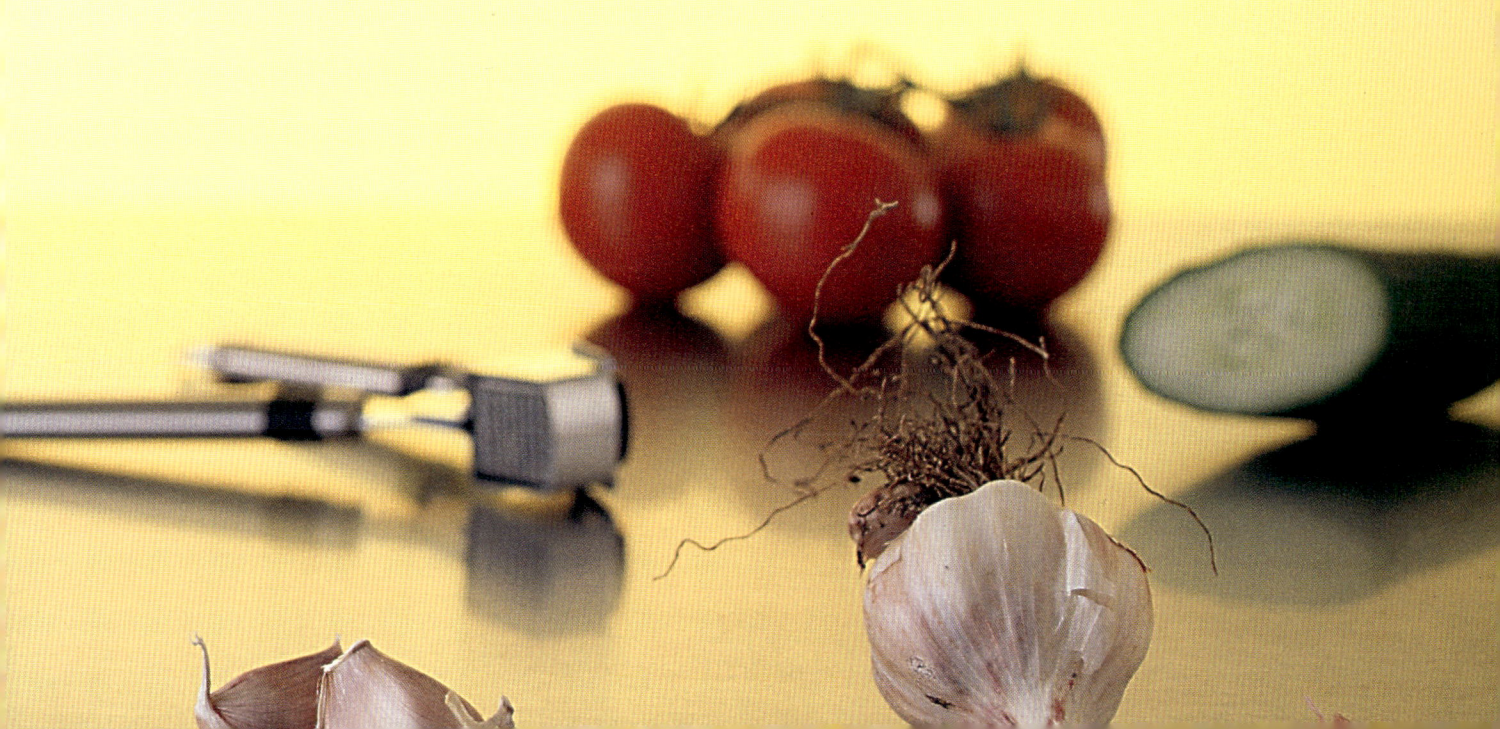

시작하는 글

물(음료)은 순수한 물 그 자체든 주스나 차의 형태든 생명 유지에 반드시 필요한 요소로서, 일상생활에서 절대적인 기능을 수행한다. 갈증을 해소하고, 더위를 식혀 기분을 상쾌하게 하며, 추운 날에는 몸을 따뜻하게 해 준다.

음료에는 영양을 공급하고 신체를 강하게 하는 영양소들이 풍부하게 들어 있다. 그것은 우리가 스트레스를 받거나 정신적 충격을 입었을 때 위안을 주고 진정시켜 줄뿐만 아니라 원기를 회복시키고 수명 연장에까지 도움을 준다.

역사적으로, 마시는 행위는 전 세계에 걸쳐 사회·종교적인 의식의 일부가 되어 왔고, 오늘날에도 여전히 상징적 의미를 띠고 있다. 사회적인 행사를 할 때 우리는 종종 대화를 부드럽게 할 목적으로 음료를 마신다. 음료 한 잔으로 친구의 건강과 신혼부부의 행복, 신생아의 탄생을 축하하는 건배를 하고, 결혼 기념일, 생일, 크리스마스 등을 기념한다. 또한 음료를 앞에 놓고 즐거운 담소를 나누기도 한다.

물의 중요성

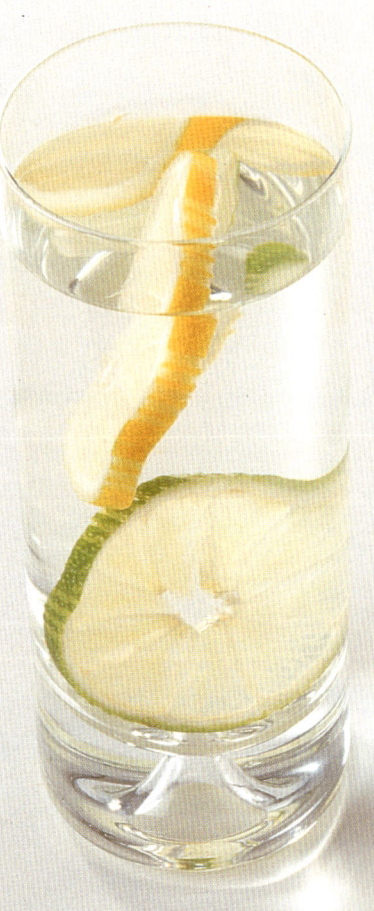

신체의 75%는 물로 구성되어 있다. 따라서 각각의 기능을 잘 유지하기 위해서는 규칙적으로 물을 마셔야 한다. 성인은 하루에 약 2.25~3.5리터의 수분을 잃는데, 운동을 많이 할 경우에는 손실량이 더 많다. 땀으로 0.6리터, 숨을 내쉬면서 1.2리터, 소변으로 1.8리터 등. 이렇게 줄어든 수분은 반드시 보충해야 한다. 우리 몸은 음식 없이는 어느 정도 견딜 수 있어도 물 없이는 견디기가 어렵다. 신체의 모든 세포가 제 기능을 수행하기 위해서는 수분의 적절한 균형을 유지하는 것이 필수적이다.

어떤 형태로든 수분을 충분히 섭취하면 변비를 예방하고 장 속의 노폐물을 배출할 수 있다. 또한 수분은 땀의 형태로 피부를 통해, 그리고 소변으로 방광을 통해 노폐물과 독소를 제거하여 신장(콩팥)과 방광의 자극과 손상을 예방한다. 열병, 설사, 구토를 할 때는 탈수를 막기 위해 물을 많이 마셔야 한다. 특히 밤늦게까지 술을 먹고 마시며 즐긴 다음날 물이나 과일(야채) 주스를 많이 마시면 숙취가 해소되고 신장도 깨끗해진다. 그런데 대부분의 사람들은 최상의 컨디션을 유지해 줄 만한 양의 물을 다 마시지는 않는다. 만일 순수한 물을 충분히 마시기가 어렵다면 수분을 섭취하는 보다 좋은 방법이 있다. 이 책에 소개된 과일 야채 주스, 과일 야채 칵테일, 차, 수프, 스무디 같은 음료들은 평소 수분을 충분히 섭취하지 않는 사람들에게 매우 큰 도움을 줄 것이다.

차

차는 그 종류나 생산지에 상관없이 인공 첨가물이 들어 있지 않은 완벽한 자연의 음료로서 수천 년 동안 생활의 일부가 되어 왔다. 물을 제외하면, 우리는 대부분 다른 음료에 비해 차를 더 많이 마시고 있으며, 미각을 돋구고 건강을 좋게 하는 차를 개발하는 데 지속적인 노력을 기울이고 있다. 다양한 종류의 허브 차는 저마다 독특한 향취를 가지고 있을 뿐만 아니라 의약적 효능 또한 검증되었다. 이 책에 실린 허브들은 가벼운 방향성 향기를 지니고 있을 뿐만 아니라 치료제로서의 효과를 뚜렷하게 지닌 것들이다.

그동안 차는 카페인 성분 때문에 조심해야 할 음료로 여겨져 왔다. 카페인이 스트레스를 악화시키기 때문이다. 하지만 최근 들어 차에는 심장병이나 암 같은 만성 질환의 주범이 되는 활성 산소에 대항하는 플라보노이드 형태의 항산화제가 풍부한 것으로 확인되었다. 사과와 포도의 껍질에도 플라보노이드의 일종인 카테킨이라는 성분이 들어 있다. 차가 가지고 있는 한 가지 단점은, 철분의 흡수를 방해하는 폴리페놀을 함유하고 있다는 것이다. 만일 당신이 채식주의자라면 식사 도중에 차를 마시는 것보다는 한 끼의 식사와 식사 사이에 마시는 것이 더 좋다.

커피

커피는 유럽, 중동 그리고 북·중앙·남아메리카에서 일상적으로 가장 선호되는 식욕 촉진제. 많은 사람들의 아침을 깨우고 바쁜 하루 일과를 정열적으로 유지하게 하는 데 커피보다 매력적인 음료를 찾기는 어려울 것이다. 그러나 커피에는 카페인이 많이 들어 있어서 신경계를 과도하게 자극하고 스트레스를 악화시키기도 한다. 또 피로, 신경 과민, 근심이나 불면증을 유발할 수 있으며, 두통, 편두통, 호르몬 불균형, 소화 불량 등의 원인이 되기도 한다. 특히 커피 끓이는 도구를 이용하거나, 카페에서 직접 만드는 농도 짙은 커피는 혈중 콜레스테롤을 증가시키고 동맥과 심장에 좋지 않은 영향을 미치는 것으로 알려져 있다. 하지만 커피가 무조건 해로운 것만은 아니다. 일반 커피나 무카페인 커피 모두 심장병의 위험을 실질적으로 줄여 주는 항산화제가 들어 있다. 커피의 장 완화 및 이뇨 효과는 화장실을 들락거리게 하는 불편함을 가져다주기도 하지만 대체적으로 이롭다. 당신이 열렬

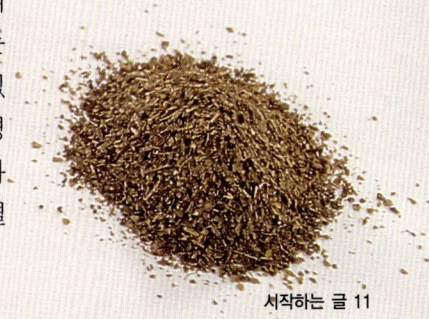

한 커피 애호가라면 무카페인 커피를 선택함으로써 신경계에 미치는 해로운 영향을 어느 정도 줄일 수 있을 것이다.

주스

신선한 과일과 야채로 만든 주스는 비타민, 미네랄, 효소의 보고(寶庫)라고 할 수 있다. 게다가 소화가 잘되어 영양소가 혈액으로 재빨리 흡수되므로 순수한 생명의 힘이 넘치게 한다. 규칙적으로 신선한 주스를 마시는 사람들은 한결같이 스태미나가 넘치고 피부도 깨끗해졌으며, 머리카락에 윤기가 돌고 면역력이 강화되었다고 말한다. 어떤 과일 야채 주스는 피부 질환은 물론 장 연동 운동 저하, 관절염, 그 밖의 수많은 질환들의 치료에 직접 이용되기도 한다. 그러므로 신선한 주스를 자주 섭취하는 것이 좋은데, 최대의 효과를 얻기 위해서 만든 즉시 마셔야 한다.

스무디 우유 음료

천연 과일에 우유나 요구르트를 섞어 만든 맛있고 걸쭉한 크림성의 음료인 스무디는 전 세계의 더운 나라에서 인기 있는 음료다. 스무디가 인기 있는 이유는 맛이 좋을 뿐만 아니라 식욕을 충족시켜 주고 영양도 풍부하기 때문이다. 사실 스무디는 만드는 시간이 짧고 방법도 간단해서 일반 식사를 준비할 시간이 없는 바쁜 사람들에게 아침 식사나 간식으로 잘 어울린다. 필요한 것은 재료와 믹서기뿐이다. 스무디는 차갑게 마시는 음료이므로 혈액 순환이 나쁘거나 물질대사(신진대사)율이 낮은 사람 그리고 겨울철에는 적절하지 않다. 이 경우에는 스무디 대신 따뜻한 성질의 향료를 넣은 우유 음료를 마시는 것이 좋다.

이 책에 소개된 모든 우유 음료는 소, 염소, 양의 젖을 사용해서 만들 수 있다. 만일 완전 채식주의자이거나 유당불내증이 있다면 선택적으로 두유(豆乳)나 쌀 우유, 아몬드 우유 등의 식물성 우유를 사용해도 된다. 이 식물성우유는 알레르기, 호흡기 감염, 코감기, 폐경기 증상, 장 질환 등이 있는 사람들에게 좋다. 만약 비만, 콜레스테롤 증가, 고혈압, 심장병이 걱정스럽다면 저지방 우유와 요구르트를 먹는 것이 좋다. 지용성인 비타민 A와 D 그리고 칼슘 흡수를 위해 지방은 반드시 필요하므로 음식에서 지방을 완전히 제거해서는 안 된다. 그러므로 성장기 어린이와 폐경기 여성, 고령자 등 골다공증이 염려되는 사람은 지방이 그대로 들어 있는 우유를 섭취하는 것이 가장 좋다.

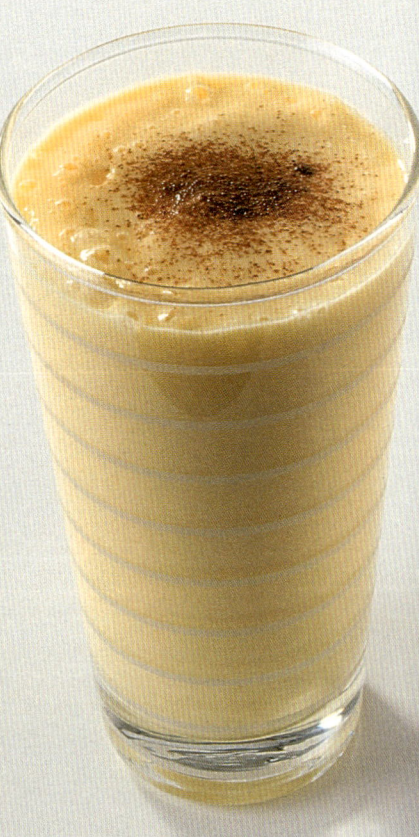

수프

수프는 식전에 먹는 가볍고 묽은 것에서부터 야채와 곡류 또는 콩류 알갱이가 들어 있어서 그 자체로도 한 끼의 식사가 되는 진한 수프에 이르기까지 종류가 매우 다양하다. 겨울에 뜨겁게 먹는 수프의 워밍(warming : 몸을 따뜻하게 함. '따뜻함을 유지한다' 는 뜻의 '보온(保溫)' 과는 의미가 약간 다르므로 이 책에서는 그대로 워밍이라고 표기함—편집자 주) 성질에 양파, 마늘, 부추 그리고 톡 쏘는 자극적인 양념을 첨가하면 그 효과가 더욱 강화된다. 여름에 먹는 오이, 상추, 아보카도 수프에는 민트나 고수 같은 가벼운 방향성 허브를 곁들이면 더 시원하고 차갑게 먹을 수 있다. 야채나 닭고기 삶은 물로 만들면 맛과 영양이 한결 좋아진다.

재료

음료의 재료를 살 때는 품질이 가장 좋은 것을 고른다. 재료가 신선할수록 인체에 유용한 영양소들이 더 많다. 비타민 A, C, 엽산 등의 영양 성분은 저장하는 동안에도 성분이 손실되는 특징이 있으므로 한꺼번에 너무 많은 양을 사지 않도록 하며, 구입한 것은 빨리 사용한다. 제철이 아닌 재료를 쓸 때는 냉동된 것이나 말린 것을 사용해도 괜찮다. 과일 통조림은 농도가 짙은 시럽 형태보다는 주스 또는 과육이 물에 담긴 것을 고르는 게 좋다. 말린 과일은 유황에 말린 것보다는 햇볕에 말린 것을 사용해야 유황 알레르기를 방지할 수 있다.

살충제의 위험을 피하기 위해 가능한 한 유기농 과일과 야채를 사도록 한다. 대부분의 유기 농산물은 껍질을 벗길 필요가 없다. 과일도 감자나 사과처럼 껍질 바로 밑에 필수 영양소들이 많이 들어 있다. 잘 익은 과일은 주스와 스무디의 맛을 더욱 달콤하고 부드럽게 한다.

무알코올 음료는 혈색을 보기 좋게 하고 기분을 맑고 상쾌하게 해 준다. 이 책에 소개된 음료들은 절대 금주자나 건강 맹신자들을 위한 재미없는 것들이 아니라, 건강과 원기를 개선하는 동시에 감각을 자극하고 미각을 돋우어 주는 재료들로 특별히 선택된 것이다. 다양한 허브와 향료가 살아 있는 음료들은 기분을 좋게 해 주는 성분들로 가득하다. 또한 각종 음료에 들어 있는 비타민, 미네랄, 미량 원소, 단백질, 필수 지방산, 복합 탄수화물 그리고 치료적 성격을 띠는 파이토 케미컬 등은 건강 증진에 큰 도움을 줄 것이다.

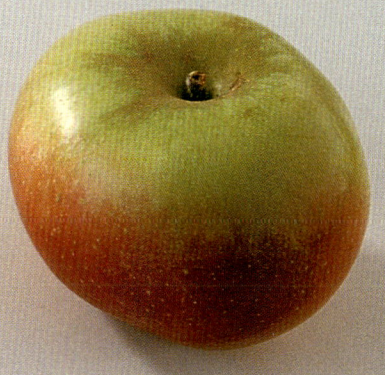

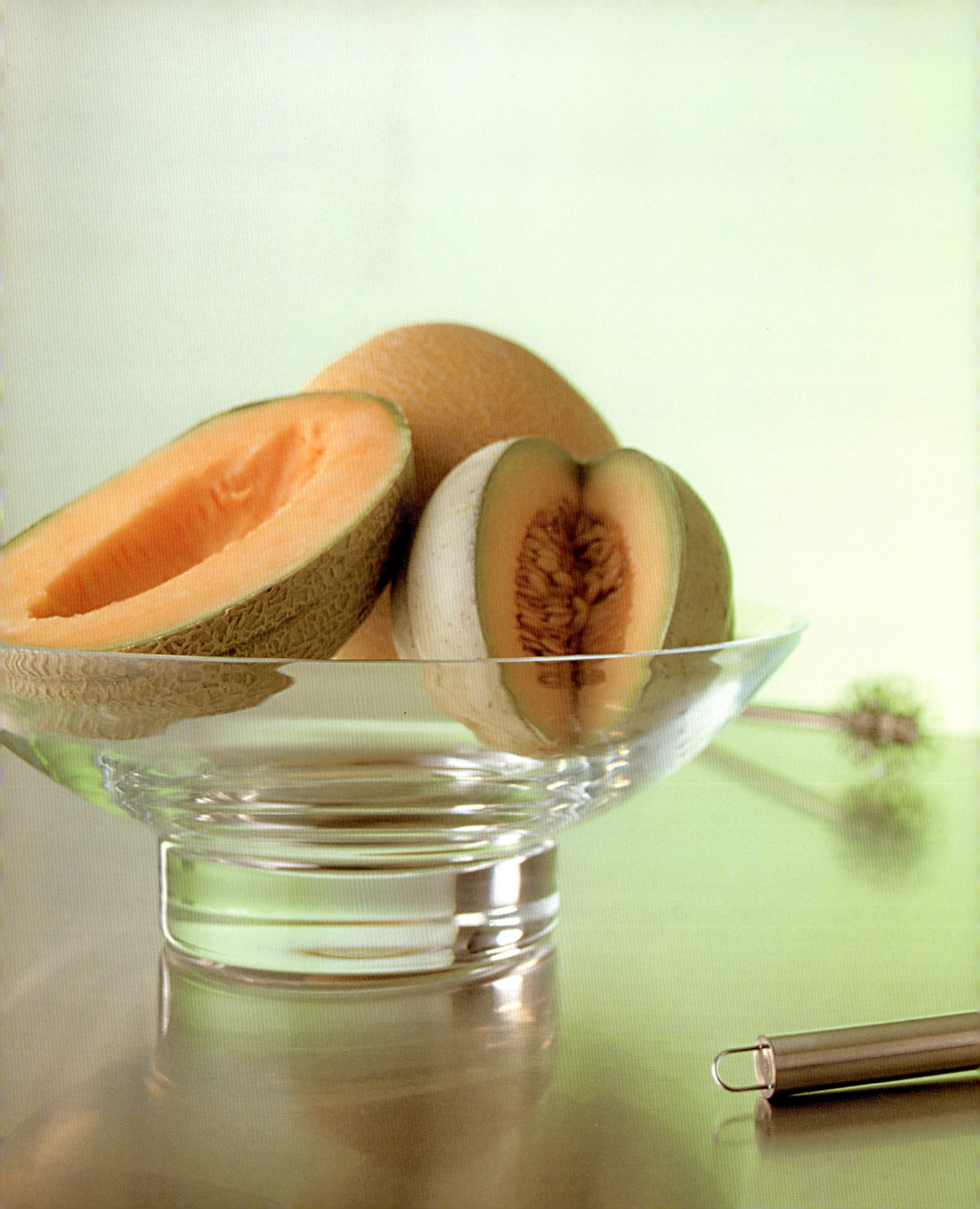

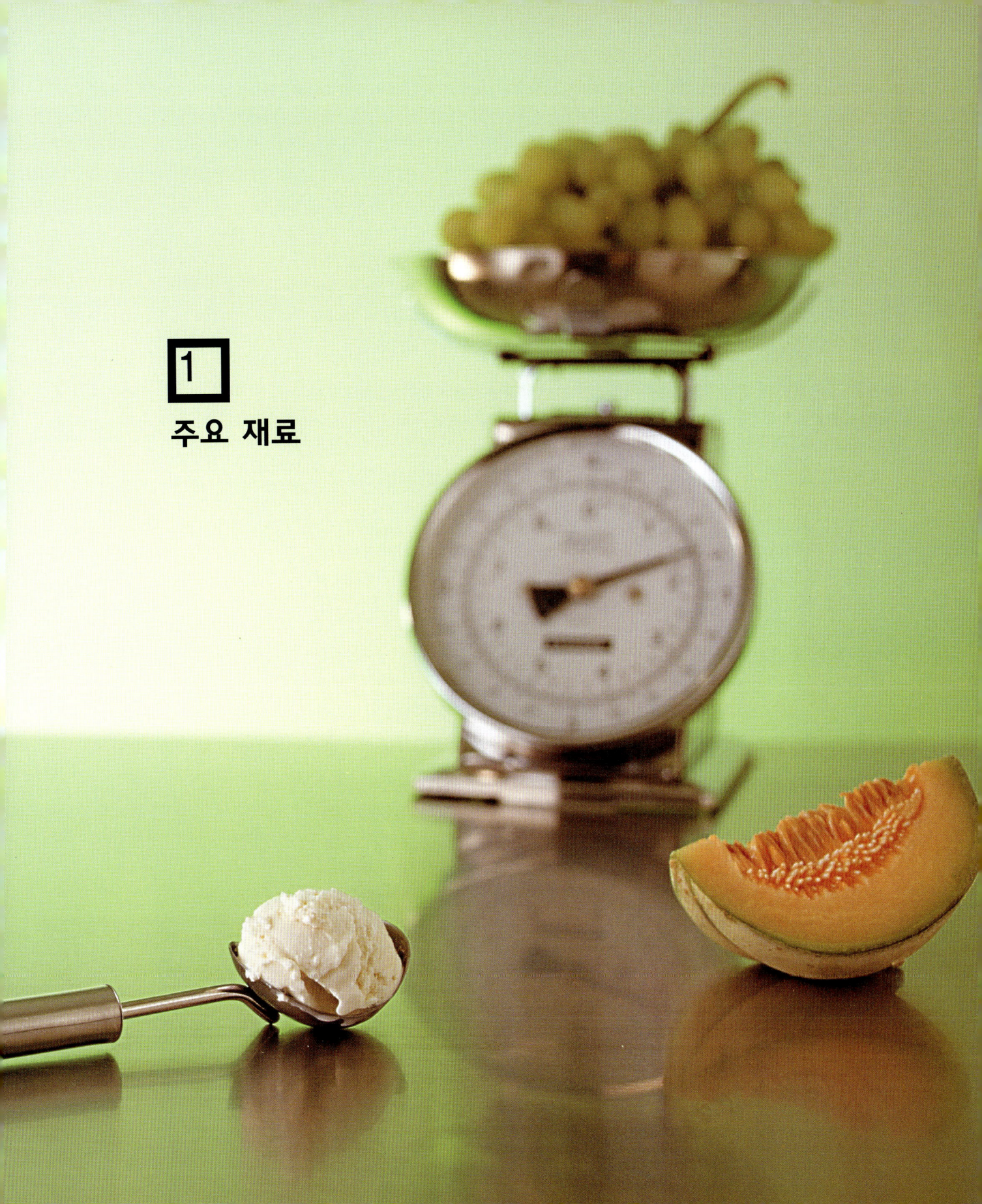

1
주요 재료

주요 재료

사과, 배, 레몬, 살구, 당근, 적근대 뿌리, 양배추, 오이, 시금치, 보리, 귀리, 요구르트 그리고 아몬드가 이 책에 소개된 음료의 기초 재료이다. 이 재료들은 우리에게 친숙하고 구하기가 쉬운 것들이다. 또한 서로 섞이거나 허브 또는 향료를 첨가했을 때 맛이 더욱 좋아지는 성질이 있다. 건강 음료가 몸에 좋다고 해서 반드시 약 같은 맛을 낼 필요는 없다.

과일, 귀리, 보리, 당근 같은 녹말 음식에서 발견되는 탄수화물은 에너지의 주성분이 되는데, 이들 재료에 풍부한 수용성 식이섬유는 위와 소장에서 소화 속도를 늦춰 음식이 흡수되는 과정에서 에너지가 꾸준히 흐를 수 있게 한다. 또한 혈액 속에서 혈당이 안정적으로 유지되게 하고 해로운 콜레스테롤 수치를 낮춰 준다. 이 때문에 수용성 식이섬유는 동맥경화과 심장병의 위험을 감소시키는 성분으로 잘 알려져 있다.

비타민과 미네랄은 신체의 각 기능을 유지하는 데 필수적인 성분으로, 우리가 먹고 마시는 음식을 통해 보충된다. 그러나 인공 첨가물이 많이 든 식품은 영양 효과 면에서 오히려 해로우므로 먹지 않는 것이 좋다.

이 장에 소개된 과일과 야채에는 항산화 물질이 풍부하다. 항산화 물질은 심장병, 암, 퇴행성 질환, 면역력 저하 그리고 노화 작용 등을 유발하는 활성 산소를 체외로 방출한다. 비타민 A, C와 E, 셀레늄, 카로틴과 플라보노이드 등은 보조 식품 형태로 섭취하는 것보다 음식을 통해 섭취하는 것이 훨씬 효과적이다.

이 장에 소개된 허브와 향료들은 자체적으로도 다양한 치료 효과를 가지고 있으며 다른 재료에 향미를 더해 주는 효과가 큰 것을 선택하여 실었다. 바질, 고수(코리앤더), 계피, 생강, 마늘, 인삼, 레몬밤, 백리향, 로즈마리 등은 세계적으로 잘 알려진 것들이다. 휘발성 정유, 탄닌, 쓴맛, 사포닌, 점액질 그리고 플라보노이드 등의 치유 효과가 큰 성분들이 풍부하게 들어 있는 이 식물들을 아주 오랜 옛날부터 주술사, 의사, 약제사, 허브 치료사 등에 의해 널리 이용되어 왔을 정도로 의약적으로 유익한 성분들을 많이 함유하고 있다.

당근

당근에는 항산화 비타민 A, B, C와 철, 칼슘, 칼륨 등을 비롯한 중요한 미네랄이 많이 들어 있다. 노약자, 질병과 스트레스로 고생하는 사람들이 규칙적으로 먹으면 회복이 빨라진다. 또한 당근은 어린이와 청소년의 원기를 높여 주고 건강한 조직과 피부를 만드는 데 기여하며, 풍부한 철분은 헤모글로빈 수치를 높여 빈혈을 예방한다. 특히 베타 카로틴 성분은 야맹증을 개선하고 폐암과 췌장암 등 흡연과 관련된 암의 발병을 억제하는 효과가 있다.

당근은 아프가니스탄과 그 주변 아시아 나라들에서 처음 재배되었다. 고대 그리스인들로 당근을 애용했는데, 기원전 430년에 히포크라테스가 위장에 기를 북돋우기 위해 사용했고, 후에 그리스의 의사 갈레노스가 위장관에 가스가 차는 헛배부름을 치료하기 위해 이용했다. 또한 로마 시대 때 크레타 섬에서는 당근의 씨를 모든 종류의 독으로부터 몸을 보호하는 면독제의 성분으로 사용했다고 한다. 1960년대 러시아 과학자들은 당근에서 다우카린(Daucarine)이라는 성분을 추출했는데 이 성분은 동맥 질환과 심장병을 예방하고 혈관을 확장하는 효능이 있다. 러시아에서는 신선한 당근 주스에 꿀과 약간의 물을 섞어서 감기 치료제로 쓴다.

당근은 소화 기능을 좋게 하고 소화 기관의 점액 세포막을 보호하여 자극을 해소하고 염증을 줄인다. 당근으로 수프와 주스를 만들어 먹으면 소장의 활성이 조절되어 변비와 설사 치료에 효과가 있다. 순수한 당근 주스는 유아들의 급성 설사나 소화 치료제로 좋다. 당근 주스 단식법은 간의 독소를 없애는 치료법으로 알려져(147쪽 주스 단식 참고) 간과 담낭 질환의 치료법으로 이용되기도 했다. 아침 식사 30분 전에 마시는 한 잔의 당근 주스는 어린이들의 요충 퇴치에도 효과가 크다.

> 인삼이 기적을 낳는다는 주장이 있다. 당근은 대체로 인삼보다 값이 싸고, 맛도 낫다.
>
> 제임스 듀크(James Duke), 미국의 식물학자

당근의 치유 능력

- 식욕을 돋구고 소화액의 분비를 늘린다. 헛배부름, 복통, 대장염, 과민성대장증상, 소장 감염, 소화성 궤양에 좋다.
- 당근의 이뇨 효과는 체액 정체와 방광염에 효과가 있다. 해독 효과는 습진과 여드름, 관절염, 통풍에 효과가 있다.
- 기침, 기관지염, 천식 등의 질환에서 담을 묽게 하여 배출하는 거담 효과가 있다.
- 방부 효과가 뛰어나 호흡기 감염과 홍역, 수두 등 소아 질환을 포함한 세균성, 바이러스성 감염의 예방과 치료에 좋다.
- 항산화 물질은 면역계를 강화하고 활성 산소에 의한 손상을 예방하며 특히 심장과 혈액 순환계를 퇴행성 질환에서 보호한다.
- 하루 1~2개의 당근을 먹으면 혈중 콜레스테롤 수치가 10% 이상 낮아지고 심장병과 동맥 질환이 예방된다.

참고

당근 사과 주스, 50쪽
당근 민트 수프, 51쪽
양배추 당근 주스, 73쪽
당근 로즈마리 주스, 81쪽
적근대 뿌리 당근 주스, 98쪽
당근 딜 수프, 105쪽

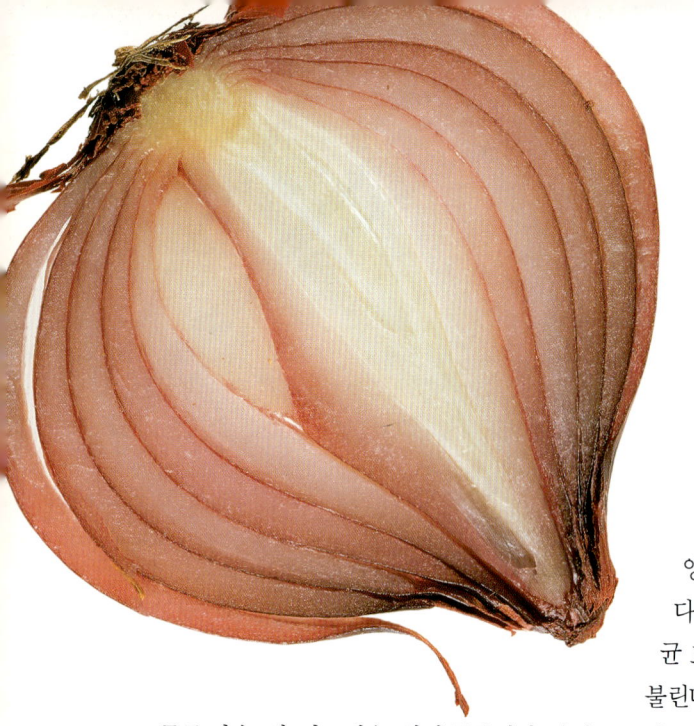

양파

양파는 톡 쏘는 맛과 다양한 요리, 강력한 항균 효과로 야채의 왕으로 불린다. 비타민 A, B, C는 물론 칼슘, 인, 마그네슘, 철이 풍부해서, 날것으로 먹으면 소화를 촉진하고 간에 활력을 주며, 익혀서 먹으면 헛배부름과 만성 변비를 해소한다. 양파 껍질로 만든 차는 설사를 다스린다.

고대 기록에 의하면, 기원전 4,000년에 이미 종교적 의식과 치료의 목적으로 양파가 사용되었다고 한다. 양파의 항균 효과는 장티푸스나 콜레라, 흑사병과 같은 감염성 질환에 효과가 좋다. 제2차 세계 대전 때는 양파 반죽을 가열함으로써 발생하는 증기를 군인들의 상처를 치료하고 통증을 줄이는 데 이용했다.

양파 음료는 조리법이 다양하고 치료 효과도 뛰어나다. 이왕이면 둥그런 양파를 이용하는 것이 좋으며, 작은 품종은 톡 쏘는 맛이 더 강하다. 하얗고 노란 품종은 열을 가하면 특성을 잃을 수도 있으므로 주의한다.

양파를 살 때는 단단하고 모양이 고른 것을 산다. 얇은 껍질이 오그라들었거나 머리 부분이 단단하지 않은 것, 싹이 돋은 양파는 싱싱하지 않은 것이다.

> 양파의 성분들이 접시에 담겨지도록 하라. 부족하다고 의심되면 양파로 우리 몸에 활력을 불어넣어라.
>
> 샐러드 조리법, 랜디 홀랜드(Landy Holland), 1985

양파의 치유 능력

- 익히지 않은 양파는 방부 효과가 강하다. 대장균, 살모넬라균과 같은 감염성 세균을 막고 결핵, 방광염 등의 요도 감염에 효과적이다.
- 톡 쏘는 성질은 혈액 순환을 촉진하고 땀을 발산시켜 감염을 예방하고 열을 내리게 하므로 감기와 독감에 효과가 있다. 춥고 습기 많은 날씨에 쓸모가 있다.
- 양파 주스는 인후염, 인두염, 비염, 카타르(catarrh : 코와 인후 등 점액 세포막에 생기는 염증), 축농증 같은 점액에 의한 과다 가래를 해소하는 효과가 있다.
- 양파의 이뇨 작용과 혈액 정화 작용은 체액 정체, 요로 결석, 관절염, 통풍에 효과적이다.
- 하루에 중간 크기의 생양파 반쪽을 먹으면 LDL-콜레스테롤 수치가 낮아지고 심장병을 예방할 수 있다. 날것이나 익힌 것 모두 혈압을 낮추고 피를 맑게 하며 혈전을 녹이고, 혈액 속의 지방을 제거하는 효능이 있다.
- 해독 효과가 뛰어나 피로하거나 기진맥진할 때 좋다.

참고

양파 와인, 79쪽
양파 수프, 95쪽

레몬

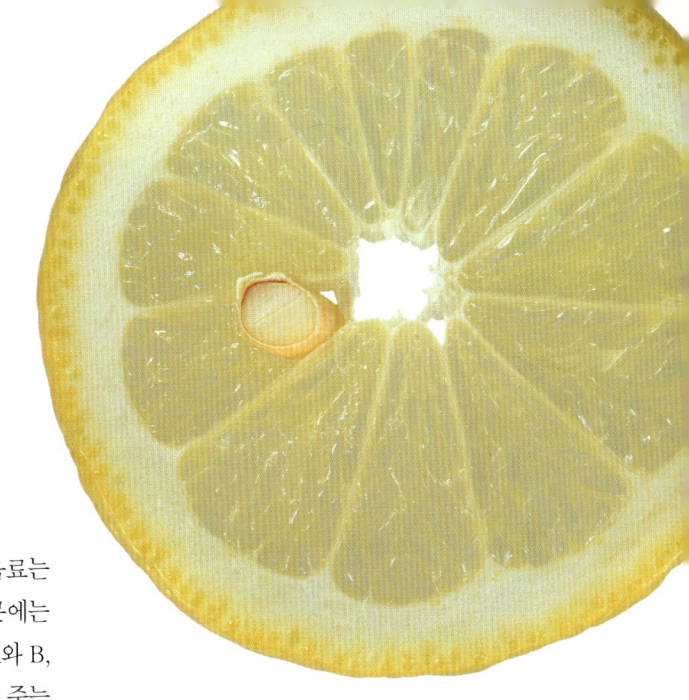

신선한 레몬은 다양한 음료에 풍미를 더해 준다. 레몬이 들어간 건강 음료는 신체 내에서 세정 효과가 뛰어나고 면역력을 강화한다. 무엇보다도 레몬에는 감염을 예방하고 병의 회복을 돕는 비타민 C가 풍부하다. 또한 비타민 A와 B, 바이오 플라보노이드 같은 항산화 물질과 암 유발 화합물의 작용을 막아 주는 리모넨(limonene)이 들어 있다. 레몬 과육에 있는 펙틴은 콜레스테롤 수치를 낮추어 동맥 질환을 예방한다.

레몬은 해독 효과가 뛰어나 로마인들에게 사랑받았다. 로마인들은 뱀독을 비롯한 모든 독에 대한 해독제로 레몬을 사용했다. 영국에서는 선원들의 괴혈병을 막기 위해 1700년부터 모든 외국행 영국 배에 레몬이나 라임 주스를 싣도록 법으로 규정했다. 영국 선원들은 라이미(Limeys)라고 부르는 것도 그에서 유래했다.

매일 아침, 식사 한 시간 전에 마시는 신선한 레몬 주스는 우리 몸속을 깨끗하게 한다. 레몬 주스는 담즙산의 분비를 촉진해 지방의 소화를 돕는다. 특히 올리브 오일과 곁들이면 담석을 녹이는 효과가 크다. 레몬 즙에 꿀과 정향 세 개를 넣은 한 잔의 뜨거운 레몬 주스는 감기와 카타르, 축농증 등으로 인한 코막힘을 풀고 가래를 없애 준다. 찬물에 레몬 즙을 약간 섞은 냉차는 뜨거운 여름날 갈증을 덜어 주고 열을 식히며, 감염 예방에 효과가 좋다. 레몬 대신 라임을 사용할 수 있는데 레몬만큼 시지는 않다.

레몬의 치유 능력

- 기침, 감기, 인후염, 독감 등을 방지하는 방부 효과가 뛰어나다.
- 땀 발산을 촉진하여 열을 식히므로 열병에 효과적이고, 호흡기가 충혈되었을 때 완화제로 쓰인다.
- 과다한 위산을 중화시켜 소화 기관의 표면을 보호하고, 딸꾹질, 가슴앓이, 구역질, 변비, 장의 기생충 퇴치, 소화 기관 질환의 증상을 완화하는 데 좋다.
- 이뇨 작용이 있어서 신장과 방광을 통해 액체와 독소를 빠르게 제거한다. 체액 정체와 관절염에 효과적이다.
- 레몬 주스는 요로에서 방부 작용을 하여 방광염과 신장염을 치료하는 효과가 뛰어나다.
- 장에서 방부 작용을 하므로 여행자들이 잘 걸리는 설사와 위염, 장염을 예방한다. 노폐물 제거 효과 또한 뛰어나다.

참고

생강 레몬 차, 61쪽
정향 레모네이드, 75쪽
로즈마리 레몬 시럽, 87쪽

레몬은 양배추 잎이나 그 밖의 맛없는 음식의 맛을 내는 데 사용되며, 오랫동안 입지 않는 의복에 매달아 두면 나방이나 좀의 발생을 막는다.

레오나르도 다 빈치(Leonardo da Vinci), 16세기 이탈리아의 예술가

주요 재료 19

레몬밤

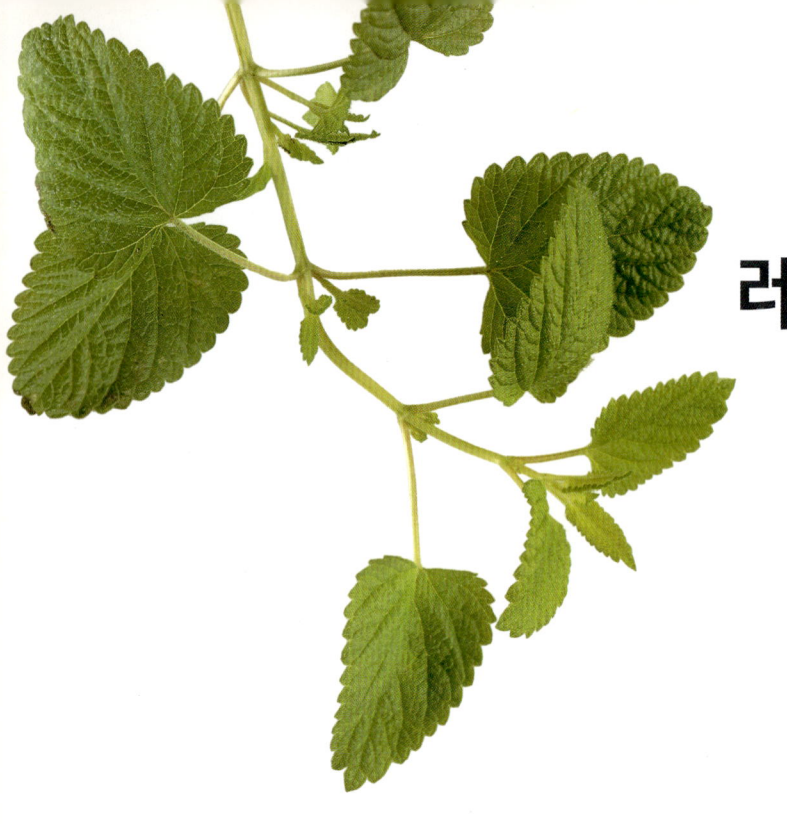

> 레몬밤은 뇌에 작용해 기억력을 좋게 하고 우울증을 떨쳐 버리게 해 주는 강력한 효과가 있다.
>
> 존 에블린(John Evelyn), 17세기 영국의 일기 작가

달콤한 레몬향을 가진 레몬밤은 과일, 와인, 주스 등과 잘 어울리는데 특히 시원하게 우려낸 물은 지친 여름날에 원기를 북돋아 준다.

레몬밤은 신경계에 효과적인 치료제로서, 긴장과 근심을 잠재우고, 지치고 기진맥진해진 신체에 원기를 주며 두통과 편두통을 가라앉힌다. 규칙적으로 섭취하면 입맛이 없거나 구역질, 복통, 대장염, 과민성대장증상, 위염 등의 스트레스성 소화 장애에 효과가 좋다. 연하게 우려낸 물은 어린이들의 신경성 위장 장애를 가라앉힌다.

레몬밤은 2,000년 동안 영약의 재료로 쓰여 왔다. 또 수세기 동안 우울증과 혼수성 무기력증의 약재로 이용되어 왔을 만큼 기억력 강화 효과가 크다. 중세 수도승들은 레몬밤을 이용해 심장을 편하게 하고 강화하며 원기를 보충하는 음료를 만들었다. 17세기 카르멜회 수녀들이 회복제이자 신경성 두통 및 신경통 완화를 위해 만들었다는 '카르멜회 음료'는 레몬밤에 레몬 껍질과 육두구, 당귀 뿌리를 섞어 만든다.

뜨거운 레몬밤차는 정신 에너지를 촉진하고 집중력과 기억력을 높이며 신경을 안정시키므로 시험을 앞둔 학생들에게 매우 좋다. 레몬밤 잎 몇 개를 칵테일에 띄워 먹으면 풍미가 한결 좋아지고 약해진 심장을 치료하는 데 도움이 된다.

레몬밤의 치유 능력

- 뜨거운 레몬밤 음료는 땀 발산을 촉진하여 열을 내리고 카타르성 충혈과 축농증에 좋다.
- 항바이러스 작용을 하므로 독감과 단순 포진, 유행성이하선염에 치료 효과가 있다.
- 항균, 항히스타민 작용이 있어 감염과 건초열, 습진, 염증성 안 질환 등의 알레르기에 탁월한 약재다.
- 정서와 기질에 관련된 뇌의 부분에 영향을 주어 근심과 우울증을 줄인다.
- 불면증에 시달리는 사람들에게 좋은 야간 음료 재료로, 잠을 유도한다.
- 심장에 친화력이 있어 신경성 이상 박동을 진정시키고 고혈압을 낮춘다.
- 생식 기관의 경련과 생리통을 줄인다. 출산 전에 레몬밤 차를 마시면 출산이 쉬워진다.

참고

라임꽃 레몬밤 차, 84쪽
라벤더 레몬밤 티잔, 128쪽
레몬밤 차, 144쪽

고 수(코리앤더)

고수의 독특한 향미는 많은 사람들에게 인기가 있지만 그렇다고 모든 사람들이 좋아하는 것은 아니다. 고대 그리스인들은 고수의 맛과 냄새를 불쾌하게 여겨 빈대(koris)라는 말을 좇아 코리앤더(Coriander)라고 이름지었다. 신선한 고수 잎은 태국, 모로코, 멕시코, 중국, 인도네시아, 아프리카, 남아메리카의 요리들에서 매우 인기가 좋은데, 고수의 청량감은 뜨겁고 매운 음식들과 훌륭한 조화를 이룬다. 인도의 전통 의학인 아유르베다(Ayurveda)에 의하면, 고수의 잎과 씨는 열을 내리게 하여 관절염, 소화기 및 배뇨 문제, 결막염, 피부 발진 등 과다 발열과 관련된 질환에 효과가 있다. 신선한 잎에는 니아신과 칼슘, 철분뿐만 아니라 비타민 A, C등의 항산화 물질이 풍부해 면역력을 강화하고 퇴행성 질환을 예방하며 노화 과정을 늦춘다.

남유럽과 서아시아에서 유래된 고수는 요리 재료와 약재료 사용된 최초의 허브 가운데 하나다. 거의 7,000년을 거슬러 올라가는 산스크리트 문서에도 언급되어 있으며, 3,000년 전의 이집트 묘지에서 씨앗이 발견되기도 한다. 또한 중국의 한 왕조 시대에는 고수의 씨가 최음제(성욕 촉진제)로 유명했다고 한다. 로마인들 역시 그 씨로 음료를 만들어 최음 효과를 얻었으며, 일반적으로는 소화제로 이용했다.

신선한 고수 잎을 수프나 야채 주스에 썰어 넣으면 맛이 좋아지는데 특히 토마토, 오이, 아보카도, 상추 등과 잘 어울린다. 고수는 소화 불량, 위에 가스가 차는 현상을 예방하고 치료한다. 잎과 씨앗은 과식으로 인한 피곤함을 극복하는 데 좋으며, 고수 수프와 뜨겁게 달인 물은 원기를 회복시키고 알코올의 독성을 줄여 준다. 고수 잎으로 만든 주스나 차를 마시면 건초열과 같은 알레르기 증상뿐만 아니라 발열성 피부 발진을 완화한다.

콧구멍에 고수 주스를 흘려 넣으면 코피를 억제할 수 있다. 그리고 고수 분말을 보리지 물에 첨가하면 심장 발작을 진정시키는 데 효과적이다.

The Herbarius Litnus, 독일 원서, 1484

고수의 치유 능력

- 씨앗에서 추출한 휘발성 오일은 항균 효과가 있어서 소화 기관에서 특히 항감염 효과를 발휘한다. 설사와 위장염에 좋은 약재이다.

- 씨앗을 우려낸 뜨거운 차는 땀을 발산시켜 열을 내리게 하고, 홍역이나 수두 같은 피부 발진을 없애 준다.

- 면역계를 자극하고, 충혈 완화제로 작용하는 고수(특히 씨앗을 우려내 뜨거운 차로 마실 때)는 감기, 독감, 기침, 카타르 등에 치료 효과가 좋다.

- 탁월한 항경련제이자 소화제로써 식욕을 자극하며 소화, 흡수를 촉진한다. 씨앗을 으깨 우린 물은 구역질이나 복통, 가슴앓이 증상을 완화한다. 씨앗으로 인한 복통을 예방하기 위해 종종 변통제와 섞어 사용하기도 한다.

- 잎과 씨앗 모두 진정 효과가 있어서 위염이나 소화성 궤양과 같은 스트레스성 소화 질환과 두통을 완화한다.

- 고수의 진정 효과는 주기적인 통증을 완화한다. 그래서 고대 아랍인들은 출산 시 통증을 줄이는 데 사용했다.

참고

고수 정향 고추 차, 80쪽
양배추 고수 시럽, 83쪽
양배추 숙취 해소제, 87쪽

보리

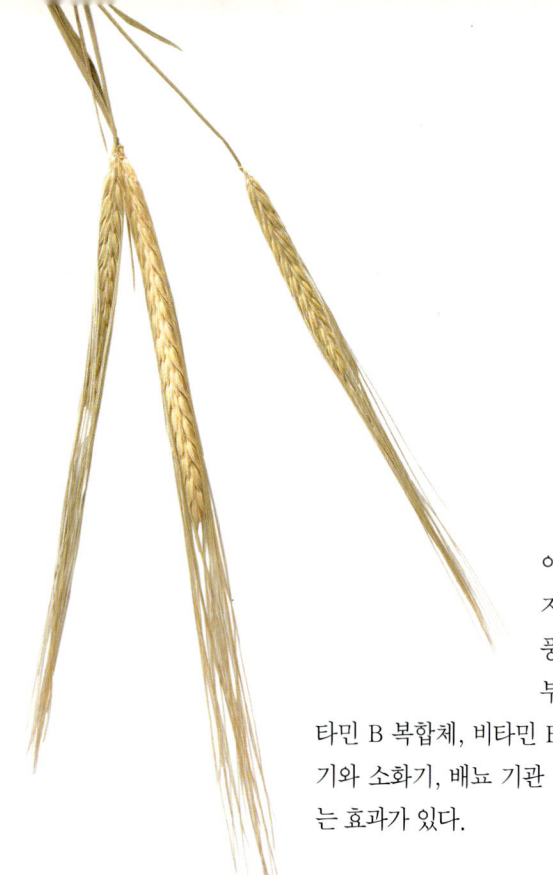

이 소박한 곡식은 힘과 에너지를 제공한다. 영양이 매우 풍부하고 소화가 쉬우며, 풍부한 칼슘과 칼륨, 단백질, 비타민 B 복합체, 비타민 E 등을 포함하고 있다. 호흡기와 소화기, 배뇨 기관 등의 통증과 염증을 완화하는 효과가 있다.

고대 그리스와 로마의 의사들은 소화 기관의 염증을 완화하는 보리의 진정 효과와 힘과 원기를 북돋아 주는 영양학적 유익함을 인지하고 있었다. 특히 빅토리아 시대에는 열병을 앓는 사람, 병후 회복기에 접어든 환자에게 보리 달인 물과 보리죽을 먹여 회복을 촉진하고 에너지를 되찾게 했다.

보리 달인 물은 폐에 수분을 공급하고, 가슴이 아프거나 거칠고 메마른 기침이 날 때 이용되어 온 옛 유럽식 치료제로, 방광염에도 효과가 뛰어나다. 보리 수프와 죽은 위장관에 가스가 차거나 복통, 변비, 설사 증상이 있을 때, 소화력이 약하거나 식욕이 없을 때 효과가 있다. 영국의 전통 요리에서는 에너지를 제공하는 요리를 만들 때 건포도, 자두 등과 함께 보리를 사용했다. 네덜란드에서는 버터 우유와 함께 보리를 조리하고, 힘을 돋구기 위해 당밀로 달콤하게 맛을 내기도 한다.

영양학적으로는 도정하지 않은 보리가 더 좋다. 보리의 껍질에는 간에서 콜레스테롤 합성을 억제하는 물질이 풍부해 체내의 콜레스테롤을 낮추어 준다.

> 보리 달인 물과 보리로 만든 음료는 열병이나 학질, 위장 발열 등으로 고생하는 사람들에게 영양을 공급한다.
>
> 니콜라스 컬페퍼(Nicholas Culpeper), 17세기 영국의 허브 치료사

보리의 치유 능력

- 스트레스와 피로, 근심을 줄이고 정신력을 강화한다. 병후 회복기에 접어든 환자에게 원기를 북돋아 주는 좋은 음식이다.
- 거칠고 메마르고 자극적인 기침과 위염, 게실염, 궤양성 대장염, 방광염 증상을 완화하며 진정 작용 및 항염증 효과가 있다.
- 심장 기능을 촉진하고 혈압을 안정시키며 심장병과 동맥 질환을 예방한다.
- 소화 기관에서 발암 물질을 억제하는 효과가 있는 단백질 분해 효소인 프로테아제를 함유하고 있다.
- 설사와 변비에 좋고, 장의 정상적인 미생물을 안정시키는 데 좋다. 특히 항생제 투여 후에 탁월한 효과를 발휘하며 칸디다증에도 효과가 좋다.

참고

에너지 수프 55쪽
보리 달인 물 120쪽

귀 리

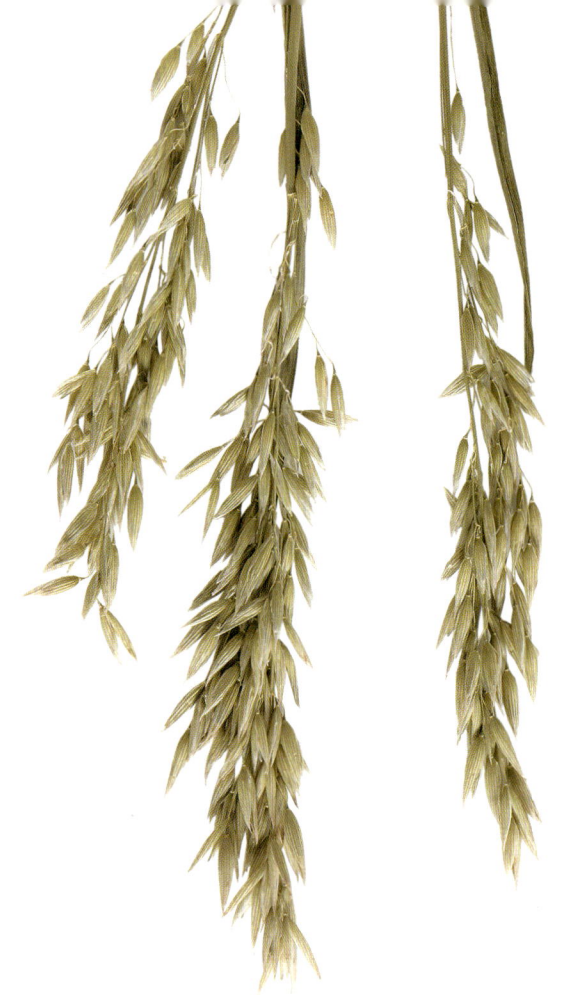

달콤하고 영양이 풍부한 귀리는 원기를 주는 완벽한 활력제다. 단백질, 미네랄, 비타민 A 등이 풍부한 귀리는 물리적으로 에너지를 많이 소비하는 사람과 피곤에 지친 사람들에게 중요한 에너지를 제공한다. 또한 성장기 아이들의 뼈와 치아 형성에 좋은 영양소를 공급하고, 근심과 우울증, 신경 쇠약으로 고생하는 사람들에게 훌륭한 신경 활성 물질이 된다. 귀리의 식이섬유는 변의 부피를 늘려 장을 통한 배출을 촉진해 변비와 치질로 고생하는 사람들에게 좋은 치료제가 된다.

향료와 레몬, 설탕 또는 와인을 곁들여 만든 귀리 음료와 죽은 수세기 동안 만성병에 시달리는 사람과 노인들, 병후 회복기에 있는 사람들과 출산 여성들의 건강 증진에 도움을 주는 것으로 알려져 왔다. 귀리는 불면증이나 식욕 부진, 몸이 허약해졌을 때 처방되곤 했다. 한편 르네상스 시대의 이탈리아인들은 죽 형태의 귀리를 다른 음식들보다 더 많이 섭취했는데, 위대한 예술가 레오나르도 다 빈치 역시 귀리를 즐겨 먹었다고 전한다. 귀리 차는 20세기 초에 아편을 끊게 하고 담배에 대한 욕구를 줄여 주는 효과로 명성을 얻었다. 오늘날에는 수면을 돕고 진정시키는 효과가 있어서 진정제와 항우울제 대용으로 이용되고 있다.

귀리는 쉽게 소화되기 때문에 과민성대장증상이나 게실염, 위염과 같은 소화 기관 장애의 개선에 효과가 좋다.

귀리의 치유 능력

- 귀리의 식이섬유를 규칙적으로 섭취하면 혈중 콜레스테롤 수치를 떨어뜨리고 혈압을 내리게 하여 심장 순환계 질환 예방에 도움이 된다.
- 발암 물질과 염증 유발 물질 등이 장벽에 노출되는 시간을 줄임으로써 장암 발생을 예방한다.
- 귀리는 체내에서 호르몬 조절 기능이 있어(특히 성 호르몬과 갑상선 호르몬) 유방암뿐만 아니라 월경, 부인과 질환을 예방한다.
- 혈당을 낮추어 주므로 당뇨병에 효과적이다.

참고

귀리 자두 죽, 52쪽
귀리 죽, 66쪽
귀리 계피 무버, 113쪽

진한 수프는 고기를 잰 술과 잘게 썬 허브, 귀리, 소금 등을 넣어 만든다.

피에르 더 플로우만(Piers the Plowman), 12세기

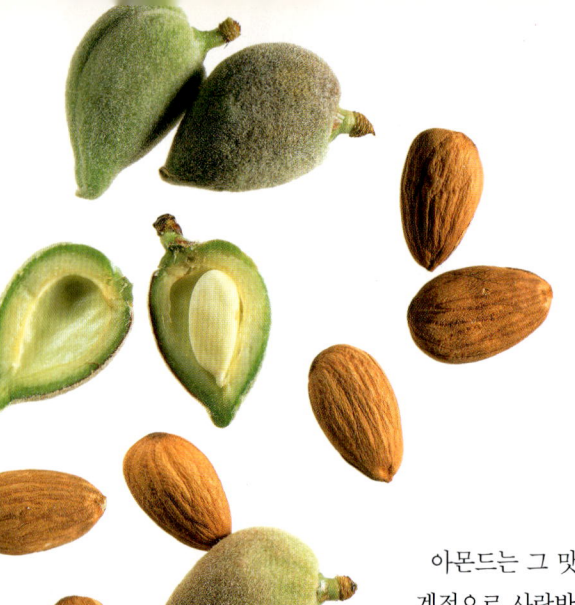

아몬드

> 달콤한 아몬드로 짠 기름은 고통과 모든 종류의 통증을 완화하므로 흉막염과 복통에 좋다.
>
> 존 제라드(John Gerard), 16세기 영국의 약제사

아몬드는 그 맛과 다양한 기능 때문에 전 세계적으로 사랑받는다. 단백질과 오일, 비타민, 미네랄 등이 들어 있어 성장기 어린이들에게 좋으며, 스트레스를 많이 받는 직장인, 병후 회복기 환자들에게도 이상적이다. 칼륨, 칼슘, 마그네슘이 풍부해 심장과 뇌에 영양을 공급하고, 신경계를 도와 주의력·집중력·기억력 등을 강화하며 스트레스에 의한 부작용을 최소화한다. 또한 체내 강화 작용은 활동적이고 스포츠를 즐기는 사람들의 원기를 최대한 북돋아 주고, 피로하고 지친 사람들의 원기를 회복시킨다.

복숭아와 자두의 친척뻘인 아몬드는 동부 지중해가 원산지다. 로마인들은 아몬드를 재배하여 소금에 절여 두었다가 식사를 할 때 함께 먹음으로써 술에 취하는 것을 예방하고자 했다. 페르시아를 점령한 아랍인들이 아몬드를 발견, 그것을 현재 아몬드 디저트로 유명한 시실리와 스페인 지역에 전해 주었다고 한다. 16세기 유럽에서는 아몬드가 신장 결석 치료제로서는 물론 열병, 기침의 치료제로도 유명했다고 한다. 한편 이슬람 무굴 인들의 아몬드에 대한 애정이 인도 음식에 영향을 주어 인도에서도 아몬드 사탕 과자를 먹고 아몬드 우유를 마시는 전통이 생겼다고 한다.

진정 작용과 항염증 효과가 있는 아몬드 우유(65쪽 참고)는 맛있는 우유 대용품이다. 소화 기관에서는 가슴 통증과 소화 불량을 개선하고, 호흡 기관에서는 거칠고 자극적인 기침을 해소해 주며, 배뇨 기관에서는 통증과 방광염을 진정시킨다. 아몬드의 진정 작용은 체내에서 긴장과 경련을 완화하고, 복통, 헛배부름, 후두염, 주기적 통증 등을 줄여 준다. 그러나 덜 익은 아몬드에는 투명하고 휘발성의 해로운 독가스인 하이드로젠 사이아나이드를 만드는 화합물이 들어 있으므로 먹지 말아야 한다.

아몬드의 치유 능력

- 아몬드에 풍부한 불포화 지방은 해로운 콜레스테롤 수치를 낮추므로 동맥 질환을 예방한다. 또 비타민 E는 심장병을 예방한다.
- 비타민 B와 E, 풍부한 미네랄의 저장고로서 아몬드는 중요한 신경 활성 물질이자 뇌에 좋은 음식이다. 일상생활에서 압박을 많이 받는 사람들의 긴장과 근심을 완화하고 편안한 잠을 유도한다.
- 아몬드 우유는 쉽게 소화되며, 젖을 뗄 때 영양적인 측면에서 모유 대신 아기에게 먹일 수 있다.
- 스트레스성 소화 장애와 변비에 효과가 좋다.
- 비타민 E와 칼슘은 폐경기 증상을 완화하고 골다공증 예방에도 좋다.
- 항산화 물질인 셀레늄과 비타민 E는 노화를 늦춰 주며, 관절염과 심장병을 예방한다.

참고

아몬드 우유, 65쪽
바나나 아몬드 스무디, 199쪽
파파야 아몬드 스무디, 108쪽
아몬드 대추야자열매 스무디, 133쪽

적근대 뿌리

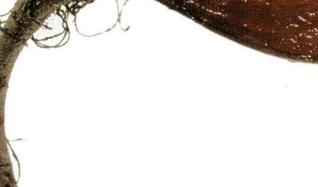

화려하고 짙은 적색을 띠며 부드러운 조직을 가진 즙이 많은 야채인 적근대 뿌리는 면역계의 활성에 매우 좋은 재료다. 항산화 물질인 비타민 A, B 복합체, C, 엽산, 각종 미네랄이 풍부하여 신체의 회복을 돕고 노화를 막는다. 또한 쉽게 소화, 흡수되는 당분이 많이 들어 있어 섭취하는 즉시 에너지로 활용된다. 녹색의 잎사귀에는 베타 카로틴과 엽산, 칼슘, 철 등이 풍부하다.

남유럽이 원산지인 적근대는 앗시리아 시대 이후부터 재배되었으며, 고대 그리스인들은 태양신인 아폴론의 신전에 적근대를 공물로 바칠 만큼 중요하게 여겼다. 로마인들은 열병 치료제로 적근대 뿌리를 사용했으며, 중세 영국에서는 소화가 잘되는 적근대 뿌리 주스를 노약자 음식으로 중요하게 여겼다. 반면 동유럽에서는 적근대 뿌리를 두통과 치통 치료제로 사용했다. 1950년대에 헝가리 의사인 알렉산더 페렌치(Alexander Ferenczi)는 생 적근대를 사용한 암 치료법을 개발하여 놀라운 성과를 거두기도 했다.

적근대 뿌리는 세정 효과가 뛰어나 규칙적으로 섭취하면 혈색과 기분을 좋게 한다. 또한 간과 장, 신장 기능을 자극하여 독소와 노폐물을 제거하고 림프계를 자극하여 면역계의 청소 업무를 보조한다. 음료나 수프로 만들어 먹으면 효과적인 충혈 완화제로 작용하여 감기나 카타르, 기침, 독감을 완하한다. 그러나 몇몇 사람들은 적근대 뿌리에 들어 있는 붉은 색소를 대사하지 못해 분홍색을 띤 소변과 대변으로 배출한다.

> 적근대는 출혈, 월경, 냉대하를 멈추게 하고 황달을 예방하는 데 좋다. 적근대 뿌리 주스를 콧구멍에 주입하면 머리와 귓속의 이명, 치통 등이 제거된다.
> 니콜라스 컬페퍼(Nicholas Culpeper), 17세기 영국의 허브 치료사

적근대 뿌리의 치유 능력

- 변비 완화 효과가 있어서 변비, 게실염, 치질 등을 예방하고 치료한다.
- 면역력을 강화하고 독을 해독하므로 암 예방과 치료에 효과적이다.
- 잎에 들어 있는 엽산은 임산부에게 필요한 필수 영양소를 공급한다.
- 칼륨, 비타민, 미네랄 등이 풍부한 적근대 뿌리는 혈압과 심장 박동을 조절하여 신경계를 지원한다.
- 적근대 뿌리의 진정 효과는 소화 기관에서 소화 불량, 위산 성화, 위염, 가슴 통증 등을 치료한다.
- 소화와 흡수를 촉진함으로써 피부 질환, 두통, 체했을 때 발생하는 무기력감과 독성을 완화한다.

참고

적근대 뿌리 당근 오이 주스, 78쪽
적근대 뿌리 당근 주스, 98쪽
적근대 뿌리 요구르트 주스, 113쪽

사 과

> 하루 한 개의 사과를 먹으면 의사가 필요 없다.
> 옛 영국 속담

사과에는 비타민과 미네랄, 미량 원소 등이 풍부하다. 소화를 돕고 위장에서 산도를 조절하며, 간과 장 기능을 촉진하여 몸속을 정화한다. 신선한 사과 주스를 규칙적으로 섭취하면 면역력이 강화되어 감기나 독감, 단순 포진과 같은 다른 바이러스들이 더 이상 침투하지 못한다.

사과는 만병통치약으로 잘 알려져 있다. 수세기 동안 사과는 병후 회복을 빠르게 하고 열병, 카타르, 감기, 축농증, 빈혈, 근심, 불면증 등을 완화하는 것으로 알려져 왔다. 사과 속에 포함된 각종 산들은 지방이 많은 음식을 과식했을 때 단백질과 지방의 소화를 돕는 작용이 있어서 전통적으로 돼지 고기나 거위 고기 요리와 함께 섭취되었다. 또한 체내에서 열을 내려 주므로 발열성 염증 질환을 완화한다. 겨울철에는 사과 주스에 정향이나 계피 등의 워밍 효과가 있는 향료를 넣어 마시면 신체의 신체 내부의 균형을 유지하는 데 도움이 된다. 또한 사과의 식욕 감소 효과는 다이어트를 하는 사람들에게 매우 유익하다.

사과는 로마 시대에 약 22가지 품종이던 것이 오늘날엔 무려 2,000종이나 된다. 이왕이면 과당이 많지 않은 사과를 고르는 것이 좋다. 신선한 사과로 만든 주스는 맛있고, 다른 과일이나 야채 주스와도 잘 어울린다. 생강, 계피, 정향, 소두구 같은 양념과 섞이면 가을과 겨울을 위한 기분 좋은 워밍 음료가 된다.

사과의 치유 능력

- 소화 불량, 위 산성화, 위염, 소화성 궤양, 과민성대장증상 등을 완화하고 간장에도 좋은 작용을 한다. 사과의 신맛은 설사를 멈추게 한다.
- 사과에 들어 있는 펙틴은 변의 부피를 늘려 주므로 변비로 고생하는 사람들에게 효과적인 변통제가 된다.
- 펙틴은 해독 작용이 있어서 체내에서 수은이나 납 같은 해로운 중금속과 결합하여 장을 통해 배출된다.
- 과잉 축적된 액체와 독소를 제거하므로 통풍, 관절염, 체액 정체, 피부 질환 등으로 고생하고 있는 사람들에게 좋은 세정제이다. 숙취를 해소한다.
- 사과는 혈당 수치를 조절하여 당뇨병에 좋은 음식의 재료로 쓰인다. 사과는 또한 혈중 콜레스테롤과 혈압을 낮춘다.

참고

사과 살구 다이어트 스무디, 49쪽
당근 사과 주스, 50쪽
그레이프프루트 크랜베리 사과 주스, 62쪽
블랙커런트 사과 음료, 85쪽
사과 계피 차, 139쪽

양배추

양배추는 모든 병에 만병통치약으로 인식되면서 '가난한 이들의 의사', '천국의 선물'이란 찬사를 받아 왔다. 섬유소와 비타민 C가 풍부하면서 칼로리는 적고, 바이오 플라보노이드, 칼륨, 엽산, 비타민 B군 등이 듬뿍 들어 있어서 몸의 독을 해독하고, 피부를 세정해 주며, 에너지를 재생시키는 능력을 지니고 있다.

고대 이집트인들은 양배추를 기리기 위해 사원을 건설했으며, 그리스인들은 양배추를 훔치는 사람을 사형으로 다스렸다. 피타고라스는 매일 양배추를 날것으로 먹는 습관이 있었는데 이는 신경과 정신 장애를 치료하기 위해서였다고 한다. 고대인들은 두통과 숙취 등의 해로운 증상을 없애는 데도 양배추가 효과적임을 알고 있었다.

색깔이나 생산지에 상관없이 양배추 주스는 특히 소화성 궤양에 매우 효과가 좋다. 하지만 소장에서 가스를 발생시켜 헛배부름을 일으킬 수 있다. 적색 양배추는 비타민 C가 가장 풍부하고, 사보이 양배추(겉은 초록색이고 속이 노란 양배추)에는 베타 카로틴이 풍부하다. 양배추의 유황 성분은 조리 시에 특유의 냄새를 배출하는데 수프를 만들 때 오래되어 굳은 빵 조각을 넣어 주면 냄새를 없앨 수 있다. 양배추의 향미를 더욱 풍부하게 하기 위해서는 레몬 주스나 쿠민 같은 방향성 향료를 첨가해도 좋다.

신선한 양배추는 잎이 아삭아삭하고 머리 부분이 단단하다. 잎이 시들고 머리 부분이 갈라졌거나 벌레 먹은 흔적이 있는 것은 피한다.

지난밤 당신이 술을 많이 마셔 지금 머리가 아프다면 잠을 더 청하라. 그리고 삶은 양배추를 먹어라, 당신이 깨어날 때쯤이면 두통이 사라져 있을 것이다.

차르 알렉시스(Tasr Alexis), 러시아(1629~1670)

양배추의 치유 능력

- 면역계를 자극하여 항체 생성을 촉진한다. 감기, 독감 등에 대한 항바이러스 효과가 탁월하다.
- 양배추의 유황 성분은 방부, 항균, 감염 억제 기능을 발휘하는데, 특히 호흡기 감염에 좋다.
- 익히지 않은 양배추를 섭취하면 위궤양 치료에 효과가 있다. 양배추의 점액 물질이 자극 물질에 대해 소화 기관을 보호하고 아미노산의 일종인 메티오닌은 치료 작용을 촉진한다.
- 바이오 플라보노이드와 항산화 물질인 비타민 A, C, E 등은 활성 산소에 의한 조직 손상, 퇴행성 질환, 조기 노화 현상을 예방한다.
- 인후염 증상이 있을 때 양배추 주스로 양치하면 진정 효과와 방부 효과가 있다. 구강 궤양에는 주스로 입 안을 헹구는 것이 좋다.

참고

양배추 당근 주스, 73쪽
양배추 고수 시럽, 83쪽
시원한 양배추 주스, 91쪽
쐐기풀 양배추 수프, 131쪽

계 피

맛이 좋은 향료인 계피는 몸과 마음을 따뜻하게 하고 활력을 주는 놀라운 활성 물질이다. 특히 겨울철에 완벽한 약재로, 추위로 인한 혈액 순환 정체, 감기, 기침, 열, 카타르 등의 질환을 없애 준다. 또 신경계에 원기를 불어넣어 일상의 스트레스에 대한 저항성을 길러 주고, 피로, 무기력감, 의기소침함을 없애 주는 동시에 긴장과 근심을 해소한다. 계피에서 짜낸 기름은 매우 강력한 자연산 방부제로, 항균, 항바이러스, 항곰팡이 효과가 있어서 어떠한 급·만성 감염 질환에도 예방과 치료 효과가 뛰어나다. 또한 계피는 만성 피로 증후군(ME)의 치료와 위장관 감염의 예방에 효과가 탁월한데, 이는 계피가 대장균과 장티푸스균인 바실러스균의 성장을 억제하기 때문이다. 정유 속에 있는 유제놀(eugenol)이라는 마취 성분은 관절염, 류머티즘, 두통, 근육통 등에 진통 효과를 발휘한다.

인도와 스리랑카에서는 수천 년 동안 계피를 중요하게 여겨 온 나머지, 때로는 금보다도 더 가치 있게 여겨졌다. 아유르베다에는, 불쾌한 술맛을 상쇄시키고 감기, 기침, 카타르에 좋은 거담제이자 충혈 완화제로 작용하며, 심장을 튼튼하게 하고 기운을 회복시키며 소화를 돕는다고 기록되어 있다. 계피는 십자군 원정 때 처음 서유럽에 전해져, 음식이나 약에 향미를 더하는 것은 물론 향수와 사랑의 묘약으로 쓰였다고 한다. 중세유럽에서도 기침과 인후염 치료제, 최음제로 널리 쓰였다.

달콤하고 향기로운 뜨거운 계피차 한 잔은 혈액 순환을 돕고 땀 발산을 촉진함으로써 열병, 독감, 기타 다른 감염성 질환을 완화한다. 소두구와 벌꿀을 섞어 만든 계피차는 한때 인도에서 영국 식민주의자들에게 인기 있는 음료였는데, 그들은 럼과 레몬 껍질을 첨가하여 음료를 만들어 마시기도 했다. 과일 음료에 계핏가루를 한 줌 넣으면(특히 사과 음료에), 몸을 차갑게 하는 성질이 순화된다. 우유에 계핏가루를 넣은 음료는 설사와 이질 치료를 위한 옛 영국의 민간요법이었다. 스무디 형태의 계피는 우유의 점액 형성을 중화시킨다.

순수한 몰약 7kg, 계피 3.5kg, 창포 3.5kg 등 3가지 주요 향료를 준비하라. 그리고 신성한 올리브 기름을 만들지라.

성서, 출애굽기 30장 23~25절

계피의 치유 능력

- 계피의 항균 효과는 위장관 감염과 호흡기 감염 등에 탁월한 치료 효과를 나타낸다.
- 소화와 흡수를 촉진하여 소화 불량, 복통, 구역질, 가스 발생 등을 줄이고 위궤양을 예방한다.
- 계피에 들어 있는 탄닌의 수렴 작용은 출혈을 방지하고 설사와 카타르성 막힘증을 해소한다.
- 항곰팡이 효과가 있어 주로 어린이들의 구강 점막에 발생하는 아구창과 전신 칸디다증을 예방한다.
- 혈액 순환 촉진제로써 감기와 관련된 증상을 완화한다.
- 인슐린의 작용을 강화하여 성인 당뇨병으로 진전될 수 있는 당에 대한 내성 감소를 예방한다.
- 계피의 진정·수렴 작용은 자궁에 작용하여 고통스럽고 심각한 월경 증상을 완화한다. 또한 원기를 강화하여 성적인 능력을 개선한다.

참고

계피 인삼 차, 63쪽
귀리 계피 무버, 113쪽
사과 계피차, 139쪽

인 삼

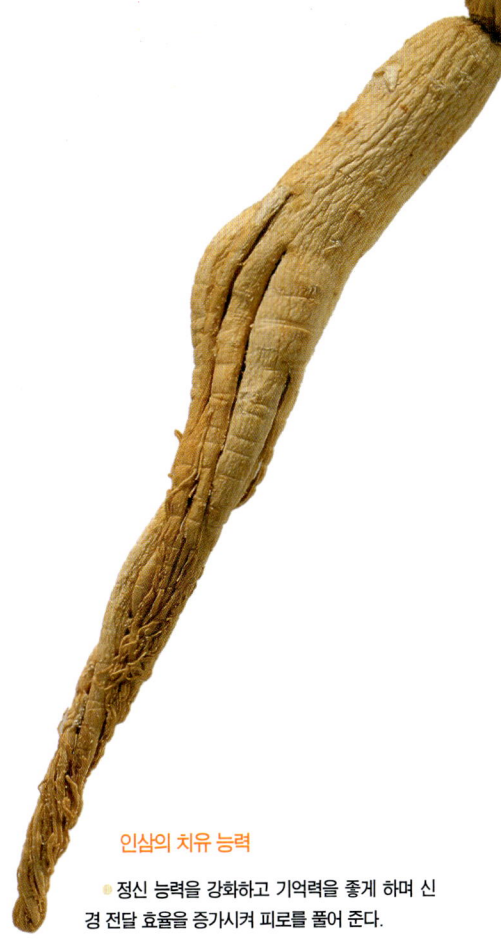

동양에서 중요하게 여겨져 온 인삼은 에너지를 제공하고 장수를 위한 최고의 활성 물질이다. 인삼에 대해서는 지난 50년 이상 거의 3,000건의 연구 결과가 발표되었다. 그 결과에 의하면, 기온, 과로, 질병, 배고픔, 정신적 고뇌, 감정적 문제에 상관없이 정신적·육체적 스트레스에 대한 저항력을 길러 주는 놀라운 효과가 있다. 특히 인삼은 우리 몸속에서 부정적 반응에 대한 저항성을 증가시키고, 기능을 정상화하는 효과가 크다. 또한 긴장과 근심에 빠진 사람들을 안정시키고, 피로하고 무기력에 지친 사람들에게 활력을 준다.

인삼은 '강장제의 왕'으로 불릴 만큼 허약 체질, 쇠약, 단순 노화로 인한 원기 부족 등과 관련한 증상에 대해 최고의 효과를 발휘한다. 1960년대 러시아 과학자들은 인삼이 면역력을 개선하고, 신경 기능과 정신력을 강화하며, 힘과 식욕을 증가시키고, 동맥과 뇌를 통하는 혈액의 흐름을 개선하는 효과가 있다는 사실을 발표했다.

인삼은 달여 먹거나 강장제, 영약 제조에 쓰인다. 인삼은 육체적·정신적으로 스트레스를 받는 약 3~4개월의 짧은 기간이나 질병과 수술 후 회복을 촉진하기 위해 섭취하면 좋다. 노인들은 노화 과정을 늦추기 위해서 장기간 섭취하기도 한다. 그러나 아무리 인삼이 만병통치약이라 할지라도 누구에게나 이로운 것은 아니다. 인삼은 급성 염증 증상과 기관지염에 대해서는 증상을 악화시킬 수도 있으므로 섭취를 피하는 것이 좋으며, 체질에 따라 양을 조절하는 것도 고려해야 한다.

인삼의 치유 능력

- 정신 능력을 강화하고 기억력을 좋게 하며 신경 전달 효율을 증가시켜 피로를 풀어 준다.
- 골격 근육에서 글리코겐의 이용을 억제하여 육체적 능력을 증진한다.
- 인슐린과 작용하여 혈당을 감소시키기 때문에 당뇨병 환자에게 좋다.
- 항이뇨 효과가 있어서 오줌의 양을 줄여 준다.
- 백혈구 생산을 늘리고 알레르기 및 질병에 대한 면역력을 개선한다.
- 남성과 여성의 성적 능력을 자극한다.
- 항암제 투여 환자의 골수 위축을 감소시키고, 간장이 독성 물질과 방사선에 대한 저항력을 길러 준다.
- 인삼의 항산화 물질들은 노화와 퇴행성 질환으로 인해 몸의 황폐화되는 것을 막는다.

참고

계피 인삼 차, 63쪽
인삼 차, 66쪽

인삼은 정신을 진정시키고 영혼을 안정시키며,
몸에 원기를 불어넣고 삶을 연장한다.
중국 의약서, 《신농(神農)》, 20BC

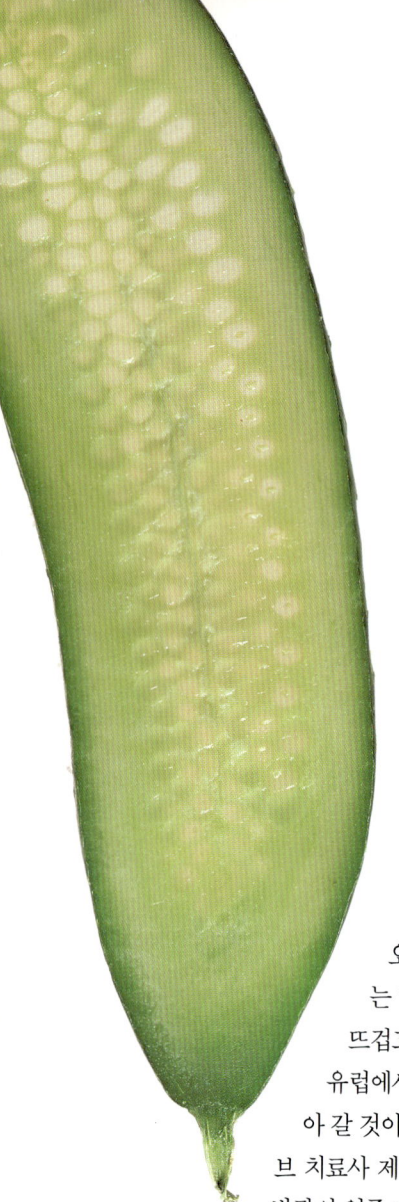

오이

> 학질의 열을 다스리고, 강한 열에 시달릴 때 시원하게 기분을 전환시켜 주는 정원에 있는 찬 성질의 허브
>
> 투서(Tusser), 16세기 영국의 농학자

놀라운 쿨링 효과와 상큼한 맛을 지닌 오이는 96%가 물로 구성되어 있음에도 불구하고 영양소가 풍부하다. 항산화 물질인 비타민 A, C 그리고 미네랄인 칼슘, 칼륨, 마그네슘, 망간, 유황 등이 들어 있다. 미네랄 성분은 손톱이 갈라지는 것을 막고 건강한 머릿결을 유지시켜 준다. 또한 칼륨은 혈압을 조절한다. 칼로리가 적어서 다이어트를 원하는 사람들에게 매우 좋고, 이뇨 작용이 있어서 체액 정체를 치료한다.

오이는 수천 년 동안 열을 내려 주고 염증을 치료하는 데 이용되어 왔다. 인도에서는 위장의 열을 식히고 뜨겁고 매운 음식에 조화를 주기 위해 오이를 사용한다. 유럽에서는 아픈 유아 옆에 오이를 두면 오이가 열을 빼앗아 갈 것이라는 민간요법이 전해지고 있다. 16세기 영국의 허브 치료사 제라드(Gerard)는 가슴 부위의 염증, 열 과다, 위장과 방광의 염증 그리고 피부 질환을 다스리는 데 오이를 사용했다.

뜨거운 여름날 마시는 오이 주스는 지친 몸과 마음을 시원하게 하고, 따끔거리는 열과 두드러기 증상을 예방한다. 오이 주스는 껍질 벗긴 오이를 썰어서 두 시간 정도 접시에 두었다가 미세한 모슬린 천으로 감싸서 즙을 꼭 짜서 만든다. 오이는 요구르트, 민트와 더불어 시원한 여름 수프에 자주 쓰인다. 오이를 넣어 만든 요리는 가슴 통증, 소화 불량 등으로 인한 열을 내리게 하고, 위와 대장의 감염을 예방한다. 오이는 껍질째 먹어야 모든 영양을 흡수하는 가장 좋은 방법이다.

오이의 치유 능력

- 오이의 쿨링 및 세정 효과는 눈의 염증이나 피부 습진을 치료하는 데 도움이 된다.
- 오이는 이뇨 작용이 있어서 방광 벽에 붙어 있는 세균을 제거하여 방광염을 예방한다.
- 오이에 들어 있는 스테롤은 체내에서 해로운 콜레스테롤을 낮춰 준다.

참고

토마토 오이 주스, 62쪽
적근대 뿌리 당근 오이 주스, 78쪽
혈압을 내리는 혼합 주스, 97쪽
인도 오이 라이타 음료, 116쪽
차가운 오이 민트 수프, 135쪽

배

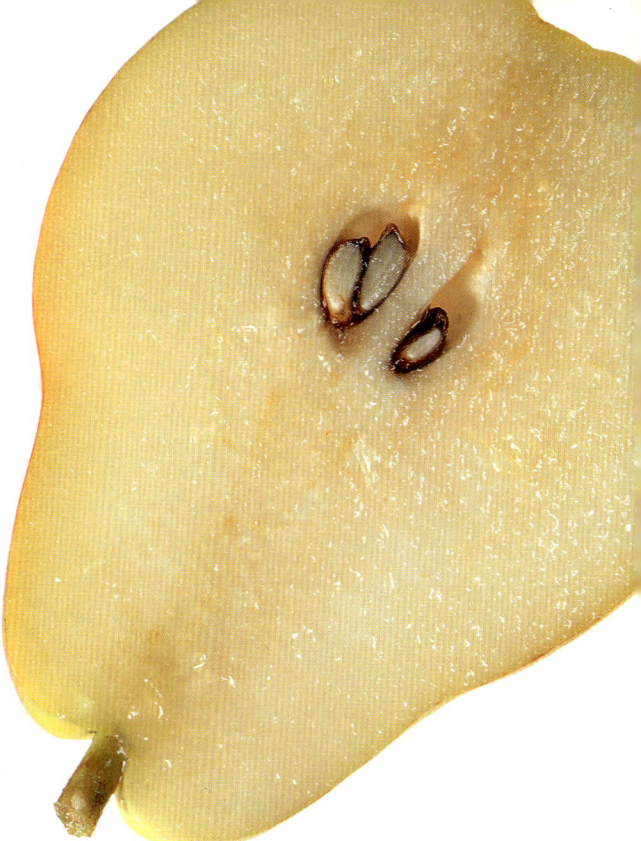

달콤하고 즙이 많은 배는 섬유소와 비타민, 미네랄, 미량 원소가 풍부하다. 특히 말린 배는 자연 당분이 많기 때문에 에너지를 빠르게 공급한다. 음식 알레르기를 일으키는 물질이 적어서 알레르기성 체질인 사람들에게 효과가 좋다. 그래서 젖을 뗄 때 아기들에게 먹이면 좋다.

건강, 행운, 희망 등을 뜻하는 전통적인 유럽의 상징물인 배는 로마 시대 이후 인기 있는 음식이 되었다. 중국인들에게 있어 배는 장수, 정의, 정당한 판결 등을 의미한다. 독버섯 해독제로 쓰이는 배로 만든 술은 로마 시대에 개발되었다. 이 맛있는 알코올 치료제는 야생과 재배한 배를 섞어 만드는데, 17세기에는 사과 주스만큼 인기가 있었다. 배로 만든 술은 위를 편안하고 따뜻하게 하여 소화를 돕는다.

배는 조리를 하든 생으로 먹든, 그 달콤하고 섬세한 맛이 다른 과일이나 우유 등과 잘 혼합된다. 신선한 배 주스는 달콤하면서도 부드러우며 온몸에 활력이 넘치게 한다. 겨울철에 배 주스를 먹을 때 계피나 생강, 정향 같은 향료들을 첨가하면 배의 서늘한 성질이 상쇄된다. 배의 서늘한 성질은 소화 기관의 뜨거운 염증을 완화하고 방광의 과민 반응을 진정시킨다. 매일 3~6잔의 배 주스나 배로 만든 물을 마시면 방광염과 같은 요로 감염을 예방할 수 있다. 배 물을 만들기 위해서는 1.2리터의 물에 40~50g의 말린 배를 넣고 열을 가하여 30분 정도 끓이면 된다.

> 모든 달콤하고 감미로운 품종은 불룩한 배를 다소 아래로 이동시키는 데 도움이 된다. 반면 단단하고 신맛이 나는 품종은 그만큼 복부를 묶어 둔다.
> 니콜라스 컬페퍼(Nicholas Culpeper), 17세기 영국의 허브 치료사

배의 치유 능력

- 배의 쿨링 및 진정 효과는 자극적인 기침을 진정시킨다.
- 배의 쿨링 작용은 가슴 통증, 신경성 소화 불량, 위염, 과민성대장증상, 대장염, 게실염 등 소화 기관의 자극과 염증 증상을 완화한다.
- 배에 들어 있는 펙틴은 섬유소를 제공하여 장 기능을 조절하고 변비와 설사를 줄여 준다. 펙틴은 또한 혈중 콜레스테롤 수치를 줄인다.
- 배의 이뇨 작용은 독소를 제거하고 요산의 배출을 도와(통풍 환자에게 도움이 됨) 체액 정체 치료에 좋다.
- 쿨링 및 세정 효과는 관절 부위의 열과 고통을 줄인다.
- 배에 들어 있는 붕소는 주의력을 높이고 골다공증을 예방한다.

참고

열대 과일 모듬 주스, 47쪽
배 망고 스무디, 106쪽
배 멜론 주스, 109쪽
중국 워터풀, 123쪽

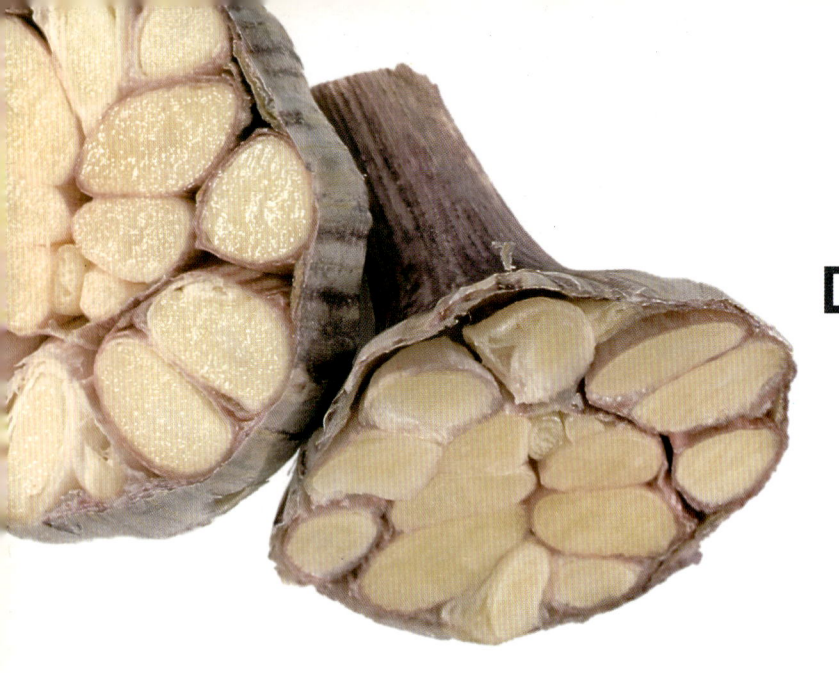

마늘

> 잔치를 할 때 최고의 최음제인 마늘이 제공되지 않으면 그것은 잔치가 아니다. 손님들은 이어질 연회에서 식욕을 돋구기 위해 마늘을 먹는다.
>
> 퀸투스 호라세(Quintus Horace), 로마 시대의 시인, c.65BC

원기를 돋울 강장제나 젊음을 되찾게 하는 신비의 영약이 필요하다면 당연히 마늘이 그 답이 될 것이다. 마늘은 원기를 회복시키고 소화와 흡수를 개선하며 몸에서 독소를 제거한다. 또한 공해나 니코틴의 영향으로부터 몸을 보호한다. 강력한 항산화 성분은 노화를 늦추고 퇴행성 질환으로부터 우리 몸을 보호한다. 또한 심장과 순환기에 좋은 치료제로서 혈압과 혈전 생성을 낮춰 심장병과 뇌졸중을 예방한다.

고대 이집트의 피라미드 건축가들은 힘을 얻기 위해 마늘을 먹었다. 로마인들 역시 하인과 군인들에게 용기와 힘을 북돋우기 위해 마늘을 먹였다. 그리스인들에게도 마늘은 힘의 상징이었고, 올림픽에 출전하는 선수들은 승리하기 위해 시합 전에 마늘을 씹어먹곤 했다. 그 이후로 지금까지 마늘은 감염을 막고, 독소, 설사, 이질, 헛배부름, 복통 등을 해소하며, 콜레라나 장티푸스만큼 심각한 병에도 효과가 인정되어 유용하게 쓰이고 있다.

어떤 사람들은 좀처럼 없어지지 않는 강한 냄새 때문에 마늘을 싫어한다. 마늘은 다양한 수프와 야채 주스 등 여러 가지 음료에 활력을 더해 주고, 양념으로 이용되어 음식의 향미를 풍부하게 한다. 또한 소화 증진 효과가 있어서 소화 효소와 담즙 분비를 촉진하고 영양소의 흡수를 강화하여 건강과 원기를 증진시킨다. 마늘이 흡혈귀 같은 귀신을 막는 데 이용되는 이유는 아마도 마늘의 강력한 방부 효과와 호흡할 때 나는 자극적인 냄새 때문일 것이다.

마늘의 치유 능력

- 효과적인 항균, 항바이러스, 항곰팡이, 항기생충 치료제로서 페니실린과 같은 항생제와 동등한 효과가 있다.
- 폐, 장, 피부, 배뇨계를 통해 배출되면서 통과하는 각 조직을 감염으로부터 보호한다.
- 인후염, 감기, 기침, 독감, 기관지염, 천식 등에 효과가 탁월하며 카타르, 축농증, 건초열 등을 치료한다.
- 감염으로 인해 항생제를 복용할 때 장내에 유익한 미생물을 안정시켜 준다. 칸디다증과 아구창에도 효과를 발휘한다.
- 인슐린 분비를 촉진하여 당뇨병 환자의 혈당 수치를 낮춘다.
- 마늘에 들어 있는 유황 성분은 항암 효과가 크다.
- 혈액 순환을 자극하여 경련을 줄이고 순환기 장애를 완화한다.
- 마늘을 규칙적으로 섭취하면 해로운 콜레스테롤을 상당히 낮출 수 있어 심장병과 동맥 질환을 예방한다.

참고

토마토 백리향 수프, 57쪽
감자 마늘 소스, 61쪽
토마토 오이 주스, 62쪽
늘 수프, 96쪽
마늘 시럽, 117쪽

살구

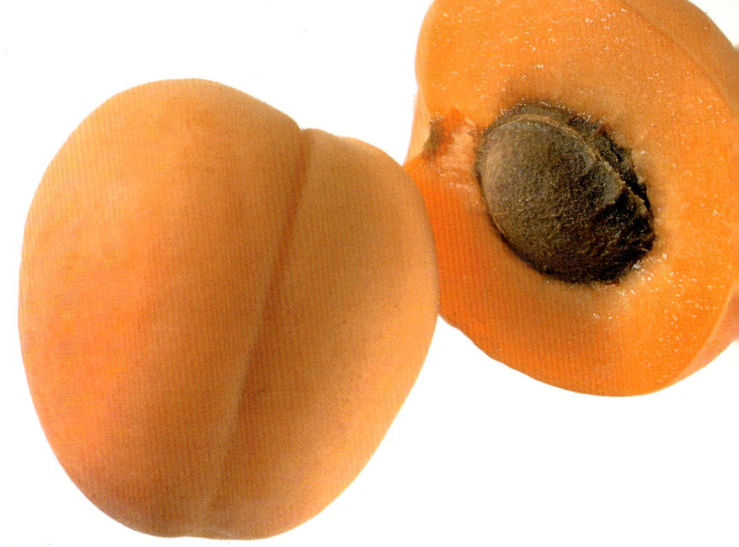

달콤한 맛에 풍부한 색깔을 가진 살구는 에덴 동산에도 있었다는 아름다운 과일이다. 살구에는 항산화 물질인 비타민 A, B, C와 칼슘, 마그네슘, 칼륨, 철분(철분 함량은 말린 살구가 최고로 높다. 비타민 C는 철분 흡수를 돕는다)뿐만 아니라 미네랄 성분도 풍부하다. 살구 음료는 쉽게 소화되기 때문에 특히 육체적·정신적으로 노쇠했거나 빈혈 환자, 병이나 스트레스에서 회복되고 있는 사람들에게 좋다. 칼슘, 마그네슘, 칼륨은 신경계와 근육계의 정상적인 작용에 필수적인 성분으로 스트레스를 받아서 피곤해진 몸을 보호한다.

중앙아시아가 원산지인 살구는 로마인 루쿨러스(Lucullus)에 의해 유럽에 전해졌다. 그는 동방에서의 전투가 끝난 뒤 자신의 화려한 정원에서 살구를 재배하기 위해 가져갔는데, 열매의 섬세한 아름다움, 귀앓이, 코 감염, 치질 등의 치료제로 유명해졌다. 살구는 16세기에 영국에 소개되어 변비에 효과가 좋은 변통제로 사용되었다.

천연의 달콤함과 부드러움을 지닌 살구는 많은 다른 음식들과 어울려 달콤하면서도 다양한 맛을 낸다. 섬유소가 풍부하면서도 칼로리는 적어서 다이어트를 하는 사람들에게 좋다. 살구가 들어간 음료는 소화 기관에서 놀라운 진정 작용을 하는데, 자극을 진정시키고 소화는 촉진하며 영양소의 흡수를 돕는다.

살구에는 살리실레이트(salicylates)가 들어 있기 때문에 어떤 이들에게는 알레르기를 유발할 수 있다. 말린 살구를 보존하기 위해 사용하는 유황 또한 알레르기를 유발할 수 있으므로 햇볕에 말린 살구를 사는 것이 가장 좋다.

살구의 치유 능력

- 변비를 개선하고 치료함으로써 게실염 등의 장 질환을 예방한다.
- 항산화 물질인 비타민 A와 C는 활성 산소의 폐해와 심장병, 동맥 질환을 예방한다. 또한 노화와 관절염 같은 퇴행성 질환의 진행 속도를 늦춘다.
- 살구에 들어 있는 베타 카로틴은 폐와 췌장, 피부, 후두를 암이나 흡연과 관련된 질환으로부터 예방한다.
- 신경계에 영양을 공급해 주어 스트레스에 대한 저항력을 길러 주고 근심이나 긴장, 우울증, 불면증 치료제로 이용되기도 한다.
- 영양을 공급하고 힘을 더해 주기 때문에 피로하고 지친 사람들이나 임산부, 어린이, 노인들과 같이 영양소가 쉽게 흡수되어야 하는 사람들에게 좋다.

참고

사과 살구 다이어트 스무디, 49쪽
생강 살구 주스, 56쪽
살구 그레이프프루트 활력제, 93쪽
파파야 아몬드 스무디, 108쪽

고기를 먹은 다음에 살구를 먹으면 위에서 부패된다. 그러나 고기를 먹기 전에 살구를 먼저 먹으면 음식이 쉽게 내려가고 고기도 더 빨리 소화되어 내려간다.

존 제라드(John Gerard), 16세기 영국의 약제사

고 추

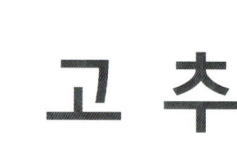

매운 고추는 몸과 마음에 새로운 활력을 주고 기분을 고양하는 효과가 있어서 세계적으로 유명하다. 알칼로이드 캡사이신(capsaicin)에 의한 자극적이고도 매운맛은 체내에 침투하여 좋은 효과를 발휘한다. 혀에서 타는 듯한 느낌은 엔도르핀(endorphine) 분비를 유도하는데, 엔도르핀은 고통을 경감시킬뿐만 아니라 행복한 감정을 유도하고 때때로 도취감에 빠질 수 있게 해 주는 아편 같은 물질이다. 고추는 소화와 영양소의 흡수를 개선하여 혈액 순환을 강화함으로써 영양소가 모든 조직으로 원활하게 전달되게 해 주는 동시에 노폐물 제거를 촉진한다. 또한 항산화 물질인 베타 카로틴과 비타민 C, 바이오 플라보노이드가 풍부하여 노화 작용을 늦추고 퇴행성 질환이나 암, 동맥경화, 협심증 같은 심혈관계 질환을 예방한다.

역사적으로 면역력을 강화하여 감염을 예방하고 소장의 기생충을 제거하는 약으로 이용되어 왔으며, 회춘, 최음제로써 작용하며 불임증에도 효과가 있는 것으로 여겨져 왔다.

고추는 추운 겨울날에 어울리는 식품으로, 수프와 차, 야채 주스에 넣으면 심장과 혈액 순환을 자극하고 몸을 따뜻하게 한다. 혈액 순환이 원활하지 않거나 그로 인한 동상, 수족 냉증, 무기력증, 우울증 등에 치료 효과가 뛰어나다. 고추는 뇌에서의 혈액 흐름을 좋게 하여 활력을 주고 기억력과 집중력을 개선하는 작용을 한다. 또 노화 방지 효과가 있어서 노인들에게도 좋다. 감기나 독감, 열병이 발병하는 시점에 고추로 만든 뜨거운 음료를 먹게 되면 땀을 발산시키고 면역 기능이 강화된다. 만약 과다 발열이나 위산 과다가 우려되는 사람들은 고추가 증상을 악화시킬 수도 있으므로 주의한다.

> 돈을 좇는 욕심 많은 상인들은 불타는 인도와 떠오르는 태양을 향해 달려간다. 그곳에서 그들은 고추와 비싼 약들을 실어 나른다. 자신들이 갖고 있던 이탈리아 제품들을 향료와 서로 교환하면서.
>
> 존 드라이덴(John Dryden), 17세기 영국의 시인

고추의 치유 능력

- 살균 작용이 있고, 비타민 C가 풍부하여 호흡기 계통에 이롭다.
- 매운맛은 폐와 기도 윗부분에서 빠르고 효과적인 충혈 완화제로 작용하여 가래를 없애고 카타르와 축농증을 개선한다.
- 담배 연기와 오염 물질 흡입으로 인한 과민 증상과 기관지 마찰을 줄인다.
- 치통, 대상 포진, 관절염, 편두통 등의 증상을 완화하는 진통 효과가 있다.
- 몸을 따뜻하게 하는 고추의 워밍 효과는 헛배부름, 구토, 설사, 소화 불량, 복부 통증처럼 소화력이 약해졌거나 느려져서 발생하는 증상을 완화한다.
- 생식 기관 안팎으로 혈액 순환이 원활하지 못해 야기된 경련을 진정시킴으로써 생리통을 줄이고 예방한다.
- 해로운 콜레스테롤과 혈압을 떨어뜨리고 혈전, 뇌졸중, 심장병 등을 예방한다.

참고

토마토 물냉이 시금치 활력제, 92쪽
토마토 주스, 138쪽
카리브 라임 고추 시럽, 142쪽

생 강

《코란》에 따르면 천국에 제공되는 메뉴에 생강이 포함된다고 한다. 분명 이 다기능적인 양념은 모든 음식과 음료에 천국에서나 느낄 법한 자극적인 향미를 더하며 워밍 효과가 뛰어나다. 이러한 생강의 효능은 건강과 원기를 강화하고, 한기와 무기력감을 없애는 등 건강에 매우 효과적이다.

공자는 이미 기원전 500년 전에 생강에 대해 기록해 놓았는데, 생강은 그밖의 의학서에도 많이 등장한다. 중국인들은 한기가 들거나 혈액 순환이 원활하지 못해 생기는 다양한 증상에 생강을 치료제로 이용했다. 또한 심장과 시력을 강화하는 약재이자 최음제로 귀하게 여겼다. 한편 인도의 아유르베다 의학에는 생강을 만병통치약으로 인정하여, 생강이 신체에 원기를 불어넣고, 분별력, 지능, 판단력을 키워 준다고 전한다. 중세 이탈리아인들은 늙어서 행복한 삶을 누리기 위해서 생강이 꼭 필요하다고 여겼고, 정력을 강화하기 위해서도 생강을 먹었다. 최근 연구에 의하면, 생강은 혈전을 억제하고 피를 맑게 하며, 해로운 혈중 콜레스테롤과 혈압을 낮춘다고 한다.

생강만으로 만든 뜨거운 차는 인후염이나 감기, 독감 초기에 마시면 효과적이다. 생강의 휘발성 오일은 방부 효과가 크고, 면역력을 촉진하여 세균과 바이러스에 의한 감염을 치료한다. 인도에서는 백일해를 앓는 어린이에게 신선한 생강 차를 먹인다. 계피나 소두구 등의 향료와 섞어 만든 생강차는 심장을 강화하고 혈액 순환을 돕는 겨울철 워밍 음료로 매우 좋다. 생강은 과일과도 조화를 잘 이루는데, 특히 사과와 함께 섞으면 사과의 찬 성질을 중화시킨다. 또한 생강의 즙이나 가루를 우유나 과일 음료에 첨가하면 풍미가 더욱 좋아진다.

*생강을 먹어라. 그러면 당신은 사랑을 할 것이고,
젊은 시절처럼 사랑받을 것이다.*

살레르노(Salerno) 의학교에 전해지는 말, 이탈리아, 11세기

생강의 치유 능력

- 소화액 분비를 자극하여 식욕을 증진하고 소화를 좋게 한다.
- 장을 진정시켜 경련과 복통을 줄이고, 대장 경련과 같은 장 내 문제, 과식이나 감염, 여행 시 통증, 임신으로 인한 구토에 효과가 좋은 치료제다.
- 신선한 뿌리는 급성 세균성 이질 치료제로 이용된다. 또한 위와 장의 감염에 좋은 약재이다.
- 카타르와 축농증에 충혈 완화제로 작용한다. 기침과 흉부 감염에는 거담제로 사용된다.
- 두통, 편두통, 생리통을 완화하고 생식기를 강하게 하여 성욕을 증가시킨다. 또한 성 불능(임포)에 효과적이다.
- 항산화 물질이 들어 있어서 활성 산소를 억제하고 노화를 억제한다.

참고

생강 살구 주스, 56쪽
생강 레몬 차, 61쪽
생강 펜넬 죽, 111쪽
생강 맥주, 115쪽
생강 코디알, 142쪽

스위트 바질

허브 중에서 가장 맛있는 것으로 손꼽히며 음료에 향미를 더해 주는 스위트 바질은 신경계에 활력을 주고, 감기와 독감에 걸렸을 때는 방부 작용을, 소화 기관에는 진정 작용을 한다. 또한 긴장을 풀어 주고, 정신을 맑게 하며 정신력을 강화한다. 두통, 신경통, 소화기 장애를 포함한 다양한 스트레스성 증상을 억제하는 데 효과가 있다.

바질을 뜨거운 수프와 차로 섭취하면 코와 흉부의 카타르를 없애 주고 열, 감기, 기침을 줄이며, 감염에 대한 저항력을 강화한다.

인도가 원산지인 스위트 바질은 전통적으로 집 근처와 창가에 심어져 공기를 정화하고 마음을 맑게 해 주는 효과로 인기를 얻어 왔다. 수세기 동안 세계 여러 곳에서 항감염 효과와 강장 효과를 인정받았다. 로마인들은 바질을 진정제로 사용했고, 그리스인들은 오늘날에도 여행을 할 때는 바질을 가지고 다닌다고 한다.

바질은 토마토 수프와 주스에 소스로 첨가하면 아주 좋고, 야채 수프에 넣거나 우려내어 차로 마셔도 좋다. 바질의 다양한 품종 모두 치유 효과는 비슷하지만 맛은 저마다 다를 수 있다. 바질은 마르면 인기의 비결인 미세한 자극적인 맛이 대부분 사라지므로 가능한 한 신선한 것을 사용하는 것이 좋다.

> 바질의 냄새는 심장에 좋다. 그것은 우울증에서 오는 슬픔을 덜어 준다. 그리고 사람을 즐겁고 기쁘게 한다.
>
> 존 제라드(John Gerard), 16세기 영국의 약제사

스위트 바질의 치유 능력

- 감기, 카타르, 축농증에 효과적인 충혈 완화제로 작용한다.
- 가래를 없애고, 크루프성 감기와 천식에 기관지 진정제로 쓰인다.
- 면역력 강화 및 방부 효과가 뛰어나 소장 기생충 감염을 예방하고 치료한다.
- 신경계를 강화하는 신경 활성제일뿐만 아니라 우울증과 근심을 덜고, 집중력을 개선하며 기억력을 좋게 한다.
- 두통, 편두통, 등의 통증, 근육 긴장, 류머티즘 등으로 인한 통증을 완화한다.
- 가스 발생, 경련, 복부 팽창, 설사, 변비, 구역질, 소화 불량 등의 증상에 효과적이다.

참고

바질 레몬밤 차, 81쪽
혈압을 내리는 혼합 주스, 97쪽
감자, 토마토, 바질 수프, 129쪽

로즈마리

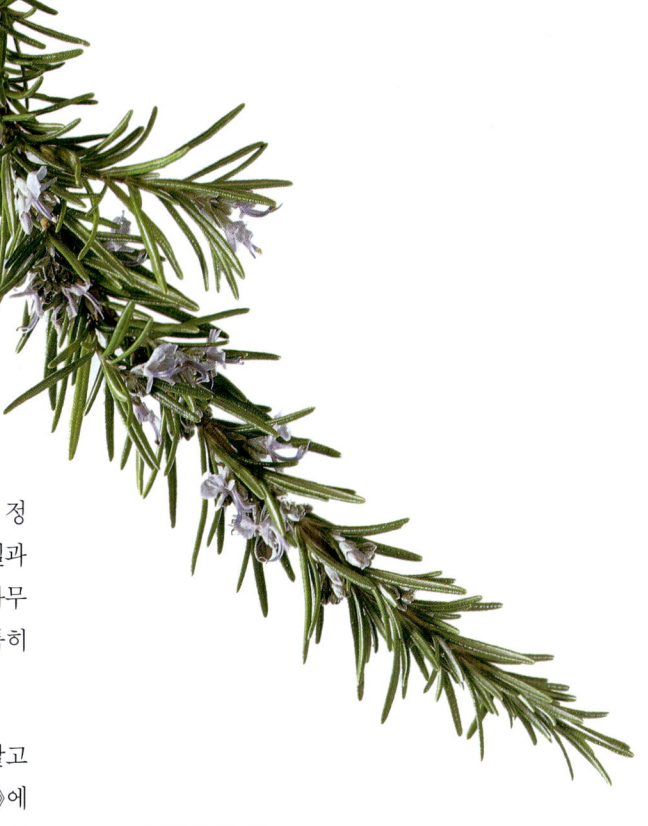

로즈마리는 간을 해독하는 효과가 뛰어나다. 무기력과 울적함을 쫓아내고 정신력을 고양하며, 기억력과 집중력을 개선한다. 식사 전에 마시는 칵테일과 소화제 안에서 맛을 내는 로즈마리의 향과 맛은 마치 몸을 파고드는 소나무의 향기를 연상시킨다. 식욕을 자극하여 소화와 영양 흡수를 도우므로 특히 기름진 음식을 먹을 때 좋다.

고대 그리스인들은 로즈마리가 주의력을 유지하는 효능이 있다는 것을 알고 시험에 임하는 학생들의 머리에 로즈마리 화환을 두르게 했다. 한편 《햄릿》에서 주인공 오펠리아가 "여기 기억을 유지하기 위해 로즈마리를 준비했소. 당신이 사랑하고 기억하기를 기원하리다."라고 말하는 장면이 나오는 것으로 보아 셰익스피어 역시 로즈마리의 효과를 알고 있었던 것으로 짐작된다. 고대 이집트 시대 이후 로즈마리와 기억력의 연관성은 이승과 저승에서의 사랑과 지조와 관련되어 왔다. 로즈마리는 결혼식 때 꽃다발과 면사포에 이용되었고, 장례식에서는 악으로부터 영원히 영혼을 보호해 준다고 믿어 애도자들이 손에 들었다.

김이 모락모락 나는 로즈마리차 한 잔은 겨울날 아침 훌륭하게 하루를 열어 준다. 혈액 순환을 좋게 하여 머리부터 발끝까지 몸을 따뜻하게 하고 이른 아침의 혼미함에서 벗어나게 한다. 숙취에 효과가 좋으며 칼슘이 풍부해서 신경계에 유익하다. 차나 수프 어떤 형태로 먹든지 두통과 편두통에 탁월한 효과가 있다. 또한 두뇌로의 혈액 흐름을 촉진하고 긴장된 근육을 이완시키며, 소화를 돕고 간의 해독을 도움으로써 두통을 완화한다.

로즈마리의 치유 능력

- 항균, 항바이러스, 항곰팡이 효능이 감염을 막아 준다.
- 뜨거운 차로 마시면 인후염과 감기, 독감, 열병, 흉부 감염 등을 없애는 데 효과적이다. 또한 잦은 기침과 숨가쁨, 천식 완화에도 효과적이다.
- 혈액 순환을 촉진하여 동상과 정맥류, 치질에 효과를 발휘한다.
- 이뇨 효과는 독소와 체액 정체를 해소한다.
- 해독 작용은 체내 노폐물을 제거하여 관절염, 통풍, 피부 질환을 완화한다.
- 수렴 효과가 있는 탄닌은 출혈을 억제하고 월경 과다를 치료하며, 소화 기능을 정상화한다.
- 근육 이완 효과가 있어서 생리통과 복통을 줄이고 가스 발생을 억제한다.
- 노화 과정을 늦추고 퇴행성 질환을 예방한다.

참고

로즈마리 주스, 59쪽
당근 로즈마리 주스, 81쪽
로즈마리 레몬 시럽, 87쪽
양파 수프, 95쪽

> 마음과 신체의 영혼은 모든 낙담과 걱정거리들을 쫓아내는 이 음료로 인해 기쁨을 느낀다.
>
> 빌헬름 리프(Wilhelm Ryff), 스트라스부르크의 르네상스 시대 허브 치료사

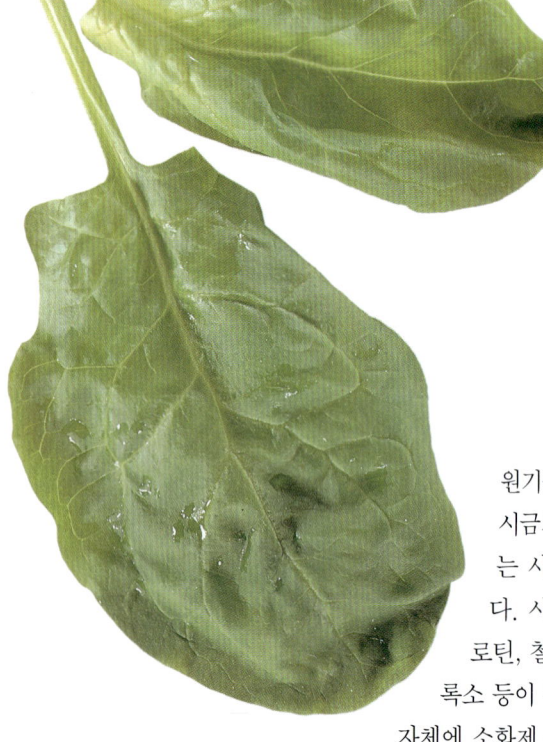

시금치

원기를 회복시키고 에너지를 북돋우는 시금치는 지치고 힘든 사람, 빈혈이 있는 사람, 노인에게 매우 좋은 식품이다. 시금치에는 비타민 C와 E, 베타 카로틴, 철, 엽산, 칼륨, 칼슘, 마그네슘, 엽록소 등이 풍부하다. 또한 쉽게 소화되며 그 자체에 소화제 성분이 있어 식욕을 강화하고 소화 효소와 담즙 분비를 증가시켜 소화와 흡수를 촉진하는 완벽한 강장제다.

다른 물을 첨가하지 않고 순수하게 시금치만 넣어 끓인 시금치 물은 버터나 식초, 레몬 등과 함께 모든 종류의 삶은 고기에 가장 좋은 양념이다. 또한 병든 사람의 식사로도 좋다. 변비를 해결하고 피부를 부드럽게 하므로 노인들에게 이롭다.

존 에블린(John Evelyn), 17세기 영국의 일기 작가

서남아시아와 서부 히말라야 지역이 원산지인 시금치는 페르시아에서 처음 재배되었다. 초기 아랍인들은 시금치를 중히 여겼다. 시금치는 10세기에 스페인에 전파된 뒤 다른 유럽 지역으로 퍼져나가 중세 수도원에서 재배되었고, 농부들의 식탁에 오르게 되었다. 16세기 영국에서는 가볍고 영양이 풍부하며 쉽게 소화되는 이점 때문에 인기를 끌었다. 시금치는 병후 회복기에 있는 사람이나 허약한 사람들에게 힘과 원기를 불어넣고 회복을 촉진하기 위해 이용됐다. 20세기 초에는 빈혈과 피로뿐만 아니라 신장과 심장 장애, 소화 불량, 치질, 변비 등에도 좋은 음식으로 여겨졌다.

시금치는 특유의 풍부한 향기와, 보기만 해도 기분 좋아지는 활기찬 짙은 녹색으로 수프와 야채 요리에서 맛을 낸다. 시금치의 푸른 색깔은 풍부한 엽록소와 바이오 플라보노이드 성분 때문인데, 이 성분들 역시 치료 효과가 뛰어나다. 규칙적으로 섭취하면 체내의 발암 물질을 무력화하여 종양 발생을 억제한다. 바이오 플라보노이드 중에는 베타 카로틴과 루테인(lutein) 성분이 있는데, 두 성분 모두 대장암, 위암, 폐암, 전립선암 예방 효과가 있는 것으로 알려져 있다. 모든 야채 주스 중에서 시금치 주스가 암을 예방하는 데 최고라고 하지만 옥살릭산(oxalic acid) 함량이 높으므로 통풍이나 관절염, 신장 또는 방광 결석으로 고생하는 사람들은 피해야 한다.

시금치의 치유 능력

- 변통 작용이 있어 장에서 노폐물을 제거하고 변비와 게실염을 예방한다.
- 섬유소는 해로운 콜레스테롤 수치를 낮추어 심장병과 혈액 순환계 질환을 예방한다.
- 신장을 통한 독소 배출을 도와 피부 질환 같은 독성과 관련된 건강 문제들을 해결한다.
- 면역력을 강화하여 우리 몸의 항감염 능력을 높여 준다.
- 항산화 물질이 들어 있어 관절염과 심장 질환 등의 퇴행성 질환을 막는다.
- 시금치의 엽산은 빈혈 예방에 좋다. 또한 태아의 뇌와 척수의 정상적 발달을 도우므로 임산부에게 매우 필요하다.
- 카로티노이드 성분은 65세 이상의 사람들에게서 발병하여 실명의 가장 일반적인 원인이 되는 황반 변성(안구에 흑점이 생겨 시력이 저하되어 실명에 이르는 증상)을 예방한다.

참고

물냉이 시금치 수프, 51쪽
시금치 수프, 60쪽
토마토 물냉이 시금치 활력제, 92쪽

백리향

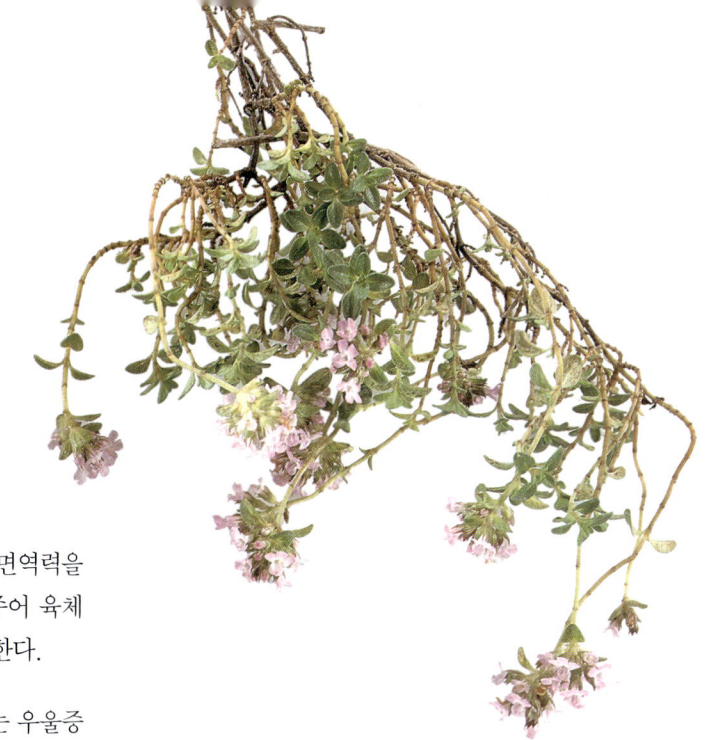

따뜻하고 자극적인 향미를 가진 백리향은 몸과 마음을 즐겁게 하고 면역력을 강화하여 감기, 기침, 독감 등을 예방한다. 또한 신경계에 도움을 주어 육체적·정신적으로 피곤할 때 효과가 좋고, 긴장과 근심, 우울증을 해소한다.

백리향은 그리스인들에게는 행동과 용기의 상징이었고 로마인에게는 우울증 치료제였다. 그리고 다른 많은 사람들에게는 두려움과 악몽을 억제해 주는 허브다. 중세 시대에는 수줍음을 없애기 위해 백리향 수프를 먹었다. 14세기 영국에서는 처녀들이 스카프에 백리향 가지 위에서 날고 있는 꿀벌을 수놓아 전쟁터에 나가는 기사들에게 용기를 북돋우는 의미로 선물하기도 했다. 당시 사람들은 백리향이 뇌를 강하게 하고 오래 살게 해 준다고 믿었다. 현대 과학도 백리향이 항산화제로 작용하여 활성 산소의 해로운 작용으로부터 우리 몸을 보호함으로써 노화와 퇴행성 질환의 시작을 늦춰 준다고 밝히고 있다.

어린이들이 좋아하는 차나 달콤한 시럽 형태로 만들어진 백리향은 감염을 막고 열을 내리게 하는 탁월한 방부 효과를 발휘한다. 백리향은 수프나 토마토 주스 같은 신선한 야채 주스에 향미를 더하고 장식으로 첨가되어 좋은 소화제 역할을 하기도 한다. 또한 소화와 흡수를 촉진하고 가스 발생과 복통, 소화 불량 등을 예방하는 데도 효과적이다. 혈액 순환을 촉진하여 몸을 따뜻하고 강하게 한다. 특히 생식기와 밀접한 관련이 있어서 남녀 모두 백리향 차를 마시면 성생활 개선에 큰 도움이 될 것이다.

백리향의 치유 능력

- 모든 종류의 호흡기 감염, 인후염, 감기, 기침, 독감 등에 탁월한 효과가 있다. 거담제로서 기관지의 가래를 없애고, 진정 작용이 있어서 거칠고 자극적인 감기와 천식을 완화한다.
- 대장 경련을 진정시키고 가스 발생과 복통, 과민성대장증상 등을 완화한다. 설사에 좋은 수렴 작용과, 감염에 대항하는 방부 효과가 있다.
- 장에서 정상적인 미생물이 자리잡게 하므로 항생제 투여 환자나 전신 칸디다증 환자에게 좋다.
- 방부 및 이뇨 작용이 있어서 요로 감염, 류머티즘, 통풍, 체액 정체에 효과적이다.
- 여성의 생식기에 작용하여 생리통을 줄이고 감염을 치료한다. 또한 아구창에도 효과가 좋다.

참고

토마토 백리향 수프, 57쪽
백리향 차, 63쪽
백리향 시럽, 73쪽
세이지 백리향 차, 75쪽

> 백리향은 고급스런 폐 강화제로 사람들이 재배하면서 더욱 주목받게 되었다. 보통 백일해라고 부르는 어린이들의 질환에는 백리향이 가장 좋은 치료제다.
>
> 니콜라스 컬페퍼(Nicholas Culpeper), 17세기 영국의 허브 치료사

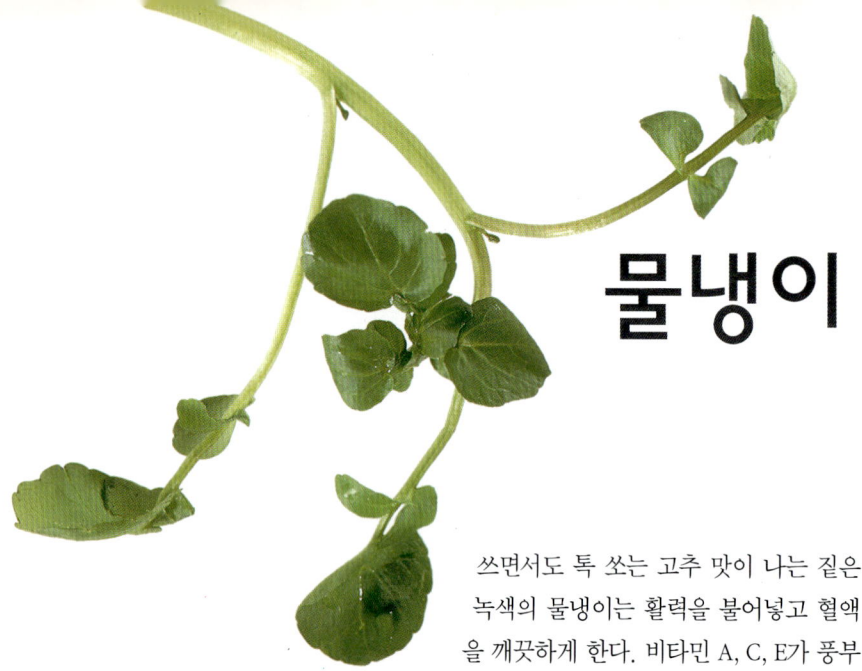

물냉이

> 날카롭고 순발력 있는 위트를 갖고 싶다면 물냉이를 자주 먹어라.
> 내과 의사, 윌리암 랭함(William Langham), 1579

쓰면서도 톡 쏘는 고추 맛이 나는 짙은 녹색의 물냉이는 활력을 불어넣고 혈액을 깨끗하게 한다. 비타민 A, C, E가 풍부할 뿐만 아니라 칼슘, 철, 칼륨, 아연, 미량 원소들도 많이 들어 있다. 물냉이로 만든 맛있고 영양가 높은 수프는 몸을 따뜻하게 하고 혈액 순환을 촉진하며, 에너지를 보충하고, 독소를 몸밖으로 배출한다. 또한 혈액을 깨끗하게 하며 해독제이자 강장제로 쓰인다.

그리스 의학의 아버지인 히포크라테스는 자극제로 물냉이를 추천했다고 한다. 디오스코리데스(Dioscorides)는 물냉이에 최음 효과가 있음을 믿었고, 크세노폰(Xenophon) 역시 어린아이에게 물냉이를 먹이면 단단하고 건강한 몸을 만들 수 있다고 제안했다. 물냉이가 사람들의 기분을 좋게 한다는 사실은 물냉이가 건강에 필수적인 성분들을 땅으로부터 끌어내어 흡수할 뿐만 아니라 그것을 먹는 사람들에게 지성을 준다는 명성을 갖게 해 주었다.

물냉이 수프와 주스, 차는 모든 가정에 치료제로 준비해 두어야 할만큼 가치가 있다. 물냉이를 고를 때는 밝은 녹색 잎을 가진 다발을 고르되 잎이 노랗고 시들었거나 꽃이 핀 것은 피한다. 개울이나 연못가, 특히 양목장 근처의 것은 오염되었을 가능성이 크므로 채취하지 않는다.

물냉이의 치유 능력

- 방부 효과가 뛰어나 호흡기를 자극하고 가래를 삭이기 때문에 흉부 감염에 특히 효과적이다. 또한 기관지염, 흉막염, 폐렴, 결핵 증상을 완화한다.
- 소화를 촉진하고 식욕을 개선하며, 체하거나 흡수력이 떨어질 때, 가스 발생, 복통, 장의 기생충을 퇴치하는 데 효과적이다.
- 신장과 방광에 작용하여 배뇨를 원활하게 하고 결석과 요석을 녹인다.
- 피를 맑게 하므로 관절염이나 류머티즘, 통풍 증상을 완화한다.
- 혈액 순환을 촉진하고, 흡수된 영양소들이 신체의 적재적소에 전달되게 하여 심신을 건강하게 한다.
- 물냉이에 들어 있는 비타민 E 성분은 월경전증후군의 예방과 치료에 효과적이고 임신 가능성을 높인다. 또한 성적 에너지를 증가시키고 성불능을 치료하며, 월경 불순을 치료하고 젖 분비를 자극한다.

참고

물냉이 시금치 수프, 51쪽
물냉이 수프, 28쪽
토마토 물냉이 시금치 활력제, 92쪽
물냉이 당근 주스, 122쪽

요구르트

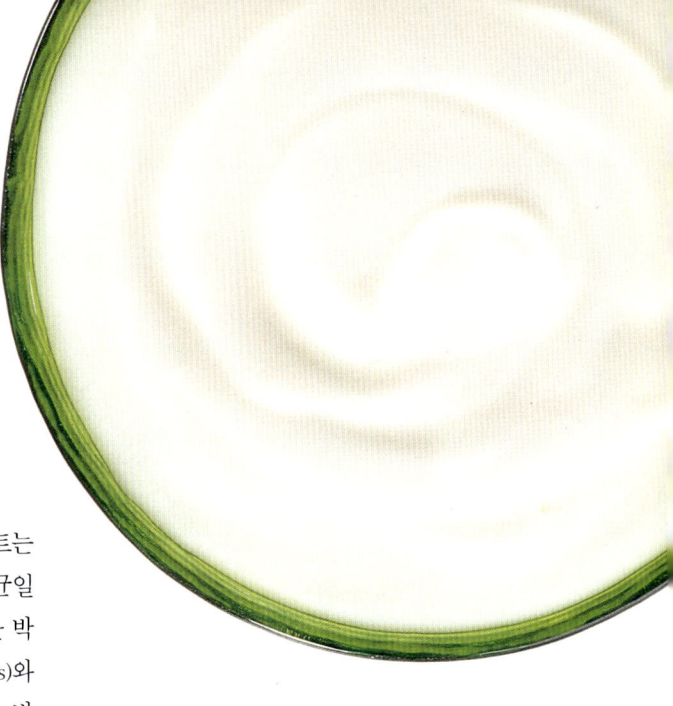

요구르트를 규칙적으로 먹으면 건강이 좋아지고 장수할 수 있다. 요구르트는 우유를 발효시켜 젖산을 만드는 박테리아의 작용에 의해 카스타드처럼 균일하게 응고되어 만들어진다. 살아 있는 요구르트에는 몇 가지 주목할 만한 박테리아가 들어 있다. 그중 락토바실러스 불가리쿠스(Lactobacillus bulgaricus)와 락토바실러스 에이시도필러스(L. acidophilus)는 소화 과정에서도 살아남는 박테리아다. 유산균은 장에서 유익한 미생물이 정상적으로 자리잡게 하고 불량음식이나 피로, 항생제 등으로 인한 유해균의 성장을 막는다. 요구르트에 들어 있는 젖산은 비타민 B군의 합성을 돕고 칼슘과 철 등의 흡수를 증가시킨다. 또한 젖산은 또한 장 기능을 조절하고 감염을 예방한다.

요구르트의 다양하고 놀라운 효과는 1900년대 초 노벨상을 수상한 러시아 과학자 엘리어스 메치니코프(Elias Metchinikoff) 박사에 의해 재발견되었다. 해로운 미생물이 요구르트에 들어 있는 다른 미생물에 의해 억제될 수 있다는 것을 발견한 그는 요구르트의 섭취와 장수와의 상관 관계를 증명하고자 했다. 요구르트를 주식으로 먹는 아프리카, 미국, 불가리아 일부 장수촌의 사람들이 다른 지역의 사람들보다 더 오래 산다는 결과는 그의 이론을 뒷받침해 주었다. 그 후 많은 연구의 주제가 되어 왔으며, 최근 연구에서는 생 요구르트에 들어 있는 자연 항생제의 하나인 에이시도필러스균이 장에서 어떤 화합물을 발암 물질로 전환해 주는 효소의 활성을 억제한다는 사실이 밝혀졌다. 이는 요구르트가 암 예방제로 유용하게 쓰일 수 있음을 암시해 주는 결과다.

소나 염소, 양의 우유로 만든 요구르트는 음료에 섞임으로써 크림 같은 느낌을 주고 민트와 딜 같은 허브와도 잘 어울린다. 요구르트의 쿨링(cooling : 시원하게 식히는 작용) 효과는 더운 날이나 뜨거운 카레를 먹을 때 도움이 된다.

유용성 : 위장 팽창을 억제한다.
효과 : 혈액의 흐름을 진정시키므로 온난한 기후에 사는 사람들, 젊은이, 여름철, 남쪽 지방에 적합하다.
타퀴넘 사니타티스(Tacuinum sanitatis), 중세 건강 핸드북

요구르트의 치유 능력

- 가스 발생, 복부 통증, 변비, 과민성대장증상을 완화한다. 알레르기와 칸디다증을 예방한다.
- 장 기능을 조절하고 대장균에 의한 감염을 예방한다. 또한 새로운 세균에 적응되지 않은 여행자들의 세균 감염을 막고 방광염을 예방한다.
- 면역력을 강화하여 감염을 예방한다.
- 소화 기관 진정 효과가 있다.
- 알코올, 담배 연기 등의 자극 요소에 대항하여 위를 보호하는 프로스타글란딘이 들어 있어서 소화성 궤양을 예방한다.
- 좋은 콜레스테롤인 HDL을 증가시키고 해로운 콜레스테롤을 낮추어 심장병을 예방한다.
- 주의력을 깊게 하고 노화를 막는다.

참고

장미 요구르트 음료, 102쪽
적근대 뿌리 요구르트 주스, 113쪽
인도 오이 라이타 음료, 116쪽
차가운 오이 민트 수프, 137쪽

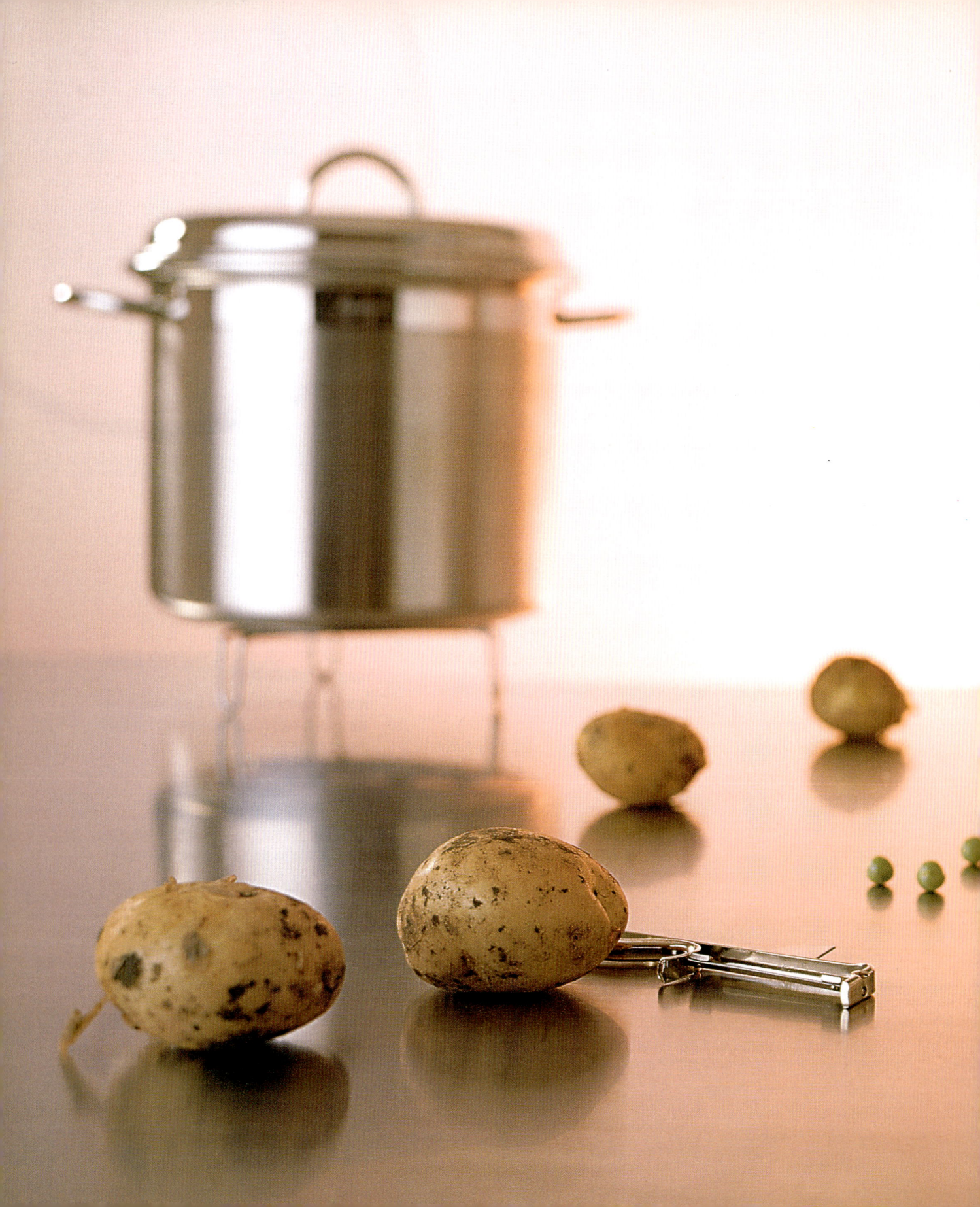

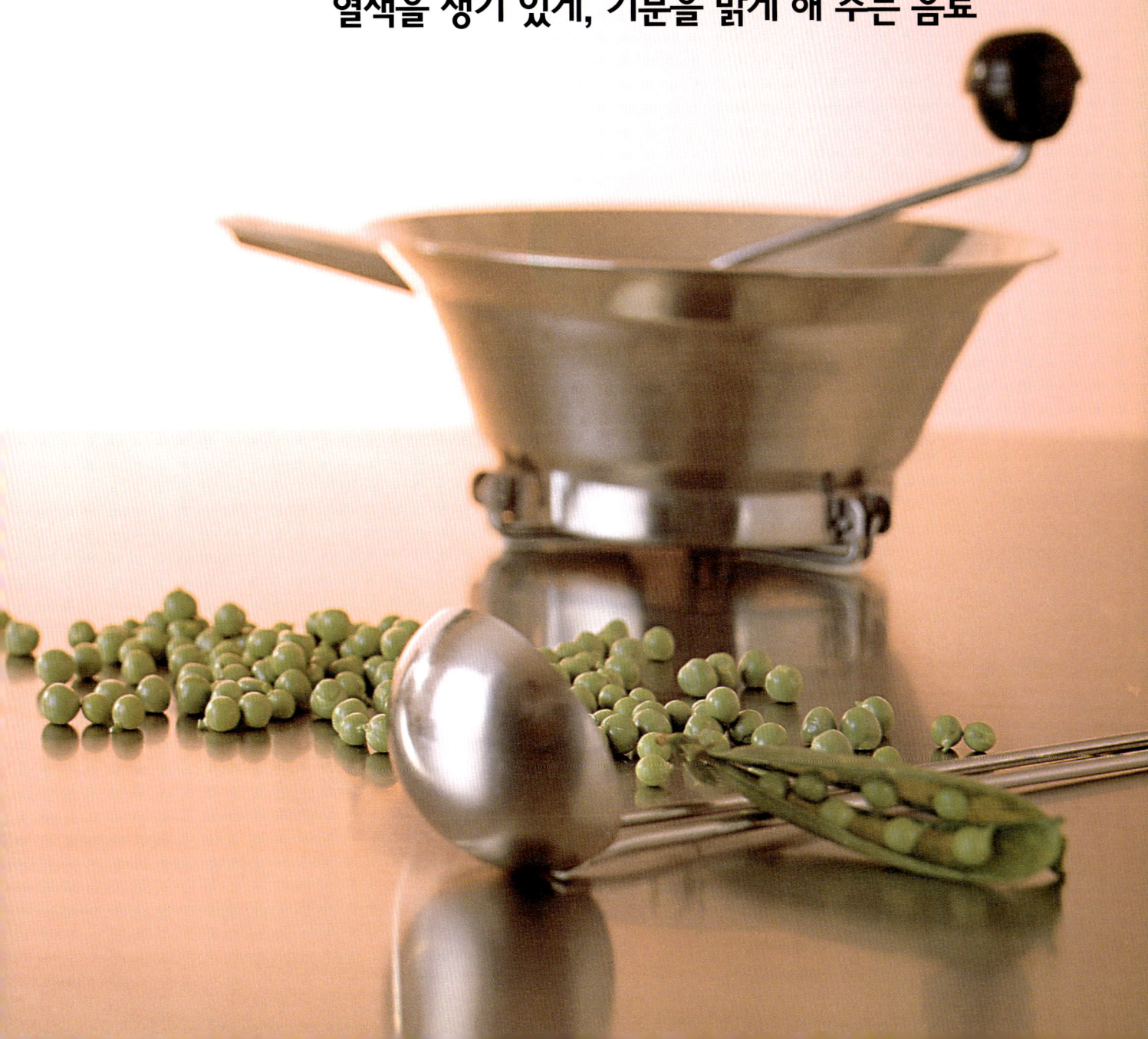

2
혈색을 생기 있게, 기분을 밝게 해 주는 음료

혈색을 생기 있게, 기분을 밝게 해 주는 음료

이 책의 목표는 독자들의 건강을 좋게 하는 것이다. 그것은 단순히 질병에서 벗어나게 하는 것뿐만 아니라 생기가 넘치고 기분 또한 좋게 느끼도록 하는 것이다. 피부에서는 기미와 얼룩이 사라지고 윤기와 광택이 남으로써 몸속의 모든 기능이 정상임이 드러나야 한다. 머릿결은 찰랑거리고 눈은 맑고 반짝이며, 몸에는 에너지가 넘치고 유연해야 한다. 이런 것들은 우리의 내부에서 행복과 생기가 충만할 때에만 밖으로 나타나는 현상이다.

이처럼 균형 잡힌 상태의 건강과 활력을 유지하기 위해서는 많은 노력이 필요하다. 우리가 섭취하는 음식에는 신체를 원기 왕성하게 유지하기 위해 필요한 영양소들이 풍부하게 들어 있어야 한다. 우리 몸의 각 조직은 영양소를 필요로 한다. 예를 들어, 일상생활에서 받는 스트레스에 대처하고 균형감 있는 관점을 유지하기 위해서는 비타민 B와 C, 칼슘, 마그네슘, 필수 지방산을 충분히 섭취해야 한다. 또한 우리의 면역계는 감염의 예방과 회복, 암과 같은 면역계의 문제들을 극복해야 하므로 비타민 A와 B, C, E와 칼슘, 마그네슘, 철, 아연, 셀레늄 같은 영양소를 섭취해야 한다.

한편 소화기계는 이런 영양소들을 잘 분해하여 흡수하고 동화시킬 수 있도록 충분히 튼튼하고 효율적이어야 한다. 또한 소화기계는 대사된 노폐물을 효과적으로 배출할 필요가 있다.

그렇게 함으로써 혈색을 나쁘게 하고 질병을 유발하는 독소들이 과잉 축적되는 것을 막아 신체를 보호할 수 있기 때문이다.

우리는 가능한 한 스트레스 없이 건강하고 행복한 생활을 누리도록 노력해야 한다. 그러기 위해서는 일상생활의 균형을 유지하고 에너지를 충전하기 위해 휴식과 안정을 취하며 숙면을 취하는 동시에 적절한 운동을 규칙적으로 해야 한다. 운동은 체내의 모든 세포와 조직 안팎의 혈액의 흐름을 좋게 한다. 이렇게 하면 모든 세포가 최적으로 기능하기 위해 필요한 산소와 영양소를 공급받을 수 있고, 노폐물과 독소도 제거된다.

신선한 재료로 음료를 만들어 매일 섭취하면 건강에 큰 도움이 된다. 질 좋은 음식들이 식탁에 오르고 있다고 해도 하루 필요량만큼의 영양소를 섭취하기란 쉽지 않다. 이 때문에 피로하고 지쳤다고 느끼는 많은 사람들이 영양보조제를 찾곤 한다.

지금부터 소개하는 음료들은 전체적으로 영양 성분이 풍부하므로 규칙적으로 마시면 곧 혈색이 좋아지고 기분 또한 밝아질 것이다.

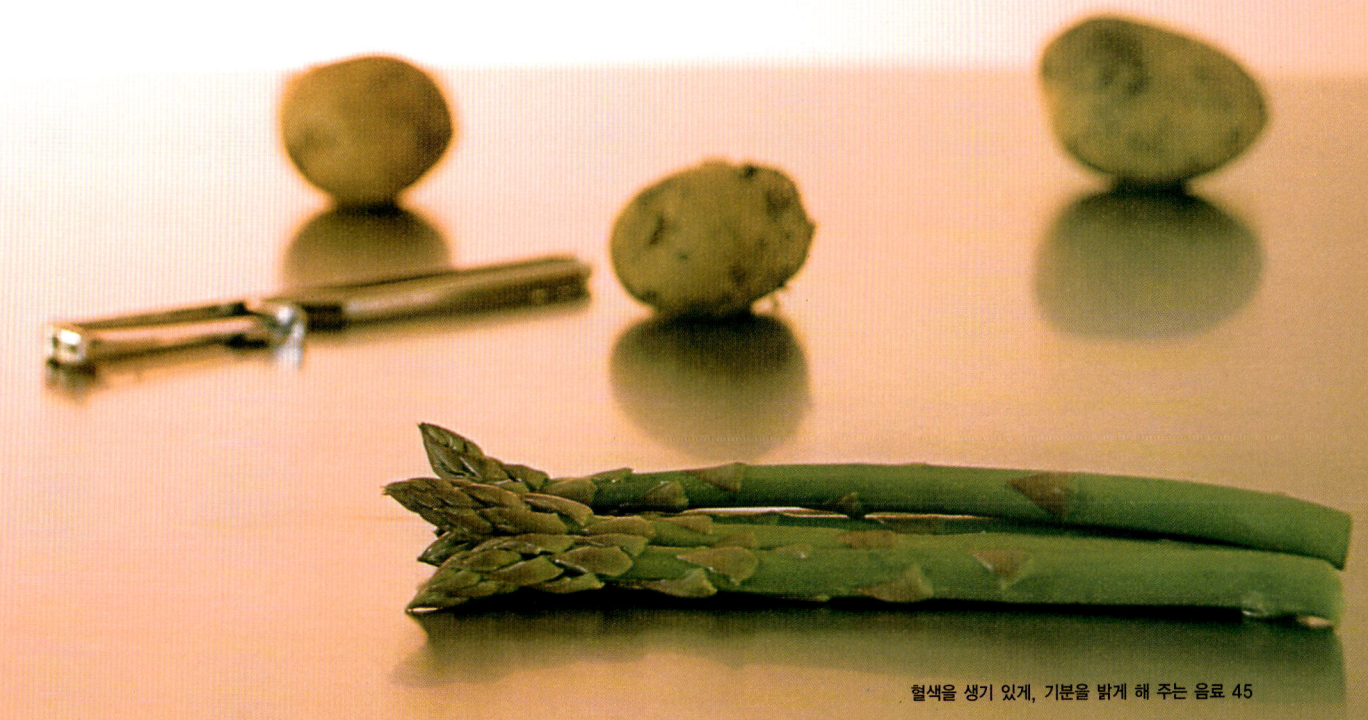

다이어트(체중 감량)

몸무게는 모든 면에서 건강과 밀접한 관련이 있다. 과체중은 자기 자신에 대한 자신감, 긍정적 관점 등을 결여시켜 부정적인 영향을 줄뿐만 아니라 당뇨병, 고혈압, 심장병과 같은 일련의 건강 문제를 유발하기도 한다.

체중을 감량할 때 유의해야 할 점은, 섭취하는 칼로리 양은 줄이되 소모량은 늘리며, 자신의 체중은 먹고 마시는 것에 달려 있다는 사실을 잊지 않는 것이다. 규칙적으로 운동을 하고 건강한 식사를 하면 몸무게를 줄일 수 있을 뿐만 아니라 에너지와 생동감을 얻고 삶의 기쁨을 증가시킬 수 있다. 수영이나 자전거 타기, 걷기, 조깅, 댄싱처럼 연속적인 운동을 하루에 20~30분 정도 규칙적으로 하는 것이 좋다.

가장 좋은 다이어트는 천천히 그리고 자연스럽게 하는 것이다. 일주일에 약 1~1.5kg을 감량하는 것이 가장 이상적이다. 이것은 신선한 과일과 야채, 섬유소와 정제되지 않은 탄수화물을 충분히 섭취하고 음식과 음료에 향료와 허브를 곁들인 충분한 양의 물을 마심으로써 도움을 받을 수 있다. 하루 두 번 스낵을 곁들인 간식과 규칙적인 세 끼의 식사(1회는 주로 단백질로 구성된 식사를 한다)를 지켜야 한다. 단, 자신을 속여 식사를 거르거나 먹지 않고 오랜 시간을 버티려고 하면 오히려 뇌에 스트레스가 전해져 과식을 하게 되고 좋지 않은 음식을 먹게 된다.

그레이프프루트(자몽) 파인애플 주스

맛이 산뜻하고 시원하며 활력을 재충전시켜 주는 이 음료는 뜨겁고 매운 음식과 잘 어울린다. 그레이프프루트와 파인애플 모두 체중 감량에 좋은 식품으로, 배뇨 기관을 청소하고 몸에서 독소를 제거하며 소화 기관이 지방을 분해하는 데 도움을 준다. 또한 장에 쌓인 부패물을 청소하고 변비를 개선한다.

그레이프프루트 주스 500ml
파인애플 주스 250ml
얼음 덩어리
탄산이 든 미네랄 워터 750ml
신선한 파인애플 4조각
신선한 민트 가지 4개

각각의 유리잔에 125ml의 그레이프프루트 주스와 60ml의 파인애플 주스를 붓고 얼음을 넣은 뒤 미네랄 워터를 붓는다. 각각의 잔에 파인애플 조각과 민트 가지를 한 개씩 얹어 장식한다. (4회분)

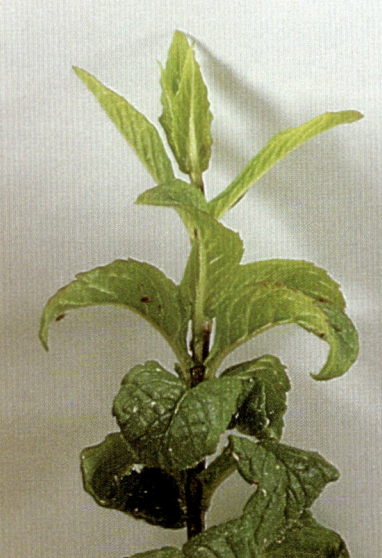

아스파라거스 수프

아스파라거스는 신체 곳곳을 깨끗이 하고 신장을 자극하여 독소와 체액 정체를 해소한다. 특히 간과 소장에서 그 효과가 더 증대되어 소화를 촉진하고 변비를 예방한다. 즙이 많은 아스파라거스의 온화한 맛에 소화 효과가 뛰어난 딜 잎을 첨가하면 그 생명력이 더욱 강화된다.

올리브 오일 2테이블스푼
양파 1개(껍질을 벗기고 얇게 썬 것)
중간 크기 감자 2개(껍질을 벗기고 깍뚝썰기한 것)
아스파라거스 450g(씻어서 잘게 썬 것)
물 1리터
소금, 후춧가루(직접 갈아서 쓰면 더 좋다)
자연산 요구르트 2테이블스푼(선택 사항)
잘게 썬 신선한 딜 2테이블스푼(장식용)

소스 냄비에 오일을 가열하여 양파와 감자, 아스파라거스를 넣는다. 뚜껑을 덮고 가끔씩 저으면서 10분간 약한 불에서 조리한다. 물을 넣고 끓을 때까지 가열한 후 야채가 부드러워질 때까지 20분 정도 더 끓인다. 잘 섞은 뒤 체에 걸러 섬유 조각들을 제거한다. 소금과 후추로 양념한 다음 다시 가열한다. 수프에 요구르트를 풀고 신선한 딜을 충분히 뿌려 장식한다. (4회분)

딜(dill) : 당근과에 속하는 식물로, 잎과 씨는 수프, 카레, 소스의 향신료로 쓰이며 특히 오이 피클의 향신료로 쓰인다.

열대 과일 모듬 주스

한 끼 식사가 될 만큼 이 열대 과일들의 이국적인 조합은 여름날을 시작하는 훌륭한 방법이다. 이 주스는 몸을 영양적으로 우수하면서도 다이어트에 좋다. 달콤하고 즙이 많은 파파야는 비타민 C와 베타 카로틴이 풍부하며 섬유소 또한 많이 들어 있어, 장이 정상적으로 작용할 수 있게 한다. 파파야에는 또한 소화에 큰 도움이 되는 효소들이 들어 있다. 강한 맛이 나는 라임 한 조각을 더하면 소화를 돕고 체액 정체증을 치료한다.

신선한 파파야 100g(얇게 썬 것)
라임 주스
중간 크기 배 2개(껍질을 벗겨서 얇게 썬 것)
쌀 우유(쌀을 익혀서 약간의 물과 꿀을 넣어 믹서기로 갈아 만든 것) 200ml
생강 간 것 한 줌
얼음 덩어리(선택 사항)

재료를 모두 믹서기에 넣고 섞는다. 신선함이 오랫동안 유지되기를 원한다면 얼음 위에 붓는다. (1회분)

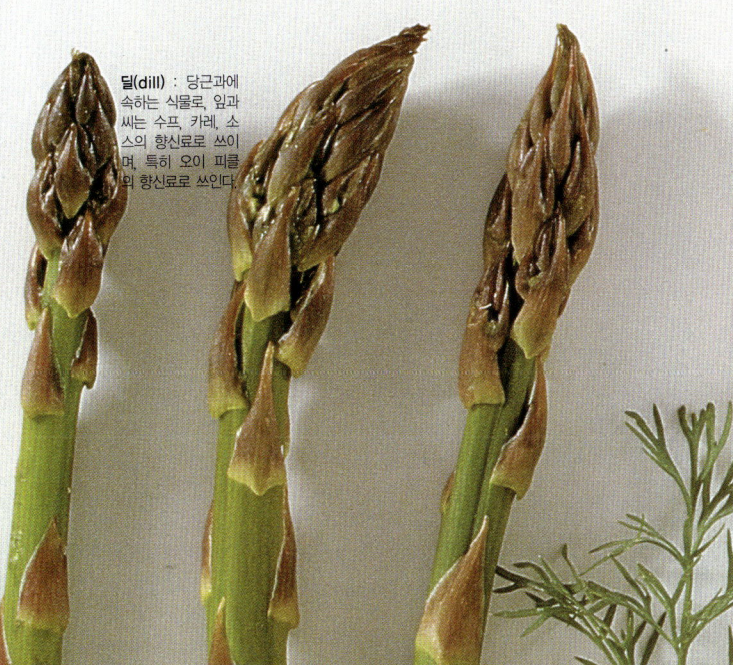

펜넬(회향풀) 아티초크 수프

식욕을 돋구는 이 이탈리아 수프는 아티초크의 섬세한 향미와 펜넬의 독특한 맛이 결합되어 있다. 아티초크 물은 간을 자극하여 지방의 소화를 돕고 이뇨 작용이 있어 체내의 독소와 액체를 제거한다. 펜넬은 변통 작용과 이뇨 작용이 있어서 다이어트를 원하는 사람들에게 효과적이다.

아티초크 2송이
물 1.2리터
올리브 오일 1테이블스푼
큰 양파 1개(껍질을 벗기고 얇게 썬 것)
마늘 2쪽(껍질을 벗기고 잘게 썬 것)
중간 크기 감자 2개(껍질을 벗기고 깍뚝썰기한 것)
펜넬 2뿌리(잘게 썬 것)
펜넬 씨앗 1티스푼
소금, 후춧가루
신선한 파슬리(장식용)

팬에 아티초크와 물을 넣고 끓을 때까지 가열한 후 20분간 더 끓인다. 팬에 오일을 가열하여 양파와 마늘, 감자를 넣고 부드러워질 때까지 약 10분간 조리한다. 여기에 펜넬, 펜넬 씨앗, 아티초크 물을 넣고 끓을 때까지 가열한다. 뚜껑을 덮고 야채가 조리될 때까지 약 20분간 저온에서 끓인다. 양념을 넣어 섞고 신선한 파슬리를 얹어 장식한다. (4회분)

펜넬(fennel) : 유럽산 다년생 허브로 회향풀이라 불린다. 잎과 씨앗을 향료와 약재로 쓴다.
아티초크(artichoke) : 국화과 다년생식물. 지중해 연안 원산지로 바닷가에서 주로 자란다. 한국의 남해안이나 제주도에서 재배가 가능하다. 잎이 피기 전에 총포 밑부분을 잘라 채소로 먹거나 통조림을 만든다.

사과 살구 다이어트 스무디

몸무게를 걱정하는 사람들을 위한 맛있는 스무디인 이 음료는 달콤한 과일과 요구르트를 섞어 만들며, 그 자체로도 한 끼의 식사가 된다. 살구는 섬유소가 많고 칼로리는 적으며 달콤한 것을 원하는 욕구를 충족시킨다. 사과는 소화와 흡수를 돕고 식욕을 돋구어 주기 때문에 몸무게에 신경 쓰는 사람들에게 좋다.

사과 주스 125ml
말린 살구 6개
자연 생 요구르트(저지방) 100g
갈아 만든 신선한 육두구 약간

약간의 물에 살구를 넣고 부드러워질 때까지 익힌 뒤에 물을 버린다. 사과 주스와 요구르트를 섞고 위에 육두구를 뿌린다. (1회분)

육두구 : 서인도제도와 남미에서 재배되는 관목으로, 씨앗 배유를 향미료와 약재로 사용한다.

민들레 꽃박하 차

민들레 잎에서 추출한 물은 건강에 매우 좋고 이뇨 효과 또한 강력하다. 약간 쓴맛이 나긴 하지만 꽃박하의 진한 향미와 섞이면 기분을 가볍게 전환할 수 있는 차가 되고, 식사 후에 마시면 소화제 역할을 한다. 이 역동적인 2가지 허브는 몸속에 지나치게 축적된 액체를 배출하고 소화를 촉진하기 때문에 몸무게를 걱정하는 사람들에게 매우 좋다.

어린 민들레 잎 2테이블스푼(씻어서 잘게 썬 것)
말린 꽃박하 2티스푼(또는 신선한 것 4티스푼)
끓는 물 600ml

차 냄비에 허브들을 넣고 끓는 물을 붓는다. 뚜껑을 덮고 10분간 우러나도록 둔다. 식사 후에 하루 3회씩 찻잔 가득히 따라 마신다. (2~3회분)

꽃박하 : 오레가노(oregano). 꿀풀과 식물로 유럽 지중해 지역이 원산지이다. 박하향이 나며항산화, 항균 효과가 뛰어나 약재로 쓰인다.

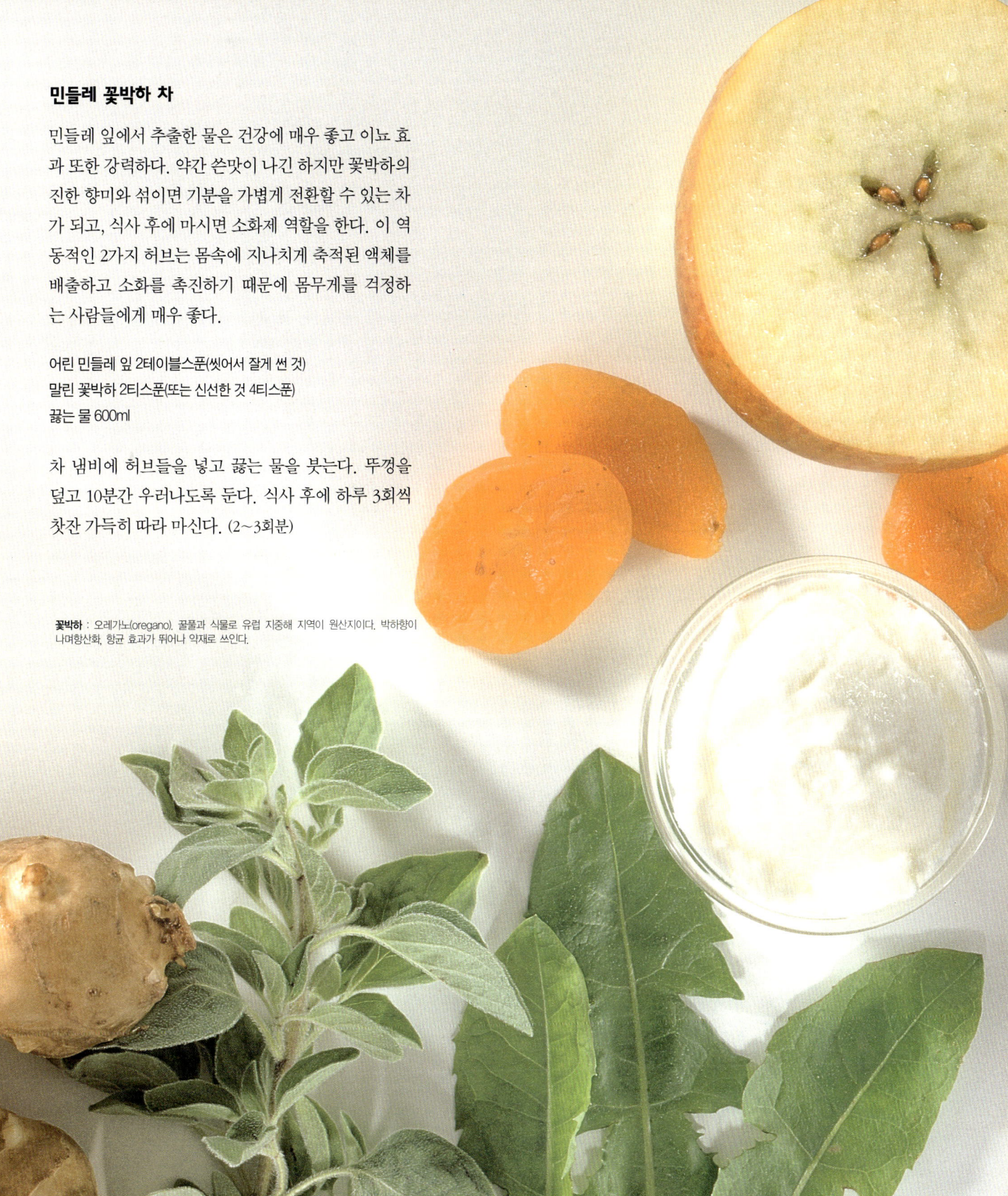

맑고 깨끗한 눈

눈을 통해 우리는 그 사람에 대한 많은 것을 알 수 있다. 그 사람이 행복한지 행복하지 않은지, 잠을 잘 잤는지 못 잤는지, 건강한지 쇠약한지 등등. 눈의 상태는 종합적인 건강 상태와 생활 방식과 밀접한 연관을 맺고 있으므로 눈의 건강을 유지하는 일은 매우 중요하다. 안구 건조증 및 염증, 눈꺼풀이 부풀어오르는 증상, 눈꺼풀 염증, 백내장 같은 질환들을 예방하는 데 도움이 되는 음식을 섭취함으로써 눈을 보호해야 한다.

민간요법으로 전해오던 당근의 효과는 과학적으로 충분히 입증되었다. 당근에 들어 있는 베타 카로틴은 체내에서 눈 조직을 건강하게 하고 시력을 좋게 하는 필수 영양소인 비타민 A로 전환된다. 비타민 A의 결핍으로 발생하는 야맹증은 하루에 약 3개의 당근을 먹으면 간단히 치료된다. 베타 카로틴은 비타민 C와 E, 엽산과 셀레늄과 같은 항산화 물질로, 활성 산소의 폐해에서 우리 몸을 보호해 줌으로써 눈의 건강을 유지한다. 베타 카로틴은 당근뿐만 아니라 살구나 망고, 후추, 호박, 시금치와 물냉이 같은 녹색 잎을 가진 야채와 노랗고 오렌지색을 띠는 과일에도 들어 있다.

아보카도와 호두는 비타민 E를 보충해 주며, 지방이 많은 생선, 아마인, 달맞이꽃 등은 오메가-3 필수 지방산을 제공한다. 이 2가지 영양소는 눈 건강에 매우 중요한 성분으로, 결핍되면 안구 충혈이나 이물감, 안구 건조증 등을 유발할 수 있다. 비타민 C가 풍부한 오렌지나 레몬, 블랙베리, 블랙커런트 등은 백내장 발병 가능성을 낮춰 준다. 녹차, 양파, 적포도주(레드 와인)에 들어 있는 퀘세틴(quercetin) 성분과 비타민 B_2가 들어 있는 효모 추출물, 견과류, 씨앗류, 통밀 역시 백내장 발병 위험을 줄여 준다.

블루베리, 크랜베리, 감귤류, 녹색 잎 야채, 고추 등에는 눈의 혈액 순환을 좋게 하고 모세 혈관을 강화하는 비타민 C와 플라보노이드가 풍부하다. 이 성분들은 노화로 인한 시력 저하를 늦추고 면역계를 강화하여 다래끼와 결막염 같은 안 질환을 일으키는 감염을 억제한다.

당근 사과 주스

당근과 사과는 맛이 달콤하여 맛있는 음료를 만들 수 있다. 당근 사과 주스는 베타 카로틴과 비타민 C가 매우 풍부하여, 소화를 돕고 장의 기능을 정상적으로 유지해 눈을 맑고 건강하게 해 주는 중요한 시스템에서 독소를 제거한다. 이 주스에 고수를 첨가하면 당근과 사과의 면역 강화 작용에 쿨링 효과가 더해짐으로써 결막염과 다래끼 등의 안 질환을 일으킬 수 있는 알레르기와 감염, 염증 등을 예방할 수 있다.

당근 주스 100ml
사과 주스 100ml
신선한 고수 잎(장식용)

당근과 사과 주스를 섞은 뒤 고수 잎을 띄운다. (1회분)

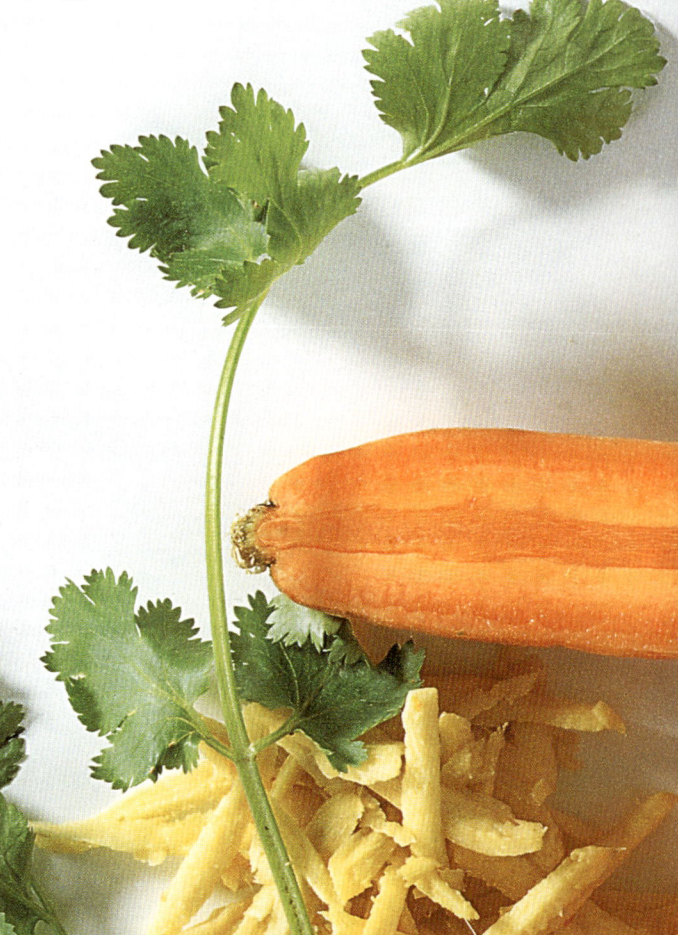

물냉이 시금치 수프

항산화 비타민과 미네랄, 미량 원소들이 들어 있는 이 짙은 녹색 수프는 눈 건강에 필수적인 영양을 공급한다. 이뇨와 변통 작용을 하는 물냉이와 시금치의 세정 효과는 감정을 온화하게 할뿐만 아니라 혈색을 생기 있게 한다. 물냉이와 시금치는 눈의 염증과 감염을 일으키는 건조함, 열, 충혈 등을 제거해 주는 쿨링 및 보습 효과가 있다.

올리브 오일 1테이블스푼
중간 크기 양파 2개(껍질을 벗기고 얇게 썬 것)
중간 크기 감자 3개(껍질을 벗기고 깍둑썰기한 것)
물냉이 1다발(씻어서 잘게 썬 것)
시금치 225g(씻은 것)
물 1.5리터 또는 육수(야채나 닭고기 삶은 물)
소금, 후춧가루
신선한 파슬리 또는 고수 2테이블스푼(또는 신선한 백리향 1테이블스푼)
자연 생 요구르트 125ml(장식용, 선택 사항)

큰 팬에 기름을 가열하여 양파와 감자를 넣고 5분간 볶는다. 물냉이와 시금치를 넣고 5분간 더 가열한 뒤에 육수를 붓고 천천히 감자가 익을 때까지 끓인다. 불을 끄고 양념을 넣고 잘 섞은 뒤에 신선한 허브와 요구르트를 둘러 장식한다. (6회분)

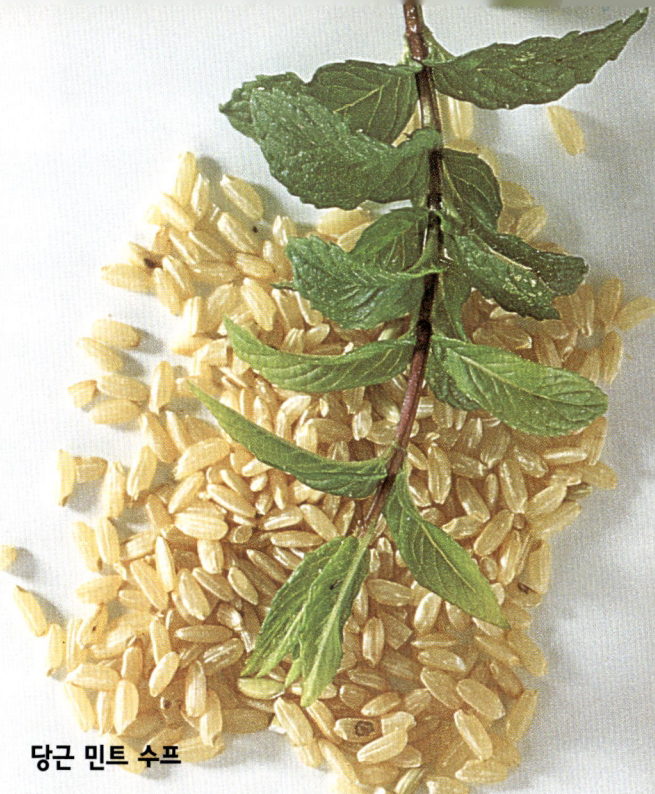

당근 민트 수프

달콤한 맛이 나는 어린 당근과 신선한 민트의 절묘한 결합은 미각을 즐겁게 해 줄 뿐만 아니라 어둠 속에서도 사물을 완벽하게 볼 수 있게 한다. 당근과 민트에는 베타 카로틴과 비타민 C가 풍부하다. 그리고 워밍 작용이 있는 향료들은 눈의 혈액 순환을 더욱 좋게 하고 더 반짝거리게 한다.

올리브 오일 2테이블스푼
중간 크기 양파 1개(껍질을 벗기고 얇게 썬 것)
곱게 썬 신선한 생강 1테이블스푼
카레 가루 1티스푼
쌀 50g
당근 1kg(씻어서 얇게 썬 것)
육수(야채 또는 닭고기 삶은 물) 1리터
소금, 신선한 후추 간 것
잘게 썬 신선한 민트 잎 2테이블스푼(장식용)

팬에 기름을 가열하여 양파와 생강을 넣고 양파가 부드러워질 때까지 몇 분간 조리한다. 카레 가루와 쌀을 넣고 1분간 가열하면서 잘 섞는다. 당근과 육수를 넣고 쌀과 당근이 부드러워질 때까지 약 20분간 더 끓인다. 민트를 뿌려서 장식한다. (6회분)

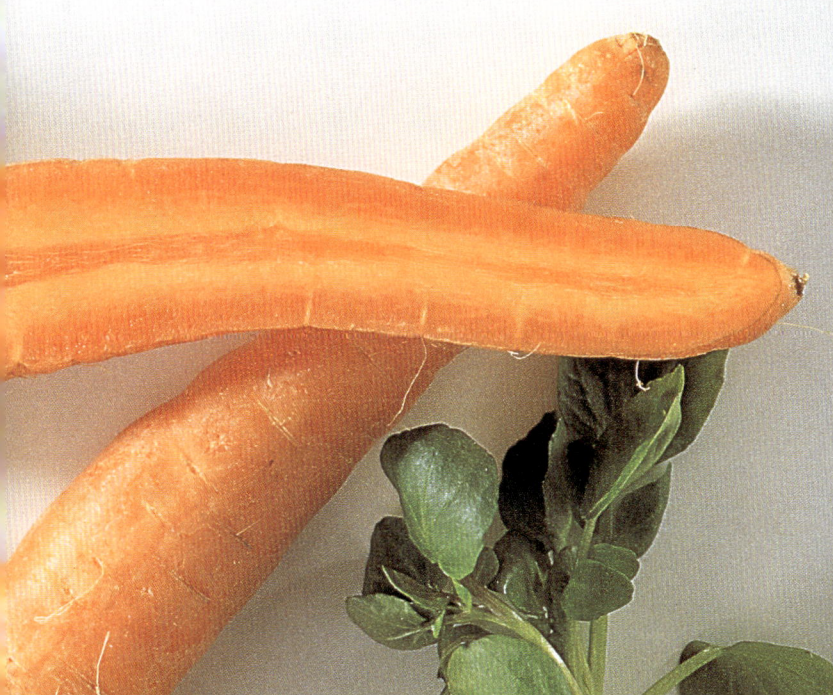

혈색을 생기 있게, 기분을 밝게 해 주는 음료 51

건강한 피부

기미와 주근깨, 피부 질환의 원인이 되는 독소를 없애야 얼굴색이 건강해진다. 중국인들은 안색을 좋게 하는 효능이 뛰어난 감미로운 과일인 체리로 간단하면서도 달콤한 차를 만들어 마신다. 칼슘과 마그네슘, 칼륨, 철, 비타민 A와 C가 풍부한 체리는 피부와 신경에 영양을 공급하고 노화를 방지한다. 또한 간, 신장, 장 기능을 도와 독소를 없앤다.

비타민 C는 주름살을 방지하는 콜라겐과 엘라스틴을 만드는 데 기여한다. 비타민 A는 피부를 부드럽고 건강하게 할 뿐만 아니라 기미, 주근깨를 없애고 빠른 치유를 돕는다. 비타민 B는 신경과 피부 기능에 균형을 바로잡고 스트레스에 대한 저항력을 길러 준다.

체리 레몬 차

체리꽃은 젊음과 다산, 여성의 아름다움을 상징한다. 체리에 비타민 C가 풍부한 레몬 주스를 첨가하면 체리의 세정 효과와 맛이 더욱 좋아진다.

무설탕 체리 농축액 1테이블스푼
꿀 1티스푼
신선한 레몬 즙 2티스푼
끓는 물 300ml

체리 농축액, 꿀, 레몬 주스를 용기에 넣고 끓는 물을 부어 저은 뒤에 5분간 우러나도록 둔다. 뜨거울 때 마신다.

부추 완두콩 수프

미세한 녹색을 띤 이 짙은 크림성의 수프를 차갑게 해서 먹으면 어떤 여름 식사에도 잘 어울리는 우아한 맛을 느낄 수 있다. 물론 겨울철에는 뜨겁게 먹어도 좋다. 부추와 완두콩의 영양성분은 몸에서 독소를 제거하는 작용을 도와 피부를 깨끗하게 유지하고 영양을 공급한다.

올리브 오일 1테이블스푼
중간 크기 부추 400g(씻어서 얇게 썬 것)
중간 크기 감자 2개(껍질을 벗기고 깍둑썰기한 것)
완두콩 100g
민트 가지 1개
육수(닭고기 또는 야채 삶은 물) 600ml
소금, 후춧가루
크림 또는 자연 생 요구르트 150ml

소스 냄비에 기름을 가열하여 부추와 감자를 넣고 5~10분간 볶는다. 완두콩, 민트, 육수, 양념을 넣고 끓인다. 뚜껑을 덮고 15~20분간 저온에서 더 끓인다. 충분히 식힌 뒤에 크림이나 요구르트를 넣어서 먹는다. (4회분)

귀리 자두 죽

이 짙은 귀리 음료는 신경계에 강장 효과를 주는 맛있는 음료로서 긴장을 풀어 주고 자신감을 북돋운다. 또한 피부를 젊고 건강하게 유지하는 데 효과적이다. 귀리의 섬유소는 장을 통한 노폐물 배출을 촉진하고, 자두는 변통 작용을 한다. 결과적으로 영양이 풍부하고 세정 효과가 뛰어난 이 음료는 피부를 맑고 깨끗하게 한다. 사과 주스는 간과 장 기능을 촉진하고 이뇨 작용을 통해 몸의 독소를 배출한다.

말린 자두 100g
물 900ml
귀리 50g(롤 형태로 된 것)
꿀 2테이블스푼
무설탕 사과 주스 450ml

물에 자두와 귀리를 넣고 부드러워질 때까지 뚜껑을 덮고 30분간 끓인다. 자두의 씨를 빼고 다시 끓을 때까지 저어 준다. 걸쭉해질 때까지 약 5분간 계속 젓는다. 꿀과 사과 주스를 넣고 섞어서 따뜻하게 데워 먹는다. (4회분)

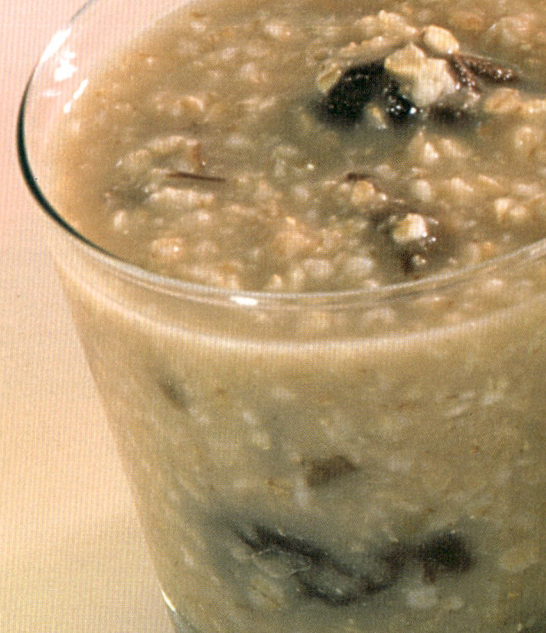

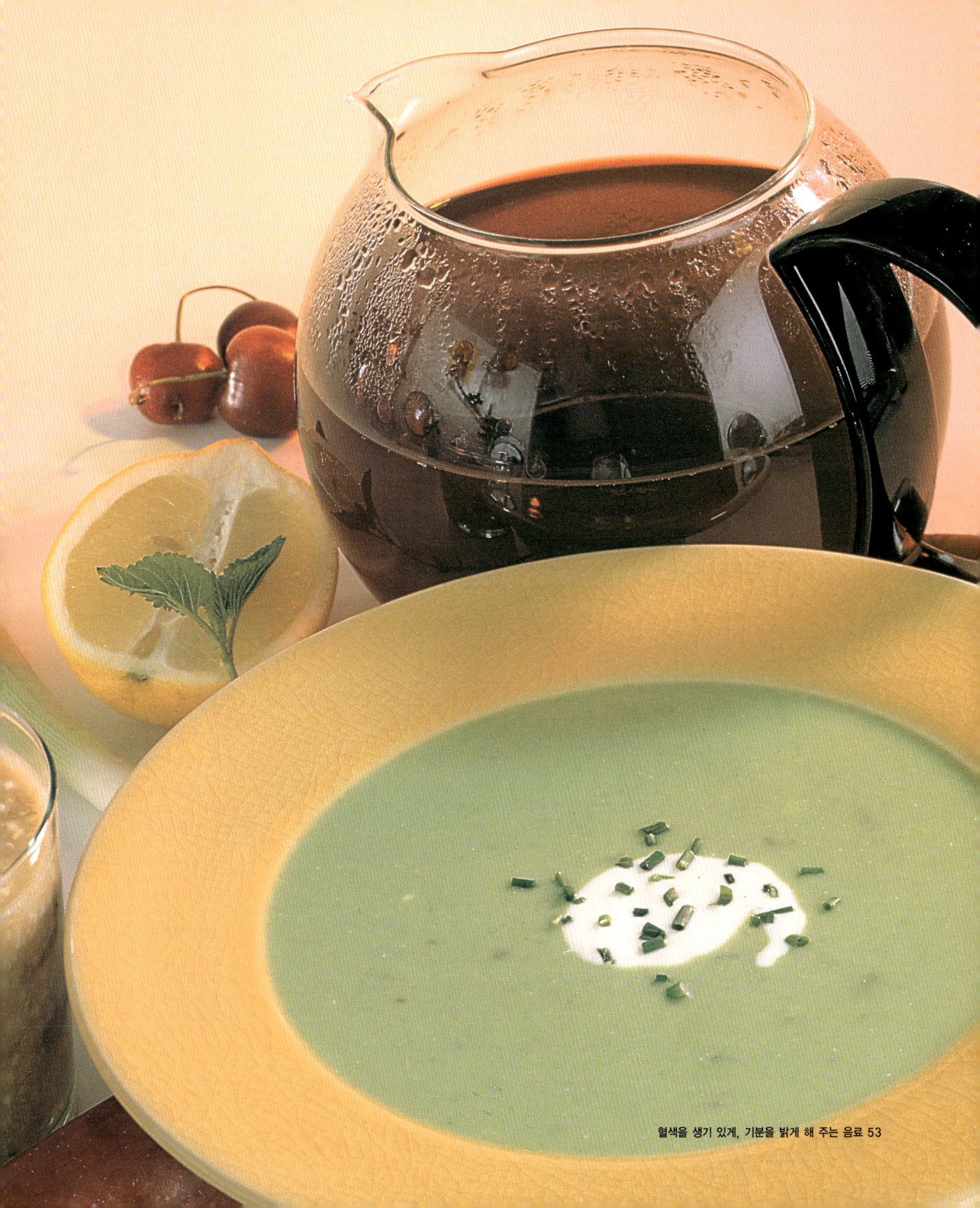

에너지 보강

아무리 건강과 행복한 감정을 유지하는 데 필수적인 요인이라고 해도 좋은 에너지를 공급받기란 쉽지 않다. 신선한 공기를 충분히 마시면서 하루에 1회씩 30분 정도 힘차게 걸으면 혈액 순환을 촉진하여 스트레스를 해소하고 편안한 잠을 잘 수 있다.

곡류와 야채, 과일은 신체 성장에 도움을 주고, 스트레스에 대한 저항력을 기르며 에너지 공급에 필요한 성분들을 제공한다. 파슬리, 고수, 백리향 같은 소화에 좋은 허브와 양념이 들어감으로써 소화 기능이 한결 좋아진다.

생강, 정향, 계피, 소두구처럼 몸을 따뜻하게 하며 맛이 좋은 워밍 향료들은 에너지와 활력을 준다. 또 혈액 순환을 촉진하여 몸의 모든 주요 기능을 강화하고, 피로함과 무기력감을 해소한다. 겨울철에 잘 발생하는 우울증을 방지하기 위해서 생강이나 계피를 먹는다.

귀리와 보리처럼 몸을 지탱해 주는 식품은 영양이 매우 풍부하고 소화 또한 쉽다. 또한 수프나 죽으로 만들어 먹으면 스트레스와 피로를 덜 수 있다. 특히 귀리는 쉴 새 없이 바쁜 정신을 안정시킨다. (134쪽 참고)

소두구 커피

이것은 에너지가 당장 필요할 때 원기를 주는 맛있는 커피다. 소두구는 에너지를 제공할뿐만 아니라 카페인의 피해에서 몸을 보호하므로 커피를 즐겨 마시는 사람들에겐 매우 훌륭한 선택이 될 것이다. 생강은 활력을 더한다.

소두구 꼬투리 4조각
곱게 간 커피 4티스푼
설탕 2티스푼
물 600ml
생강 간 것 1티스푼(장식용)

물에 소두구와 커피, 설탕을 넣고 끓인다. 불을 줄인 다음 20분간 더 끓인다. 작은 커피잔에 생강을 뿌려 제공한다. (4회분)

소두구(cardamon) : 열대아시아에서 자라는 생강과 식물. 열매를 약용, 향신료 등으로 사용한다.

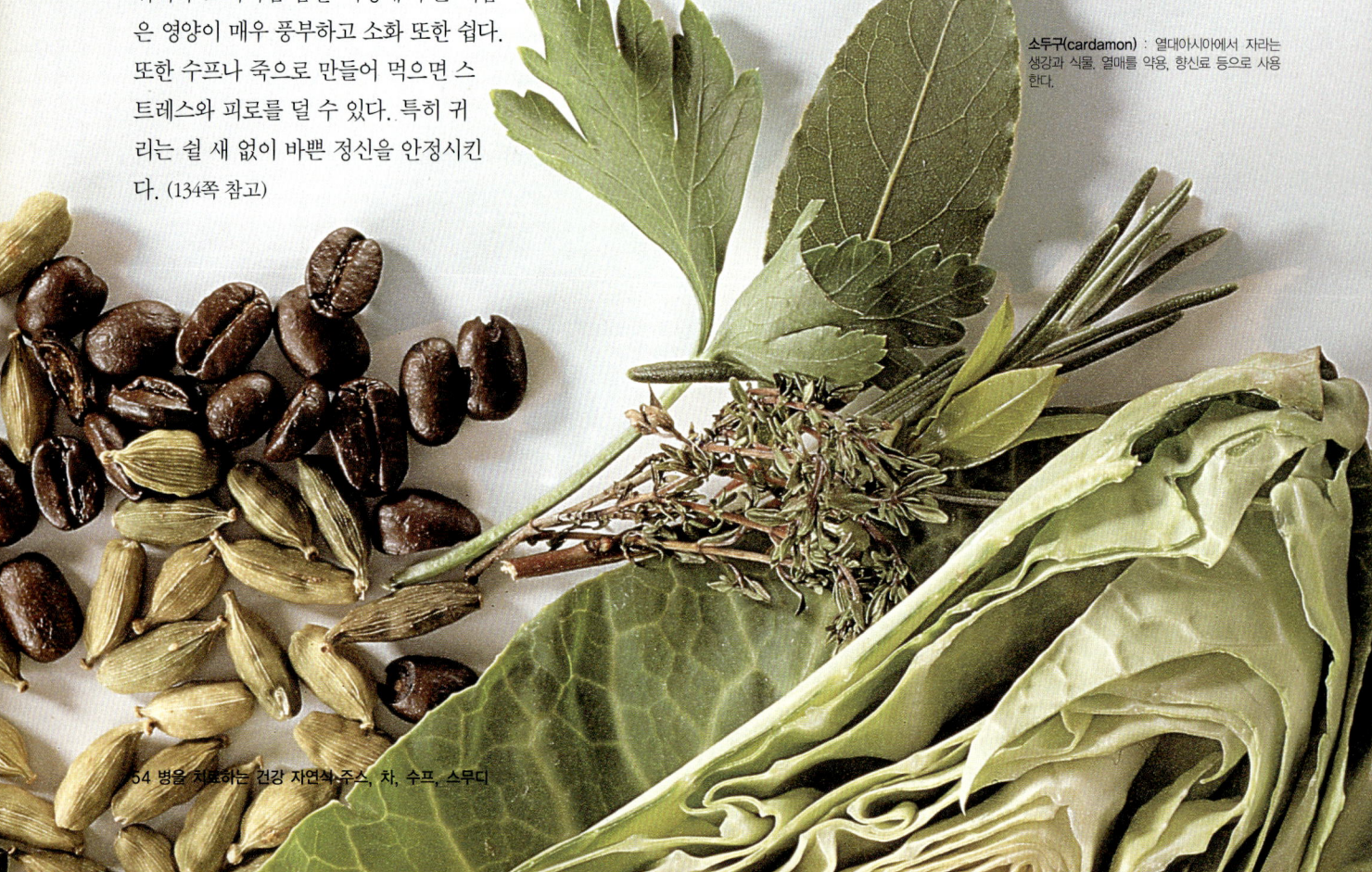

에너지 수프

에너지 소모량이 많은 사람들은 오래전부터 에너지를 높이고 힘을 유지하기 위해 보리를 먹었다. 달콤한 맛을 내며 당분과 녹말 성분이 들어 있는 파스닙(방풍나물)은 매우 좋은 에너지원이다. 영양이 풍부한 감자를 넣으면 무기력감을 느끼는 추운 겨울날에 좋은 수프가 된다. 쉽게 소화되는 회복제이기 때문에 노인들과 병후 회복기에 있는 사람들에게 좋다. 섬유소가 많으므로 다이어트를 하는 사람들에게도 유익하다.

올리브 오일 1테이블스푼
중간 크기 양파 1개(껍질을 벗기고 얇게 썬 것)
육수(야채 또는 닭고기 삶은 물) 1.5리터
도정한(또는 도정하지 않은) 보리 50g
소금, 후춧가루
허브 1다발(파슬리, 백리향이 함께 묶인 것)
파스닙 225g(썰어 놓은 것)
감자 225g(껍질을 벗기고 잘게 썬 것)
작은 양배추 속잎(찢어 놓은 것)
잘게 썬 파슬리 또는 고수 잎(장식용)

큰 소스 냄비에 오일을 가열하여 5분간 양파를 볶는다. 육수, 보리, 양념, 허브 다발 등을 넣고 끓인 다음 불을 줄여 45분간 더 끓인다. 썰어 놓은 파스닙과 감자를 넣고 부드러워질 때까지 약 30분간 불을 약간 세게 하여 조리한다. 완성되기 10분 전에 냄비에 양배추를 넣는다. 허브 다발을 꺼내고 신선한 파슬리나 고수로 장식하여 제공한다. (6회분)

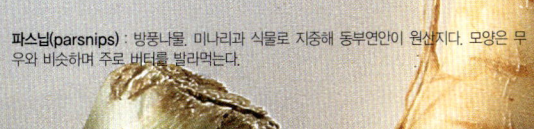

파스닙(parsnips) : 방풍나물. 미나리과 식물로 지중해 동부연안이 원산지다. 모양은 무와 비슷하며 주로 버터를 발라먹는다.

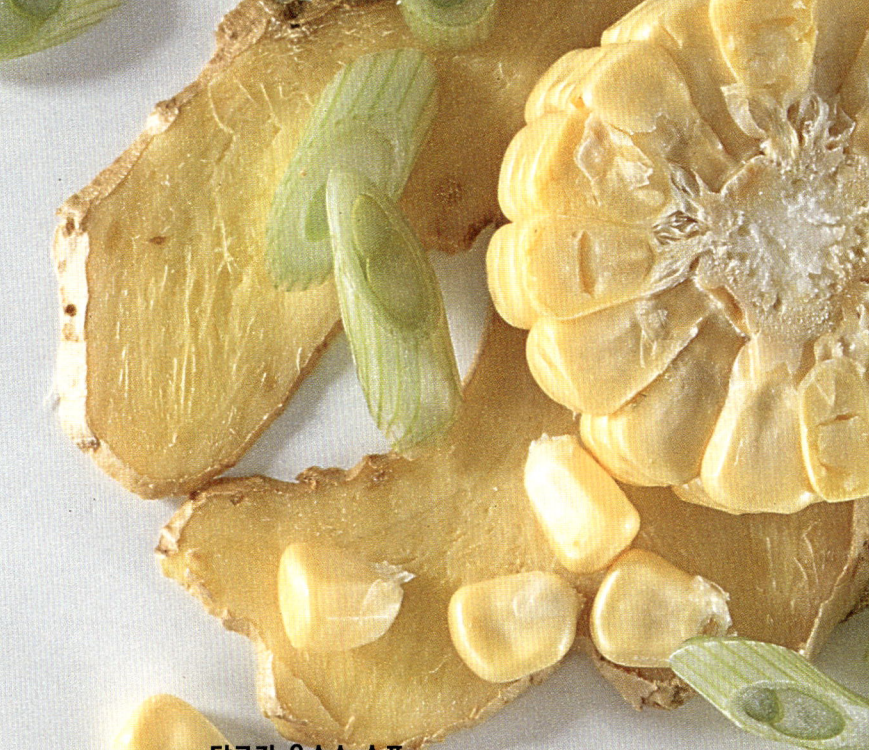

닭고기 옥수수 수프

전통적으로 에너지를 높여 주는 음식들은 대체로 맛이 좋고 영양이 풍부한데, 이 수프 역시 에너지를 높여 주는 재료들로 이루어져 있다. 생강과 양파는 혈액순환을 촉진하고 닭고기는 힘과 원기를 증가시킨다. 옥수수는 전신에 에너지를 주는 강장 식품이다.

육수(닭고기 삶은 물) 1.5리터
신선한 또는 통조림 옥수수 330g
신선한 생강 2.5cm(간 것)
닭고기 300g(익혀서 찢어 놓은 것)
파 6~8개(곱게 썬 것)
참기름 1/2티스푼
소금, 후춧가루
잘게 썬 신선한 고수(장식용)

중간 크기의 소스 냄비에 육수를 넣고 가열하여 옥수수, 생강, 닭고기를 넣는다. 끓을 때까지 가열한 다음 불을 줄여서 5분간 더 끓인다. 파와 참기름을 넣고 양념을 하여 맛을 낸다. 몇 분 더 조리한 다음 고수로 장식하여 제공한다. (6회분)

살구 생강 주스

언뜻 보기에 생강과 살구의 조화가 어색하게 느껴질 수도 있지만 막상 시도해 보면 결코 후회하지 않을 것이다. 이 주스는 맛이 감미로울 뿐만 아니라 에너지와 원기를 보강한다. 생강의 자극적인 맛과 워밍 효과는 몸에 열을 내어 소화를 돕고 혈액 순환을 자극한다. 그리고 살구는 쉽게 소화되는 영양소와 자연 당분이 풍부한 영양 성분을 제공한다.

말린 살구 225g
생강 간 것 1티스푼
계피 간 것 1/2티스푼
육두구 간 것 1/2티스푼
올스파이스 1/2티스푼
정향 4개
생강 물(생강과 물을 부피 1대 2의 비율로 끓여 걸러 낸 것) 600ml
레몬 주스 1/2티스푼

충분히 잠길 정도의 물에 양념과 살구를 넣고 부드러워질 때까지 천천히 끓이면서 잘 섞는다. 생강 물을 넣고 다시 끓인 뒤에 레몬 주스를 첨가하여 맛을 내서 제공한다. (4회분)

올스파이스(allspice) : 서인도제도산 피멘토(pimento) 나무의 열매로, 모든 향료를 섞은 것 같은 맛을 낸다고 하여 이름 붙여졌다. 향미료로 쓰인다.

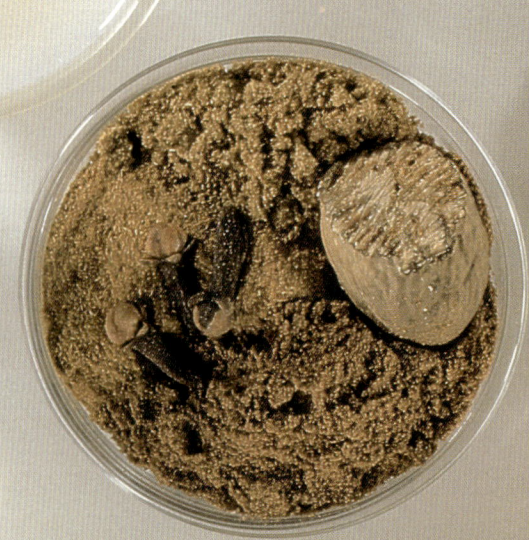

토마토 백리향 수프

이 수프는 생기가 넘칠 뿐만 아니라 맛도 좋다. 영양이 풍부한 토마토는 엽산과 철분, 항산화 비타민 A, C, E 등이 풍부하다. 이 성분들은 에너지와 원기를 북돋우는 동시에 인체에 축적되어 있는 독을 해독한다. 양파와 마늘은 혈액 순환을 자극하고 원기를 보강하는데, 여기에 백리향을 더하면 놀라운 활력을 주는 완벽한 수프가 된다.

올리브 오일 1테이블스푼
양파 1개(중간 크기, 껍질을 벗기고 얇게 썬 것)
마늘 2쪽(껍질을 벗기고 잘게 썬 것)
잘 익은 토마토 675g(껍질을 벗기고 잘게 썬 것)
물 300ml
토마토 퓌레 1테이블스푼
잘게 썬 신선한 백리향 1~2티스푼(또는 말린 것 1테이블스푼)
흑설탕 1티스푼(선택 사항)
소금, 신선한 후추(간 것)
자연 생 요구르트(장식용)
신선한 백리향(장식용)

큰 팬에 올리브 오일를 가열하여 양파와 마늘을 넣고 약한 불에서 5분간 익힌 뒤 나머지 재료들을 넣고 끓을 때까지 가열한다. 끓어 오르면 뚜껑을 덮고 불을 약하게 하여 20분간 더 끓인다. 불을 끄고 미세한 체에 걸러 내어 다시 팬에 부어 가열한다. 필요하면 양념을 더하고 요구르트와 백리향으로 장식한다. 뜨겁게 먹어도 되고 차갑게 먹어도 맛이 좋다. (4회분)

정향(clove) : 열대성 나무인 정향나무의 말린 꽃봉오리. 향미료, 향유, 약재로 사용된다.

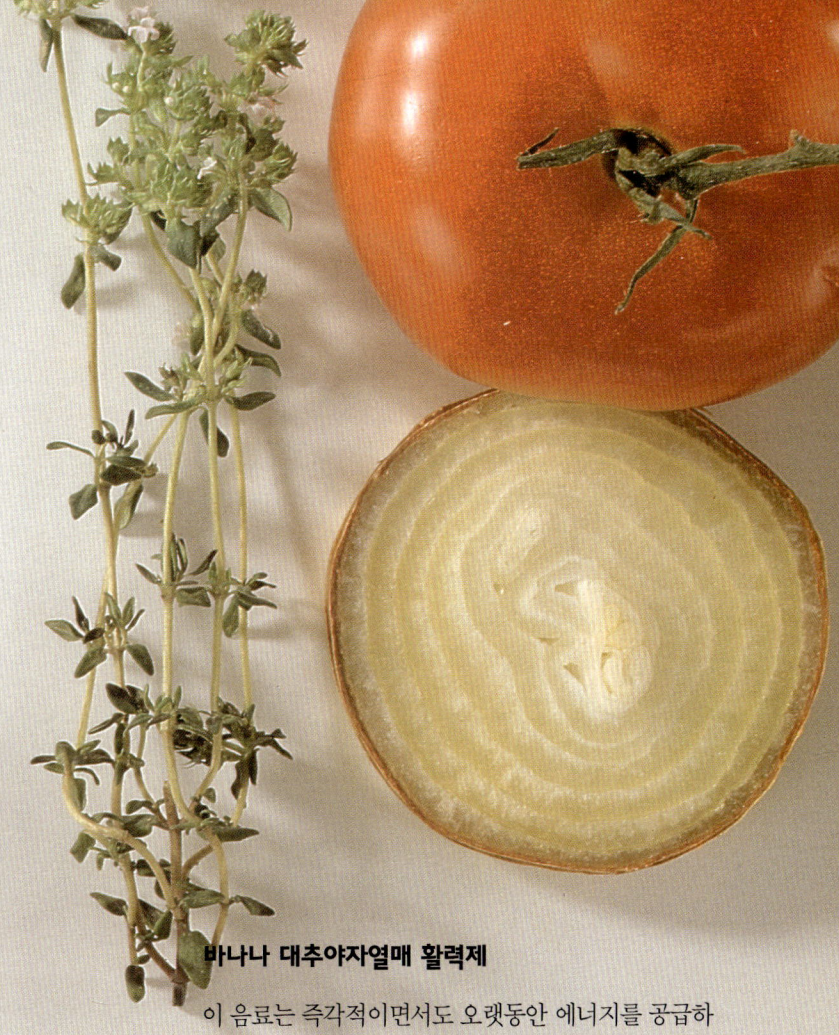

바나나 대추야자열매 활력제

이 음료는 즉각적이면서도 오랫동안 에너지를 공급하는, 농도가 짙고 부드러우면서 맛있는 음료다. 바나나와 대추야자열매는 자연 당분 함량이 매우 높아서 에너지를 많이 소비하는 경우에 마시면 좋다. 게다가 생동감과 인내심을 불어넣어 주며, 신경계를 강화하는 칼슘, 마그네슘 등의 미네랄이 풍부하다.

우유 300ml(쌀, 아몬드, 귀리, 대두, 젖소 또는 염소)
잘 익은 바나나 2개
말린 대추야자열매 8개(씨를 제거한 것)
계피 간 것 한 줌(장식용)
정향 간 것 한 줌(장식용)

우유와 바나나, 대추야자열매를 믹서기에 넣어 부드럽고 크림색이 될 때까지 섞는다. 계피와 정향을 뿌려 마신다. (1회분)

건강한 머리카락

머리카락은 일반적으로 당신의 건강 상태를 반영한다. 그래서 혈색이 좋지 않고 피로하면 머리카락도 빠르게 생명력을 잃는다. 스트레스로 가득한 요즈음의 생활 방식과 부적절한 식사 습관이 머리카락의 상태와 빛을 잃게 하는 핵심 요소다. 쐐기풀과 물냉이, 파슬리로 가득한 영양 음료에는 비타민 A와 B, 칼슘, 철분, 요오드, 아연, 실리카와 같은 미네랄이 풍부하다. 이 음료들은 머릿결을 빛나게 해 주는 완벽한 영양소를 제공한다.

물냉이 수프

이 활력 넘치는 녹색 수프는 머리카락에 영양을 주고 좋은 상태를 유지해 주는 이상적인 음료다. 또한 놀라울 정도로 맛이 좋을 뿐만 아니라 머리카락을 건강하게 해 주는 필수적인 영양소들을 함유하고 있다. 식욕과 소화, 흡수를 자극하여 영양을 공급하는 동시에 세정 작용도 한다. 물냉이는 전반적으로 몸을 건강하게 해 주고 활력을 준다.

올리브 오일 1테이블스푼
중간 크기 감자 3개(껍질을 벗기고 깍뚝썰기한 것)
마늘쪽 2개(다진 것)
양파 2개(껍질을 벗기고 얇게 썬 것)
물냉이 2다발(씻어서 잘게 썬 것)
물 1.5리터
크림 또는 우유 125ml
백포도주 125ml (선택 사항)
곱게 썬 신선한 파슬리
소금, 신선한 후추 간 것
1회용 크림과 물냉이 가지(장식용)

큰 소스 냄비에 오일을 가열한 뒤 감자, 마늘, 양파와 물냉이를 넣고 5분간 볶는다. 물을 붓고 감자가 부드러워질 때까지 약 30분 정도 더 끓인다. 불을 끄고 나서 잘 섞는다. 크림 또는 우유, 와인, 허브, 양념을 더해 저어준다. 약간의 크림과 물냉이 가지를 얹어 장식한다. (6회분)

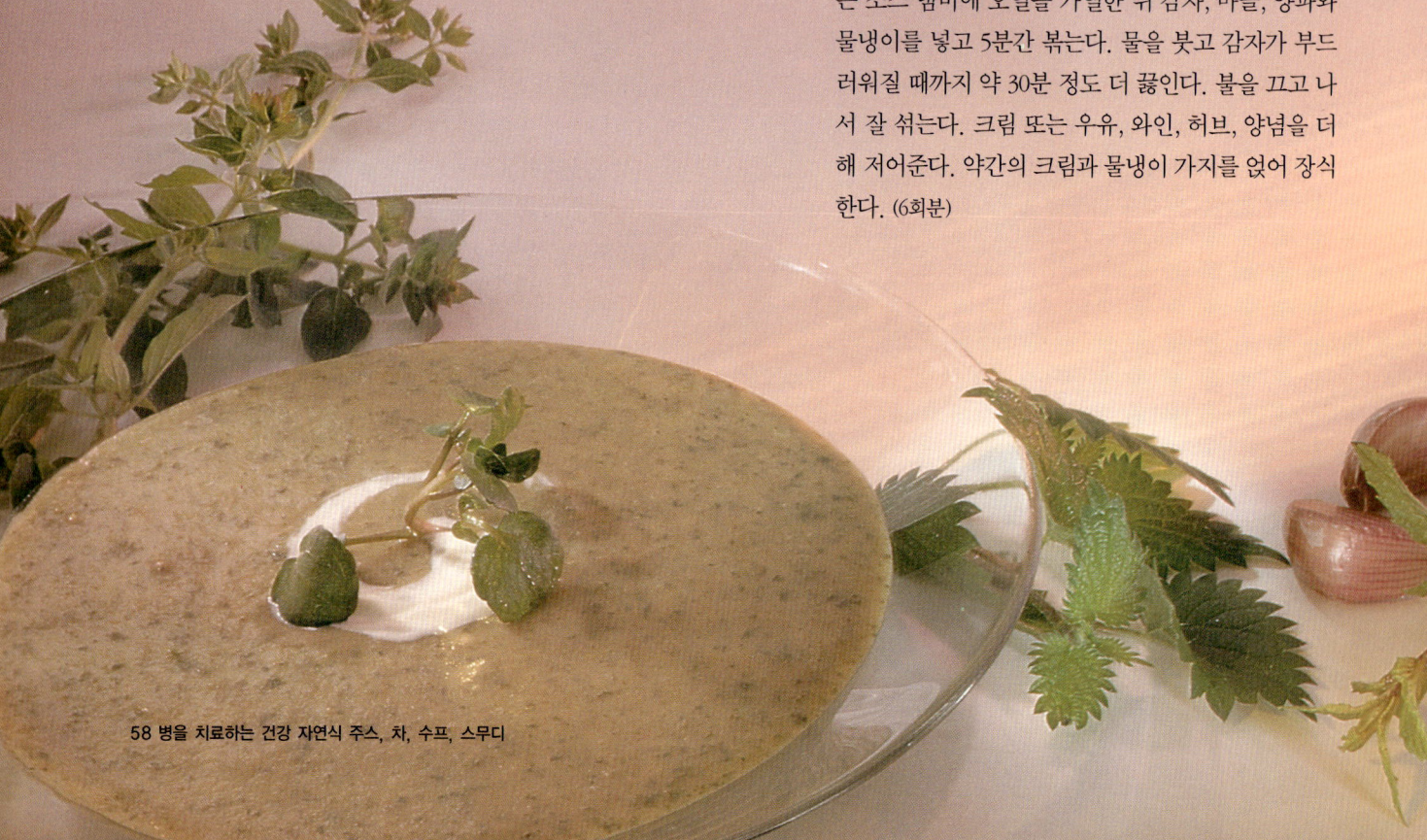

로즈마리 주스

이 음료는 머리카락을 빛나게 해 주는, 햇빛 가득 머금은 오렌지로 만든 알코올 음료다. 비록 맛이 자극적이어서 혀를 얼얼하게 하긴 하지만 머리카락을 확실히 윤기 있게 한다. 로즈마리는 혈액 순환을 촉진하고 남은 영양소를 머리카락으로 전해 준다. 로즈마리의 유익한 성분은 또한 스트레스의 해로운 작용을 막고 노화를 방지한다.

끓는 물 150ml
로즈마리 끝 부분 한 줌(꽃이 있다면 꽃까지)
꿀 1테이블스푼
얼음 덩어리
오렌지 주스 600ml
생강 물 600ml
신선한 로즈마리 가지(장식용)

차 냄비나 열 차단 용기에 로즈마리를 넣고 끓는 물을 붓는다. 뚜껑을 덮고 5~10분간 로즈마리가 우러나도록 둔다. 체에 걸러 꿀을 섞은 뒤 식힌다. 큰 용기에 얼음 덩어리를 넣고 로즈마리 시럽, 오렌지 주스, 생강 물을 붓는다. 신선한 로즈마리 가지를 얹어 장식한다. (4회분)

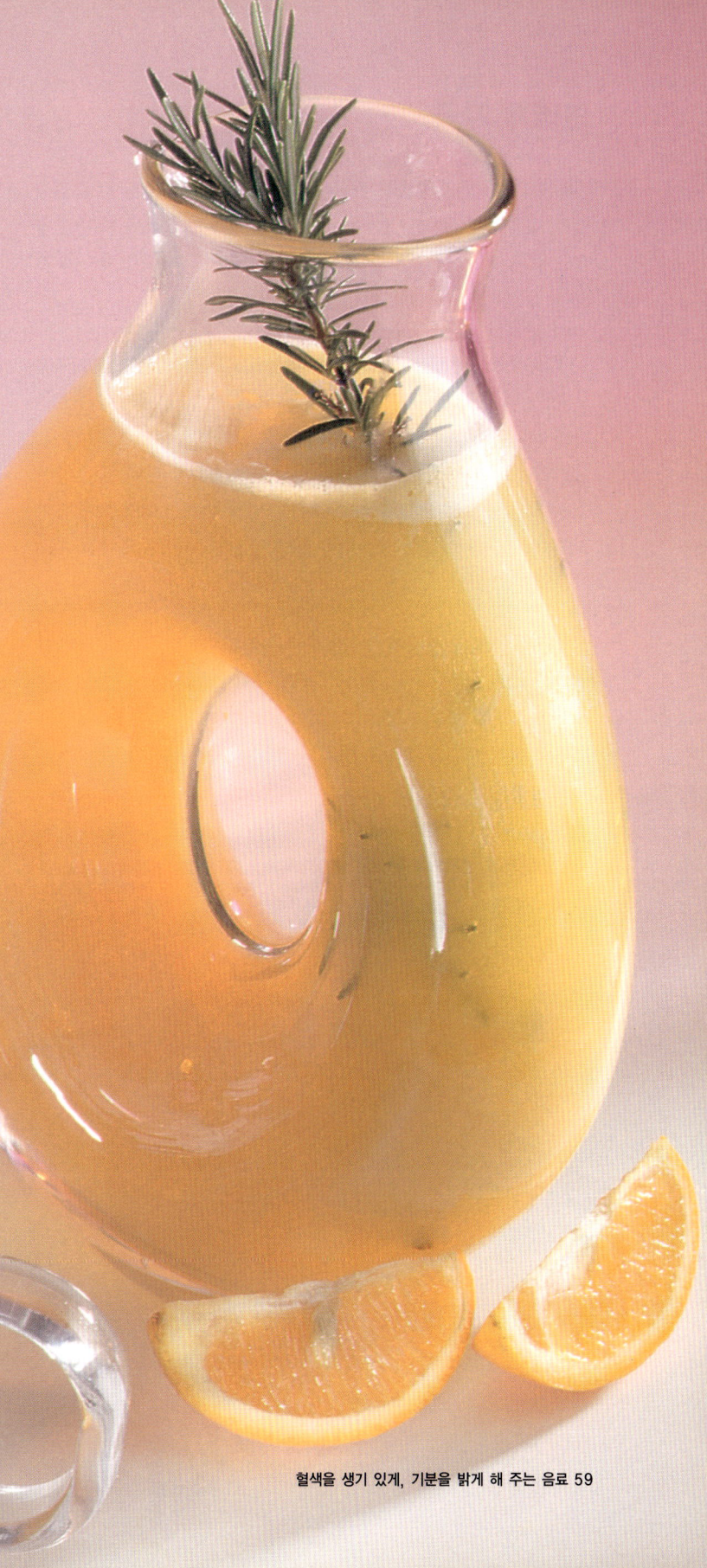

면역계 자극

신체의 자연 방어 체계가 무너지면 기관지염과 폐렴 같은 감염성 질환, 단순 포진과 독감 등의 바이러스성 질환, 관절염과 다발성 경화증 같은 자가 면역성 질환, 나아가 암 발병 등의 위험에 처하게 된다.

건강한 생활 방식은 면역 체계를 효율적으로 유지하는 핵심 요소로, 영양이 풍부한 자연식, 활동과 휴식의 균형, 면역계에 부담을 주는 오염과 스트레스를 최소화하는 것 등이 바탕이 되어야 한다. 감염이나 자가 면역성 질환, 암을 예방하고 치료하는 데 있어 가장 중요한 열쇠는 것은 과일과 야채다. 과일과 야채는 섬유소와 비타민, 미네랄뿐만 아니라 생물학적 활성 물질인 파이토 케미컬을 많이 함유하고 있다.

백혈구와 항체를 생성하기 위해서는 단백질, 필수 지방산, 항산화 비타민 A, B, C, E, 구리, 철, 마그네슘, 셀레늄, 아연 등의 미네랄을 충분히 섭취할 필요가 있다. 이 영양소들 중 하나라도 부족하면 우리의 면역력은 심하게 약해진다. 예를 들어 항산화 미네랄인 셀레늄을 섭취하기 위해서는 견과류, 씨앗류, 생선 등을 섭취하는 것이 좋다. 짙은 녹색 야채와 블랙커런트, 산딸기, 체리 같은 붉은색 과일, 계란과 통곡식은 철분을 공급한다. 브로콜리, 양배추, 케일 같은 양배추과의 식물들은 면역계와 항체 생산을 자극한다.

시금치 수프

시금치의 풋풋한 맛과 코코넛 우유(코코넛의 배유를 짜서 우유처럼 만든 것)의 달콤함이 어우러진 이 음료는 정말 맛이 좋다. 시금치와 양파, 마늘에는 면역력을 강화하고 감염을 예방하는 성분이 풍부하다. 특히 시금치에 들어 있는 베타 카로틴과 비타민 C 그리고 철분은 감염을 예방하고, 바이오 플라보노이드는 발암 물질을 불활성화시켜 암을 예방한다.

올리브 오일 1테이블스푼
양파 1개(껍질을 벗기고 잘게 썬 것)
마늘 2쪽(껍질 벗긴 것)
오크라 225g(씻은 것)
중간 크기 감자 2개(껍질을 벗기고 깍뚝썰기한 것)
시금치 450g(씻은 것)
물 또는 육수(야채 삶은 물) 1리터
코코넛 우유 250ml
소금과 신선한 후춧가루
신선하게 강판에 간 육두구(맛내기용)

큰 팬에 오일을 가열하여 양파와 마늘, 오크라, 감자를 넣어 5분간 부드럽게 조리한다. 시금치를 넣고 뚜껑을 덮은 뒤 5분간 더 끓인다. 물이나 육수를 넣어 야채가 익을 때까지 15분 정도 더 끓인다. 그런 다음 액체를 짜서 코코넛 우유와 양념을 넣는다. 갈아 놓은 육두구를 얹어 장식하여 제공한다. (4회분)

생강 레몬 차

자극적인 맛이 나는 생강의 휘발성 오일은 방부 효과가 뛰어나고 면역계를 활성화한다. 또한 감기와 편도선염, 기관지염, 장염 같은 세균과 바이러스성 감염을 퇴치한다. 레몬에 들어 있는 비타민 C 성분은 감염성 질환과 암을 예방한다. 레몬과 생강 모두 세정 능력이 뛰어나 독소를 제거하여 면역력을 강화한다.

신선한 생강 25g(껍질을 벗기고 얇게 썬 것)
물 600ml
레몬 주스
꿀(맛내기용)

팬에 물과 함께 생강을 넣고 끓을 때까지 가열한다. 뚜껑을 덮고 20분간 더 끓인다. 레몬 주스와 꿀을 넣어 달콤하게 맛을 낸다. 뜨거울 때 마신다. (2~3회분)

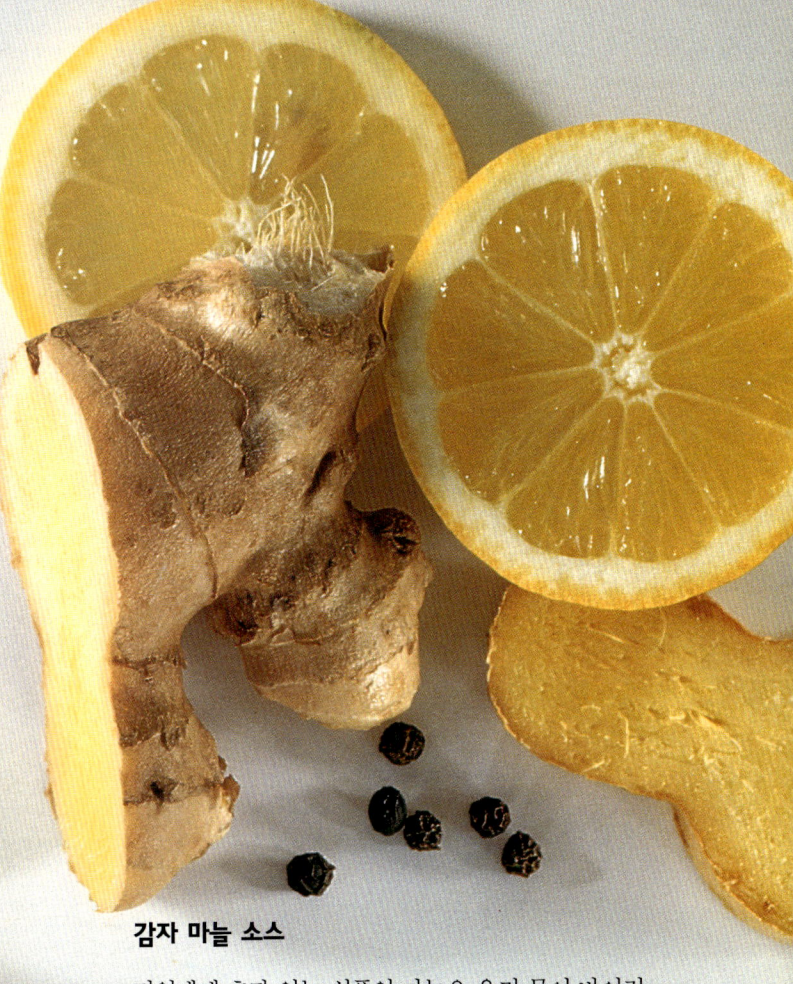

감자 마늘 소스

면역계에 효과 있는 식품인 마늘은 우리 몸이 바이러스와 세균, 곰팡이 등에 감염되는 것을 예방하고 유방암과 대장암을 포함한 거의 모든 종류의 암 발병 가능성을 낮춰 주는 성분들을 함유하고 있다.

중간 크기 감자 2개(껍질 벗긴 것)
큰 마늘 4쪽(껍질 벗긴 것)
레몬 주스
물 150ml
올리브 오일 150ml
말린 후추 열매 6개
소금(맛내기용)

감자를 끓는 물에 넣어 부드러워질 때까지 끓인다. 물을 버린 다음 모든 재료를 함께 섞는다. 수프나 냄비 요리에 넣어 함께 먹거나 빵, 크래커, 야채를 찍어 먹으면 맛이 좋다.

그레이프프루트 크랜베리 사과 주스

이 주스는 활력을 불어넣는 효과가 있어서 더운 지역에서 특히 인기가 좋다. 그레이프프루트에는 면역계를 활성화하는 항산화 비타민 C와 암 유발 물질을 중화하는 바이오 플라보노이드가 많이 들어 있다. 사과와 크랜베리에 들어 있는 바이오 플라보노이드와 페놀, 탄닌은 활성 산소에 의한 손상과 감기와 단순 포진 같은 바이러스성 감염 질환을 예방한다.

그레이프프루트 주스 100ml
크랜베리 주스 100ml
사과 주스 100ml
신선한 민트 또는 레몬밤 잎(장식용)

과일 주스를 함께 섞은 뒤 민트나 레몬밤 잎을 띄워 장식한다. (1회분)

크랜베리(cranberry) : 추운 습지에 자라는 진달래과 덩굴 식물로 미국 북부에 자생하거나 재배된다. 열매는 소스, 잼 등으로 이용되며 미국 추수감사절, 크리스마스 요리에 꼭 들어간다.

토마토 오이 주스

토마토와 오이, 양파, 마늘, 고추가 함께 섞인 이 주스는 입맛을 돋구고 신체의 면역 시스템을 자극하는 맵고 자극적인 야채 음료다. 오이와 토마토는 몸에서 독소를 제거하고 토마토에 함유된 항산화 비타민 A, C, E, 철분, 엽산, 바이오 플라보노이드는 모두 면역계를 강화하여 암에 대한 저항력을 높인다.

잘 익은 신선한 토마토 2개
중간 크기 오이 1/2개(껍질을 벗기고 깍둑썰기한 것)
양파 2개(잘게 썬 것)
마늘 1쪽
토마토 주스 100ml
고춧가루 한 줌
소금(맛내기용)
얼음 덩어리(선택 사항)
잘게 썬 신선한 딜 1~2티스푼(장식용)

얼음과 딜을 뺀 모든 재료를 믹서기에 넣고 섞는다. 더운 날에는 얼음 위에 붓는다. 신선한 딜로 장식한다. (1회분)

62 병을 치료하는 건강 자연식 주스, 차, 수프, 스무디

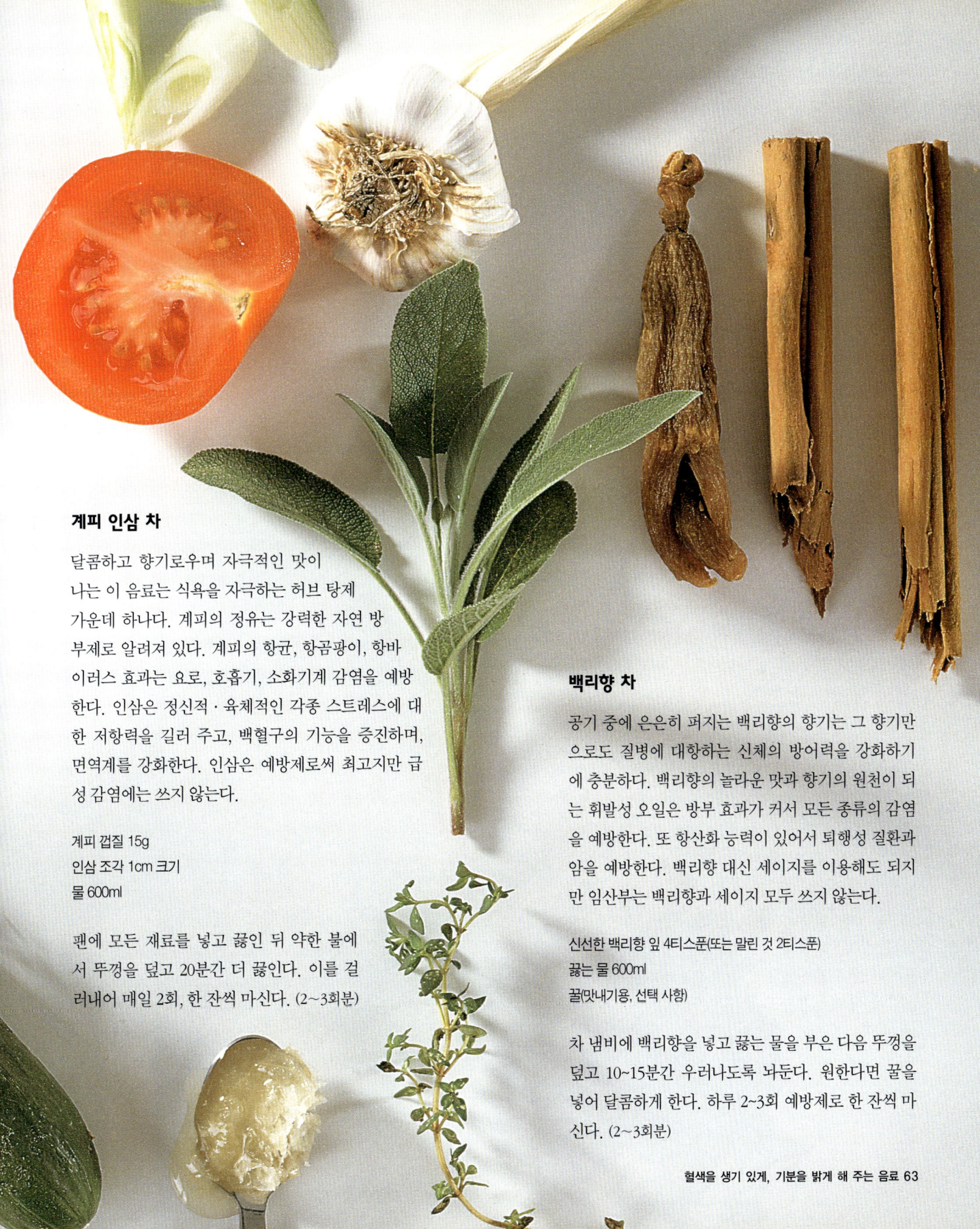

계피 인삼 차

달콤하고 향기로우며 자극적인 맛이 나는 이 음료는 식욕을 자극하는 허브 탕제 가운데 하나다. 계피의 정유는 강력한 자연 방부제로 알려져 있다. 계피의 항균, 항곰팡이, 항바이러스 효과는 요로, 호흡기, 소화기계 감염을 예방한다. 인삼은 정신적·육체적인 각종 스트레스에 대한 저항력을 길러 주고, 백혈구의 기능을 증진하며, 면역계를 강화한다. 인삼은 예방제로써 최고지만 급성 감염에는 쓰지 않는다.

계피 껍질 15g
인삼 조각 1cm 크기
물 600ml

팬에 모든 재료를 넣고 끓인 뒤 약한 불에서 뚜껑을 덮고 20분간 더 끓인다. 이를 걸러내어 매일 2회, 한 잔씩 마신다. (2~3회분)

백리향 차

공기 중에 은은히 퍼지는 백리향의 향기는 그 향기만으로도 질병에 대항하는 신체의 방어력을 강화하기에 충분하다. 백리향의 놀라운 맛과 향기의 원천이 되는 휘발성 오일은 방부 효과가 커서 모든 종류의 감염을 예방한다. 또 항산화 능력이 있어서 퇴행성 질환과 암을 예방한다. 백리향 대신 세이지를 이용해도 되지만 임산부는 백리향과 세이지 모두 쓰지 않는다.

신선한 백리향 잎 4티스푼(또는 말린 것 2티스푼)
끓는 물 600ml
꿀(맛내기용, 선택 사항)

차 냄비에 백리향을 넣고 끓는 물을 부은 다음 뚜껑을 덮고 10~15분간 우러나도록 놔둔다. 원한다면 꿀을 넣어 달콤하게 한다. 하루 2~3회 예방제로 한 잔씩 마신다. (2~3회분)

뇌 활성화

정신이 산뜻하고 주의력이 살아 있을 때 우리는 생동감을 느끼고 기분도 좋아진다. 그러기 위해서는 우선 잘먹고 규칙적인 운동을 하며, 휴식을 통해 원기를 충전하는 것이 필요하다. 음식은 뇌의 화학적 작용에 영향을 미치므로 제때에 적당한 음식을 먹으면 정신력을 강화하는 데 큰 도움이 된다.

생선이나 견과류, 두부처럼 오메가-3 지방산이 들어 있는 음식들은 뇌 기능을 강화하므로 점심 식사로 섭취하기에 좋은 식품이다. 아보카도, 신선한 과일, 녹색 야채에 풍부한 엽산은 감정에 영향을 미치는 뇌의 화학 물질인 세로토닌을 만들기 위해 아미노산과 핵산의 합성에 필수적인 성분이다. 두뇌의 작용을 활발하게 하는 데 필요한 신경 전달 물질인 아세틸콜린은 비타민 B_5(녹색 야채, 양조 효모, 버섯)와 콜린(레시틴, 견과류, 감귤류 과일, 맥아, 콩)에서 만들어진다.

뇌는 포도당 의존도가 매우 높다. 정제 설탕은 즉각적인 에너지를 제공하지만 영양가가 없다. 하지만 과일과 야채에서 얻는 당분은 에너지뿐만 아니라 비타민, 미네랄, 섬유소를 제공한다. 과일과 야채를 통해 얻는 포도당은 천천히 흡수되기 때문에 설탕을 섭취했을 때처럼 갑자기 혈당이 올라갔다가 급격히 떨어지지 않고 에너지의 흐름을 일정하게 유지한다.

많은 사람들이 카페인이 든 차와 커피에 의존하여 아침을 시작하거나 하루의 내내 뇌의 기능을 유지하려고 한다. 가끔씩 마시는 한 잔의 커피는 정신에 활력을 주지만, 일상적으로 음용하면 갑작스런 에너지 증가와 감소로 이어지는 생활 습관을 야기하고, 만성 피로, 집중력 저하, 근심, 불면증을 일으킨다. 따라서 귀리, 아몬드, 인삼 같은 신경 활성 물질이 들어 있는 음료를 마심으로써 근심과 스트레스 등으로 인한 두뇌력 감소를 막는다.

아침에 마시는 향료 차

아침에 일어나 두뇌를 맑게 하고 싶다면 입맛을 돋구고 정신을 활성화시키는 향료가 듬뿍 든 이 차가 적당할 것이다. 생강, 검은 후추, 계피의 워밍 효과는 혈액 순환을 자극하여 뇌에 좀 더 많은 혈액을 공급한다. 그래서 생기를 주고 주의력이 깊어지는 느낌을 준다. 홍차는 향미를 더해 주나 선택 사항이다. 카페인의 과잉 자극 효과는 소두구에 의해 상쇄될 것이다.

소두구 꼬투리 4개
막대 계피 2개
후추 말린 것 4개
강판에 간 신선한 생강 2티스푼
물 600ml
홍차 티백 1~2개(선택 사항)
두유 50ml
꿀(맛내기용)

팬에 물과 향료들을 넣고 뚜껑을 덮은 뒤 끓지 않게 하면서 20분간 데운다. 불을 끄고 나서 5분간 홍차 티백을 우려낸다. 두유와 꿀을 넣고 뜨거울 때 마신다. (2~3회분)

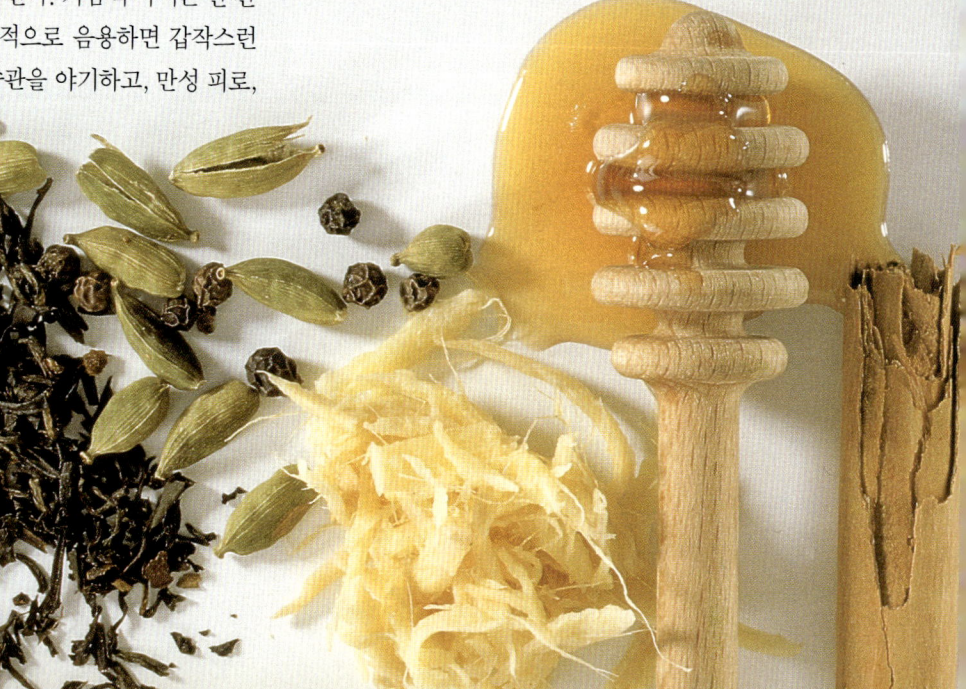

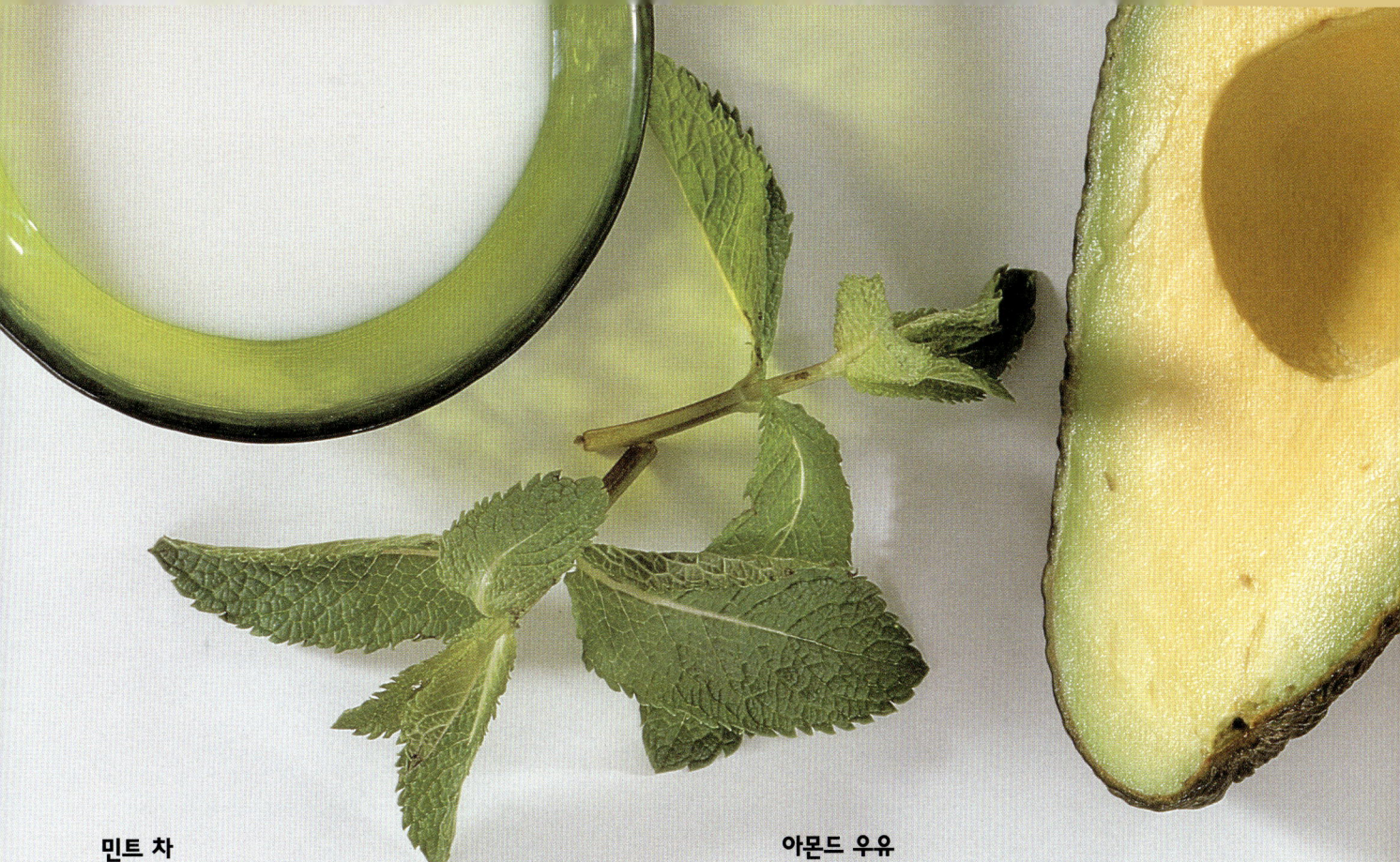

민트 차

향기가 짙으면서도 활기를 주는 이 차는 무더운 여름날의 열기와 무기력감을 해소한다. 두뇌 활성 물질로 잘 알려진 민트는 뇌의 혈액 흐름을 촉진하고 마음을 맑게 하여 기억력과 집중력을 강화하고 창조력과 영감을 자극한다.

신선한 민트 잎 50~75g(스피아민트가 좋음)
설탕 1~2테이블스푼(전통적으로 첨가하나 선택 사항임)
끓는 물 1리터

차 냄비에 민트를 넣고(설탕을 사용하면 같이 넣는다) 끓는 물을 부어 5분간 우러나도록 놓아두었다가 걸러내어 유리잔에 담는다. 잔에 민트 가지를 장식한다. (4회분)

아몬드 우유

약간의 향료로 활력을 더해 주는 달콤하고 부드러운 아몬드 우유는 이상적인 두뇌 식품이다. 중앙 신경계에 필수적인 영양소인 인산 칼륨, 칼슘, 마그네슘이 풍부한 아몬드는 정신에 원기를 주고 기억력과 집중력을 강화하며, 스트레스에 대한 저항력을 기른다. 레시틴은 유화제로 작용하며 기억력 개선에 효과가 좋은 콜린을 제공한다. 아몬드 우유는 일반 우유나 염소젖을 대체할 수 있는 이상적인 식품이다.

아몬드 100g(뜨거운 물에 담가 껍질을 벗긴 것)
물 600ml
레시틴 과립 2티스푼
꿀(맛내기용, 선택 사항)
계피 간 것 한 줌

믹서기에 아몬드와 물을 넣고 섞는다. 레시틴 과립을 넣고 다시 섞는다. 필요하면 꿀로 맛을 내고 계핏가루를 뿌려 제공한다. (2회분)

귀리 죽

이 죽은 추운 날 밤에 먹으면 좋은 음식으로, 야근을 하는 사람에게 매우 좋다. 비타민과 미네랄이 풍부한 귀리는 물리적·정신적 에너지를 모두 증가시켜 주는, 신경계에 가장 좋은 활성 물질 가운데 하나다. 첨가된 맥아는 매우 중요한 영양소인 콜린을 제공한다.

귀리 한 줌
맥아 2티스푼
생강 음료 300ml
물 300ml
정향 6개
육두구 간 것 한 줌
생강 조각 2.5cm 크기(껍질을 벗기고 얇게 썰거나 강판에 간 것)
꿀(맛내기용)
레몬 껍질 몇 개 (장식용)

팬에 레몬 껍질과 꿀을 제외한 모든 재료를 넣고 자주 저으면서 30분간 끓인다. 농도가 짙으면 물이나 생강 음료를 약간 첨가한다. 꿀로 달콤한 맛을 내고 레몬 껍질을 띄워 제공한다. (2~3회분)

인삼 차

달콤하고 향기로우면서 향미가 짙은 이 음료는 정신 능력을 개선하고 싶어 하는 사람들에게 매우 좋은 음료다. 소두구는 탁월한 신경 자극제 가운데 하나로서, 분별력과 집중력을 강화한다. 인삼은 기억력과 정신 능력을 개선하는 효과가 크며 뇌 기능의 노화를 막는다.

말린 인삼 25g
물 2리터
소두구 꼬투리 15g

팬에 물과 인삼을 넣고 끓인다. 물이 절반 정도로 줄어들 때까지 약 30분간 약한 불에 끓인다. 소두구를 넣고 뚜껑을 닫은 뒤 20분간 더 데운다. 이때 물이 끓지 않도록 주의한다. 걸러 내어 매일 아침 한 잔씩 마신다. 나머지는 냉장고에 넣어 두고 필요할 때 따뜻하게 데워서 마신다. (8회분)

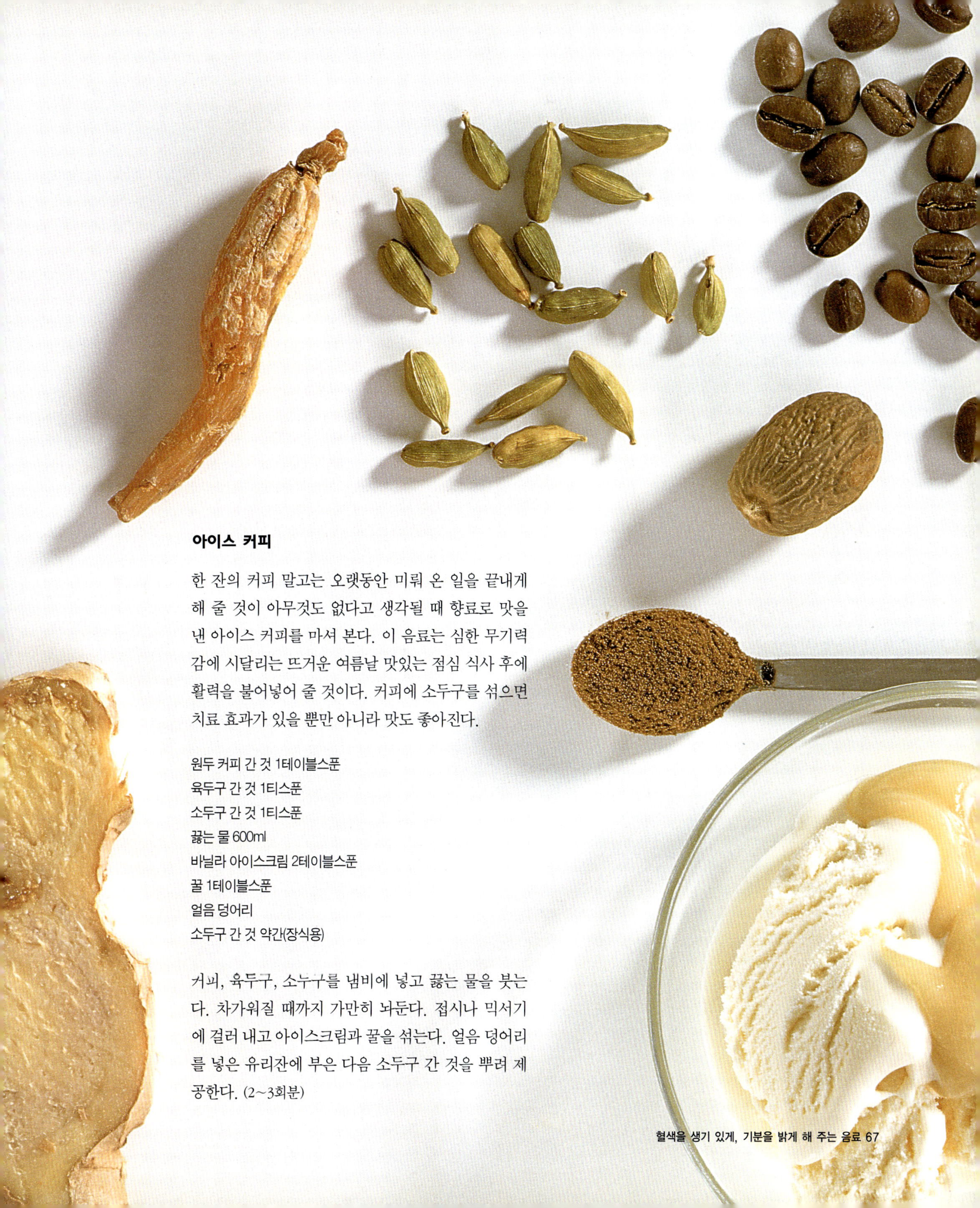

아이스 커피

한 잔의 커피 말고는 오랫동안 미뤄 온 일을 끝내게 해 줄 것이 아무것도 없다고 생각될 때 향료로 맛을 낸 아이스 커피를 마셔 본다. 이 음료는 심한 무기력감에 시달리는 뜨거운 여름날 맛있는 점심 식사 후에 활력을 불어넣어 줄 것이다. 커피에 소두구를 섞으면 치료 효과가 있을 뿐만 아니라 맛도 좋아진다.

원두 커피 간 것 1테이블스푼
육두구 간 것 1티스푼
소두구 간 것 1티스푼
끓는 물 600ml
바닐라 아이스크림 2테이블스푼
꿀 1테이블스푼
얼음 덩어리
소두구 간 것 약간(장식용)

커피, 육두구, 소두구를 냄비에 넣고 끓는 물을 붓는다. 차가워질 때까지 가만히 놔둔다. 접시나 믹서기에 걸러 내고 아이스크림과 꿀을 섞는다. 얼음 덩어리를 넣은 유리잔에 부은 다음 소두구 간 것을 뿌려 제공한다. (2~3회분)

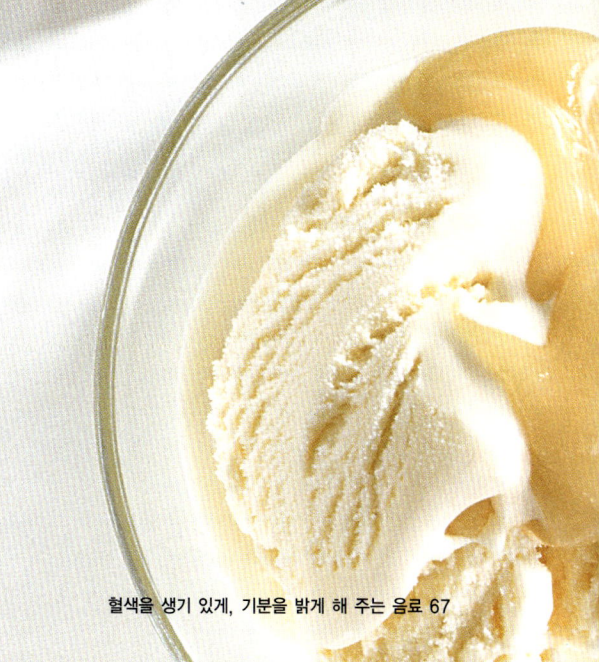

혈색을 생기 있게, 기분을 밝게 해 주는 음료 67

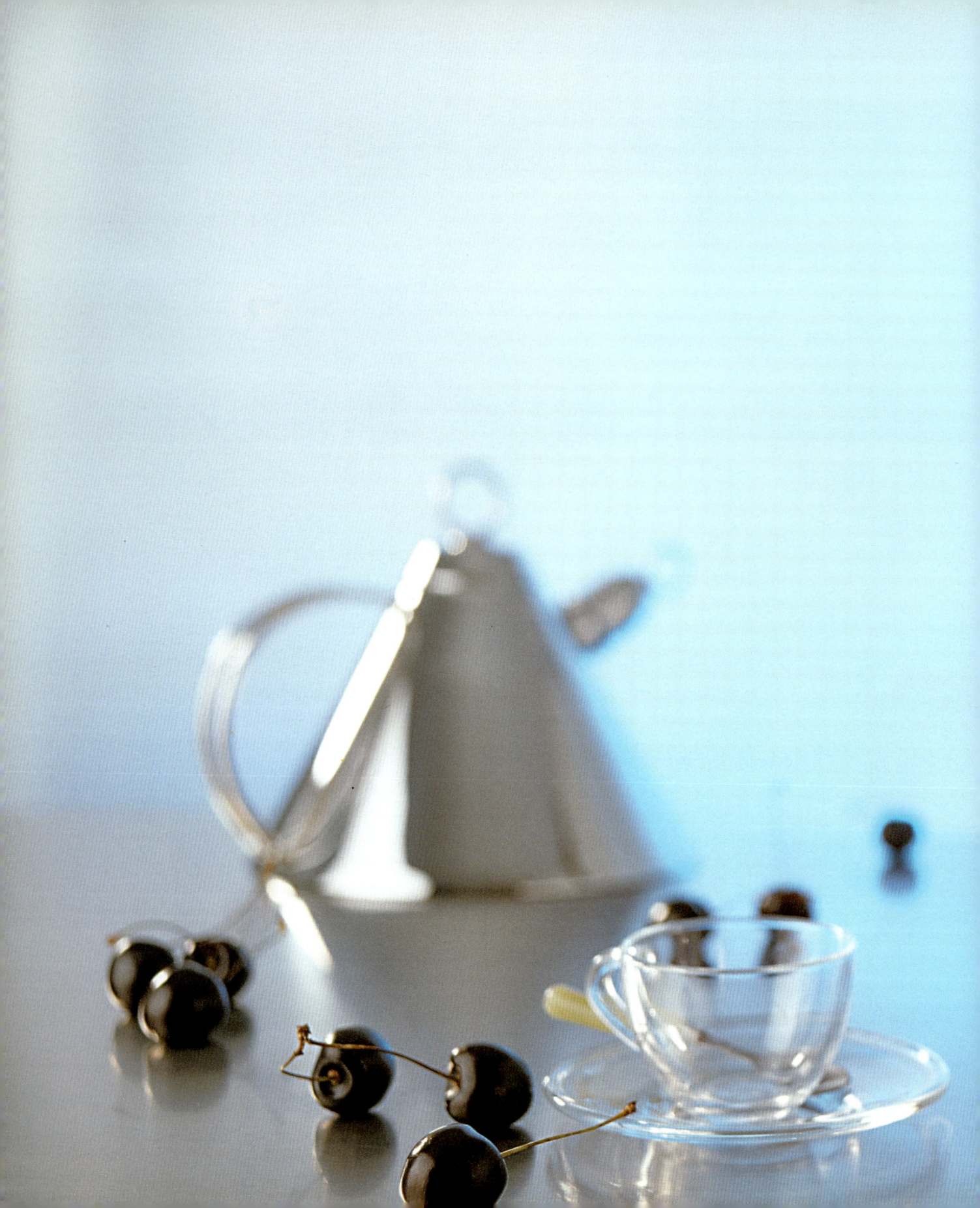

3

질병을 치료하는 음료

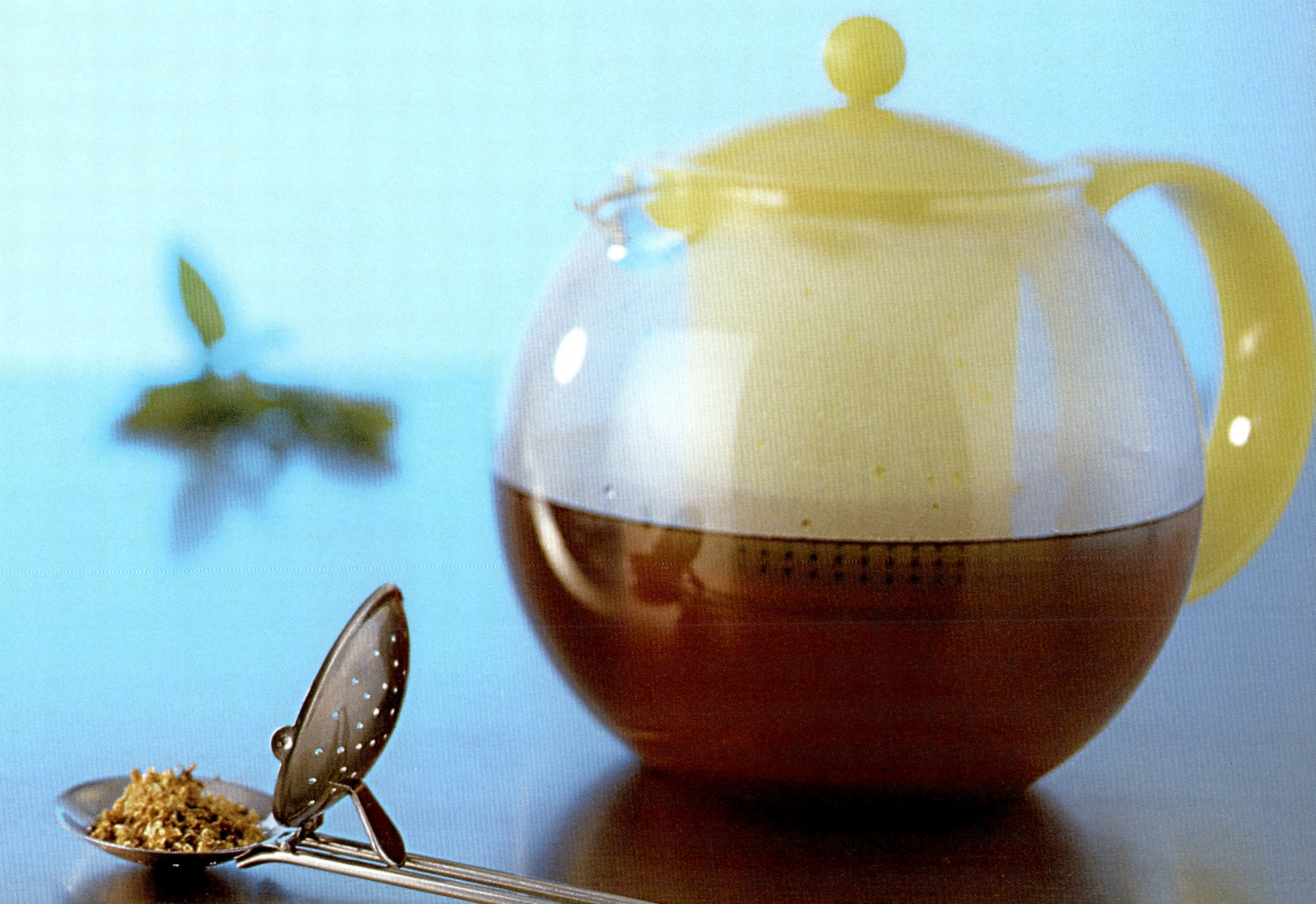

병을 치료하는 음료

부엌의 야채, 정원에서 기르는 허브 등 일상의 음식 재료에는 거의 모든 병을 예방하고 치료할 수 있는 성분이 들어 있다. 우리 조상들은 수천 년 동안 그것들을 중요하게 여기고 의존해 왔다. 그런데 현대 의약품이 등장하면서 자연의 야채와 과일, 곡식들이 제공하는 놀라운 의학적 가치들을 잊게 된 것은 매우 안타까운 일이다.

의학이 눈부시게 발달한 오늘날에도 전 세계의 의과학자들은 심장병, 순환계 질병, 감염증, 면역이상 및 암과 같은 만성 질환에 적합한 치료제를 찾기 위해 애쓰고 있다. 그들의 초점은 우선 식물에 맞춰져 있는데, 그간의 연구에 의해 양배추, 당근, 콩, 사과, 체리 같은 친숙한 음식들에서 화학적으로 활성을 띤 물질들이 발견되었다. 또 관절염에는 양배추, 인후염에는 리크, 심장병에는 양파, 감염에는 마늘 그리고 시력 개선에는 당근 등을 쓰는 식의 이른바 민간요법이 질병 치료에 큰 효과가 있다는 사실도 속속들이 밝혀지고 있다. 이와 같은 연구들은 우리 선조들이 매우 합리적으로 식품을 선택했음을 입증하며, 의약품에만 의존하는 사고방식에서 벗어나 자연식품의 가치를 재정립해야 함을 시사한다.

식용 식물들은 우리의 건강에 매우 유용하다. 그것들은 우리 몸에서 새로운 세포를 만들고 손상된 부위를 회복시키며 질병 예방에 필요한 필수 영양소들을 제공한다. 예를 들어, 셀

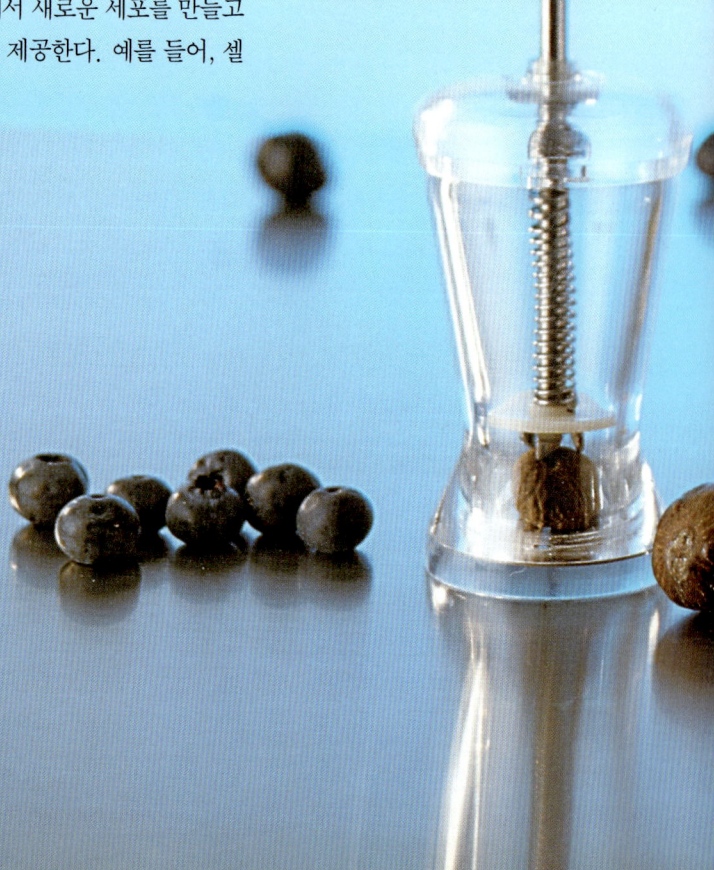

룰로오스는 섬유 조직을 이루어 장에서 분해되지 않기 때문에 장을 깨끗이 하여 건강을 유지하는 효과가 있다. 또한 식용 식물들은 특별한 치료 효과가 있는 점액질, 휘발성 오일, 항산화제, 파이토 스테롤 등의 약리적으로 활성이 있는 다양한 성분들을 포함하고 있다. 토마토, 당근, 파슬리, 민들레 잎은 베타 카로틴과 비타민 C가 풍부하다. 베타 카로틴은 노화 과정을 늦추고 면역력을 강화하며, 암과 심장병, 동맥 질환 등을 예방하는 데 효과가 있는 항산화 물질이다. 감귤류, 베리류, 브로콜리, 체리류, 파파야, 포도, 멜론 등에도 항산화 물질로 작용하는 바이오 플라보노이드가 풍부하다. 이것은 항균 효과가 있어서 우리 몸이 감염되는 것을 예방하며, 해로운 중금속과 결합하여 몸밖으로 배출된다. 또 비타민 C와는 상승 관계에 있다.

음식이 가진 놀라운 치료 효과에 대해 많이 알수록 그것들을 더욱 효과적으로 이용할 수 있다. 우리가 섭취하는 음식과 음료는 몸 속에서 좋은 약이 될 수 있다.

이번 장에서는 일반적인 질병 치료를 목표로 하는 음료와 만드는 법을 다양하게 소개해 놓았다. 건강을 유지하고 허약해진 신체 회복을 위해 섭취하면 좋을 것이다.

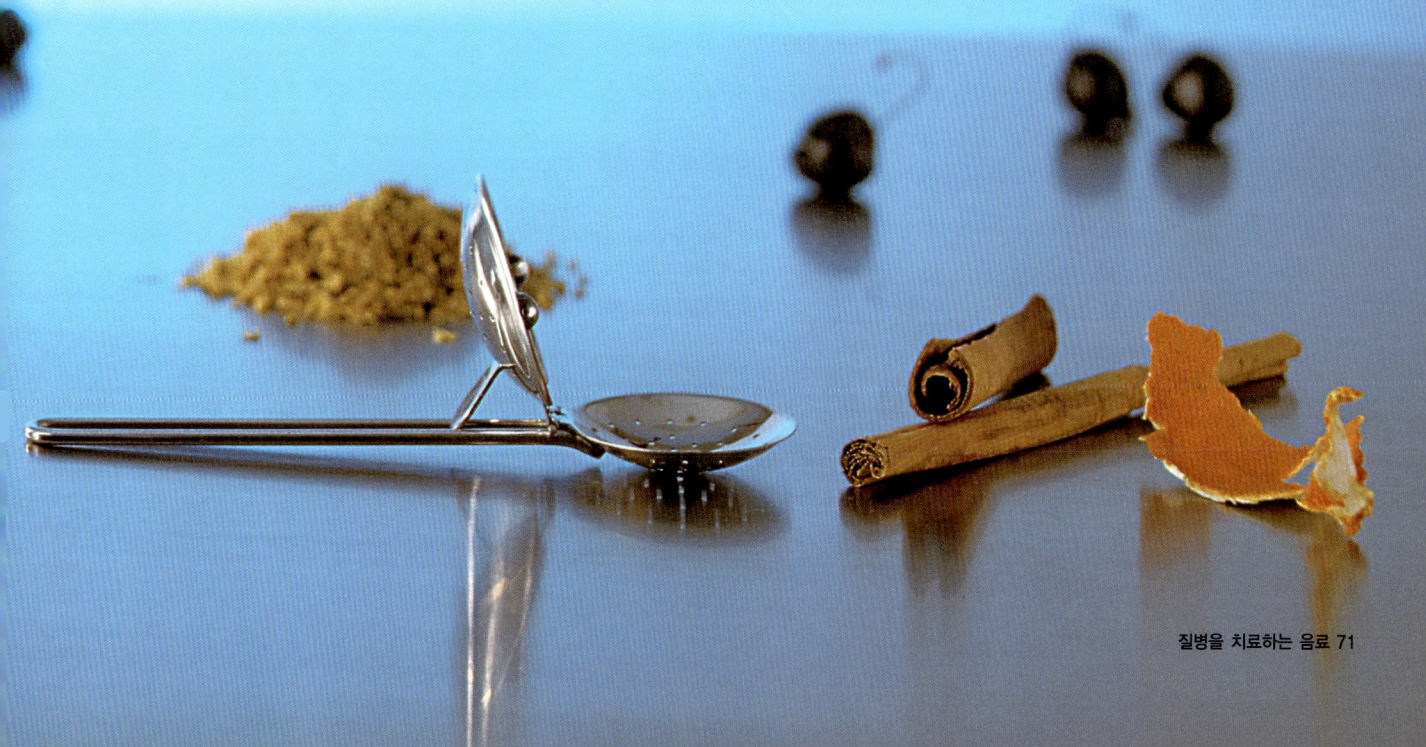

기침 없애기

기침은 기도를 깨끗하게 하려는 자연 현상이다. 목이나 기관지를 막을 위험이 있는 어떠한 물질에 대한 반사 작용으로 음식 조각이나 공기 중의 자극 인자, 감염에 의한 자극과 가래 같은 물질들에 의해 생긴다.

면역계가 건강해야 감기와 기침을 예방할 수 있다. 특히 감염 위험이 높은 겨울철에는 더욱 조심할 필요가 있다. 규칙적인 운동과 휴식, 안정 그리고 좋은 식사는 감염을 예방하는 데 도움을 주며, 공기가 좋은 바깥에서 하는 운동은 폐를 건강하게 한다. 춥다고 문을 꼭 닫아 두지 말고 자주 열어서 실내 공기를 맑게 유지하면 어느 정도 예방할 수 있다.

기침을 유발하는 감염에 대한 저항력을 높일 수 있는 가장 좋은 방법은 감귤류, 피망, 블랙커런트, 블랙베리, 사과, 녹색 야채 등 비타민 C가 풍부한 음식을 섭취하는 것이다. 이 식품들은 폐 속의 기관지 표면을 따라 존재하는 작은 털을 자극하여 독소와 자극 물질들을 효율적으로 제거한다.

양파, 리크, 마늘은 방부 효과가 있어 흉부 감염을 예방하고 치료한다. 순무와 양배추과의 식물들은 면역계를 자극하고 감을 예방한다. 당근은 목의 가래를 제거하는 거담제로 작용하고, 생강과 고추 등의 양념은 기도의 막힘을 뚫어 준다.

생강 레몬 엑기스

생강과 레몬이 결합된 화끈한 음료로 호흡기를 따뜻하게 하고 자극해 주며, 가래를 제거하고 기침을 치료하는 효과가 있다.

생강 50g(다진 것)
레몬 1개(얇게 썬 것)
물 1.5리터
흑설탕 900g
물(탄산 또는 비탄산 미네랄워터) (희석용)

뚜껑을 덮은 소스 냄비에 물, 생강, 레몬을 넣고 끓을 때까지 가열한다. 45분간 더 끓인 뒤 불을 끄고 설탕을 넣어 녹을 때까지 젓는다. 걸러 내고 밀폐 용기에 넣어 저장한다. 먹을 때는 물 2/3에 생강 레몬 엑기스 1/3로 희석시켜 먹는다.

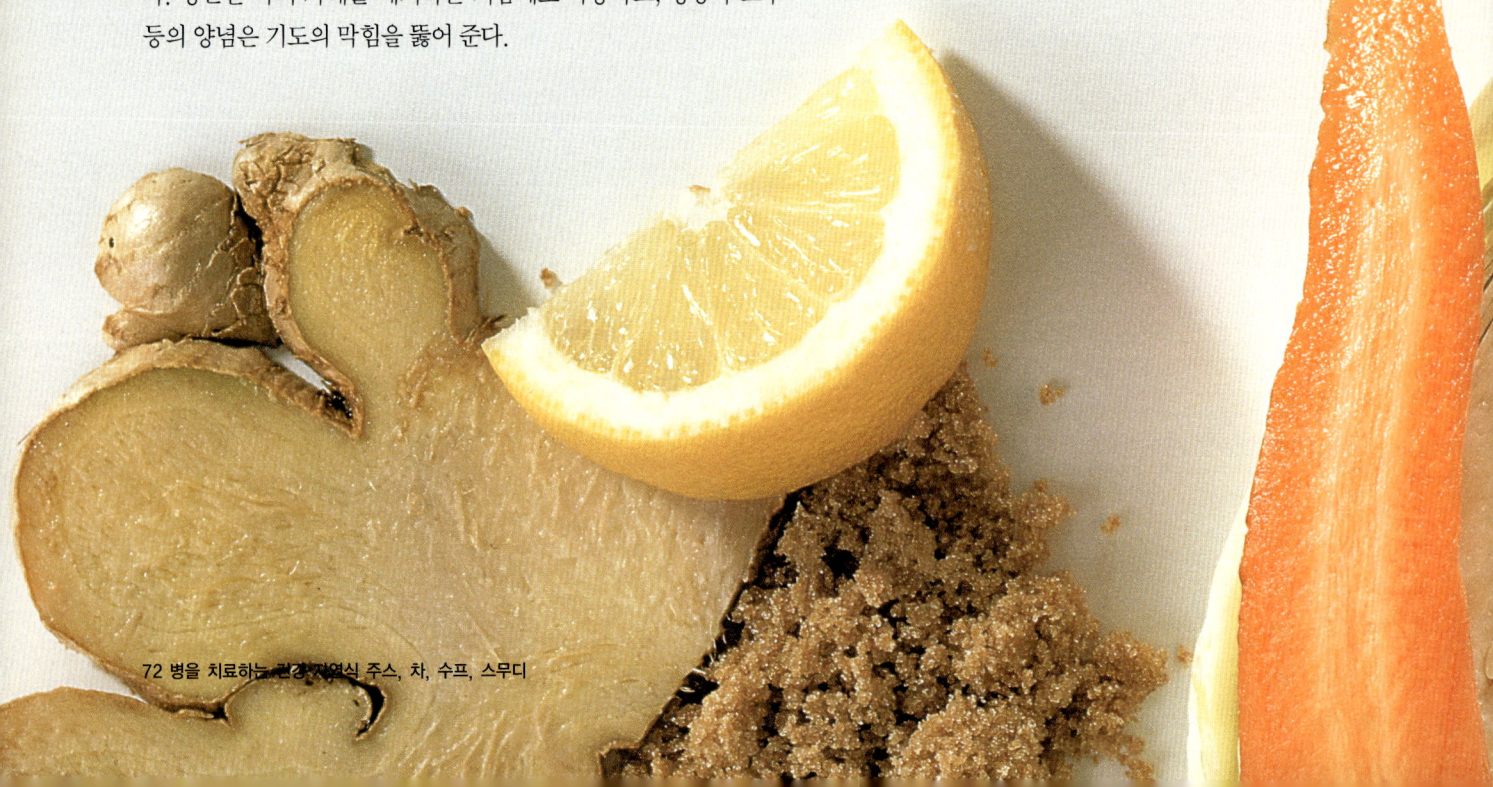

백리향 시럽

달콤하고 향기로운 이 시럽은 모든 종류의 기침에 효과가 있다. 백리향은 방부 효과가 매우 뛰어나 거담 작용과 함께 흉부에서 감염균을 퇴치하고 막힘증을 해소한다. 부드러운 벨벳 같은 질감과 달콤한 맛 때문에 어린아이들이 매우 좋아하는 시럽이다.

신선한 백리향 잎 50g(또는 말린 백리향 잎 25g)
끓는 물 600ml
꿀 300g
설탕 300g

차 냄비에 백리향을 넣고 끓는 물을 부어 뚜껑을 덮고 10~15분간 우러나도록 둔다. 다 우러나면 스테인리스나 에나멜로 된 냄비에 꿀과 설탕을 넣고 우려낸 물을 넣어 끓인다. 액체가 걸쭉해지기 시작하면 저으면서 표면의 찌꺼기들을 걷어 낸 뒤 불을 끄고 식힌다. 코르크 마개가 있는 병에 넣고 냉장 보관한다. 만성 질환의 경우에는 하루 3회에 걸쳐 2티스푼씩 먹고, 어린이 급성 증상에는 매 2시간마다 먹이도록 한다.

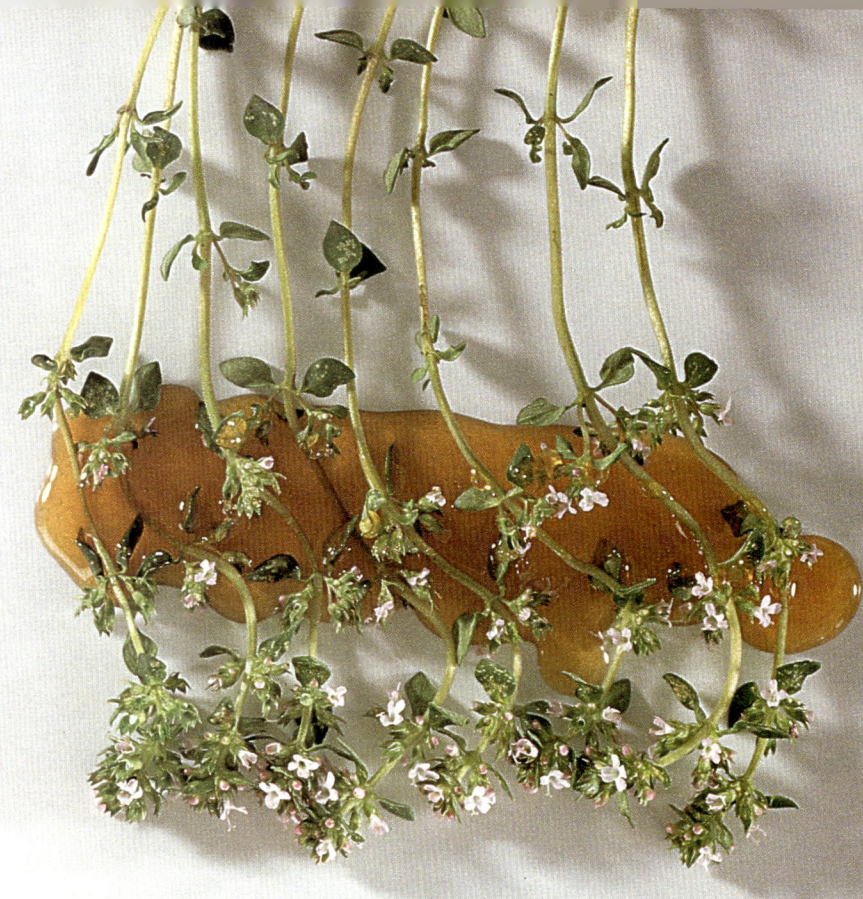

양배추 당근 주스

이 영양 많은 야채 주스는 감기에 마시면 좋다. 또 소화가 잘 안 되는 음식 섭취로 인해 소화 기관에 무리가 가기를 원하지 않을 때 마시면 좋다. 양배추와 당근은 면역계와 항체 생산을 자극하여 세균과 바이러스 감염을 막는 데 효과가 있다. 양배추와 당근의 항균 효과는 호흡기에 특히 좋으며 가래를 없애 준다. 셀러리를 추가하면 맛이 좀 더 좋아질 뿐만 아니라 면역계에 도움이 되는 여분의 비타민과 미네랄을 보충할 수 있다.

양배추 주스 250ml
당근 주스 125ml
셀러리 주스 125ml
잘게 썬 신선한 고수 잎(장식용)

야채 주스들을 함께 섞은 뒤 고수를 띄워 마신다. 하루 3회, 한 잔씩 마신다. (2회분)

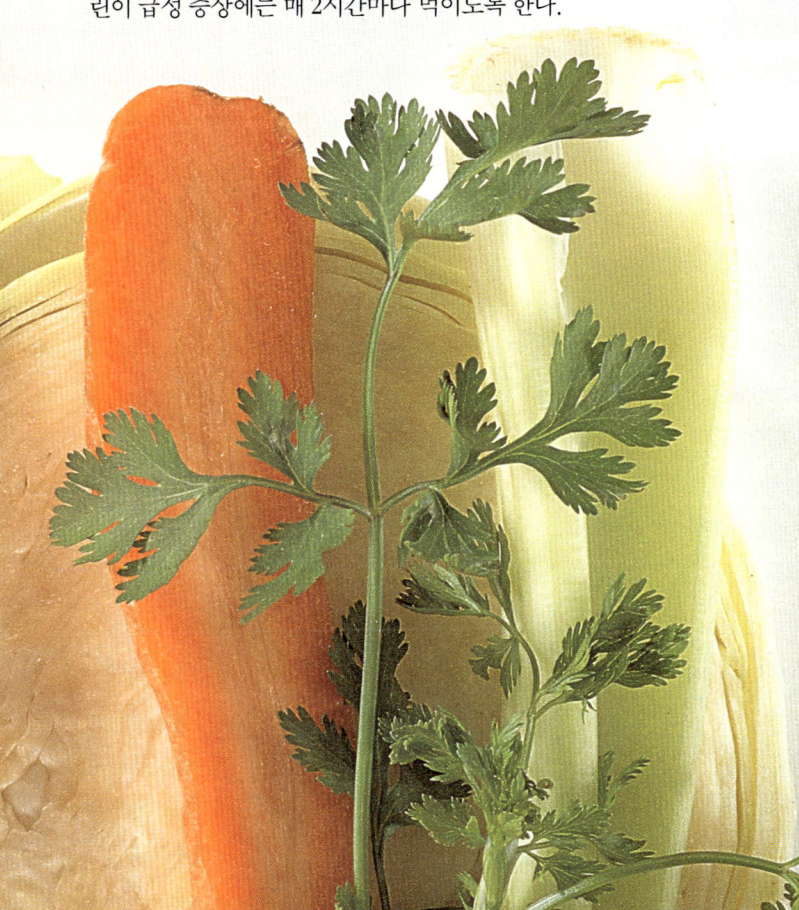

인후염

인후염 징후가 나타나면 당신은 아마 본능적으로 가글 제품을 이용하여 조만간 걸릴지도 모르는 감기나 독감의 공격에 대비할 것이다. 적절한 음료를 섭취하면 면역계가 강화되고 목구멍(인후)의 따끔거림과 불편함도 어느 정도 개선된다.

감염을 예방에 가장 좋은 방법은 무리하지 않는 것이다. 무엇보다 소화와 흡수를 어렵게 하는 과식을 피해야 한다. 비타민 C와 바이오 플라보노이드가 풍부한 과일 음료, 비타민과 미네랄이 함유된 야채 주스는 식사 대용식으로도 손색이 없다. 야생 산딸기, 셀러리, 적근대 뿌리, 당근, 양배추 등은 선택하기 좋은 재료들이다. 양파, 마늘, 리크를 충분히 넣은 수프는 인후염을 다스리고 감염에 대한 저항력을 길러 준다.

허브는 항균 효과가 뛰어나다. 세이지, 백리향, 민트, 캐모마일 우린 물은 맛좋은 칵테일 재료가 되며, 생강, 계피 같은 향료들은 방부 효과가 크고 맛이 탁월하다. 또한 혈액 순환을 촉진하고 활력을 증가시켜 줌으로써 독소를 제거하고 감염에 대한 저항력을 길러 준다.

산딸기(복분자) 사과 식초

달콤하고 신맛이 잘 어우러진, 인후염 치료에 좋은 전통 식품이다. 산딸기에는 면역계에 좋은 비타민과 미네랄이 풍부하여 방부 및 수렴 효과가 뛰어나다. 따라서 아픔을 덜어 주고 감염을 막아 인후의 점액질을 보호한다. 사과 식초의 산성도가 미생물을 억제해 주므로 자주 한 모금씩 마시면 열과 염증을 덜 수 있다.

신선한 산딸기(복분자) 1kg
사과 식초 600ml

큰 용기에 깨끗이 씻은 산딸기를 넣고 사과 식초를 붓는다. 2주 동안 시원하고 어두운 곳에 우러나도록 두었다가 체에 걸러 내고 과육은 버린다. 깨끗한 병에 걸러 낸 식초를 저장해 두고 물 한 잔에 1티스푼을 타서 하루 3회 마신다. 이것은 가글제로도 사용할 수 있다.

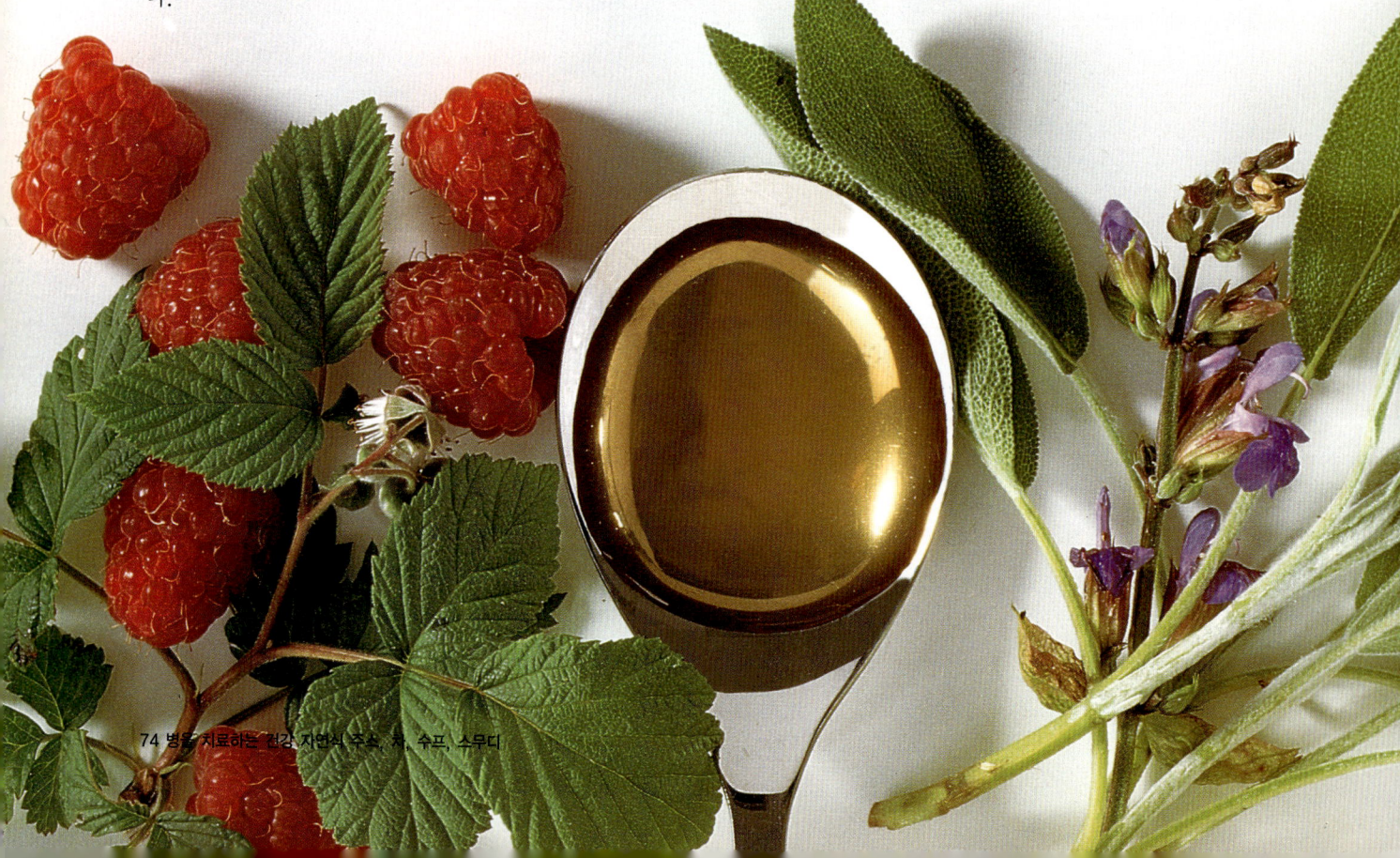

세이지 백리향 차

이 향기로운 차는 만들기 쉽고 인후염에도 효과가 좋다. 처음 증상이 느껴졌을 때 2시간마다 한 잔씩 마시면 좋다. 세이지와 백리향의 독특한 향기는 강력한 방부 효과가 있으며 특히 호흡 기관에 효과가 좋다. 인후염은 물론 그로 인한 감기, 기침, 열, 독감에도 효과 좋은 치료제다. 단, 임산부는 백리향과 세이지를 피한다.

말린 백리향 15g(또는 신선한 것 30g)
말린 세이지 15g(또는 신선한 것 30g)
끓는 물 600ml

큰 차냄비에 백리향과 세이지를 넣고 끓는 물을 붓는다. 뚜껑을 덮고 10~15분간 우러나도록 놔둔다. 뜨거울 때 조금씩 마신다. (2~3회분)

세이지(sage) : 꿀풀과 다년생 허브로 남부 유럽이 원산지. 향기가 좋아 구미 가정에서 가정 허브로 재배한다. 살비아(salvia)라고도 불리며, 잎을 말렸다가 달여서 인후염, 위장염 등에 사용한다. 약 2%의 정유가 함유되어 있는데 소스, 카레, 돼지 고기 요리 등에 향료로 사용한다.

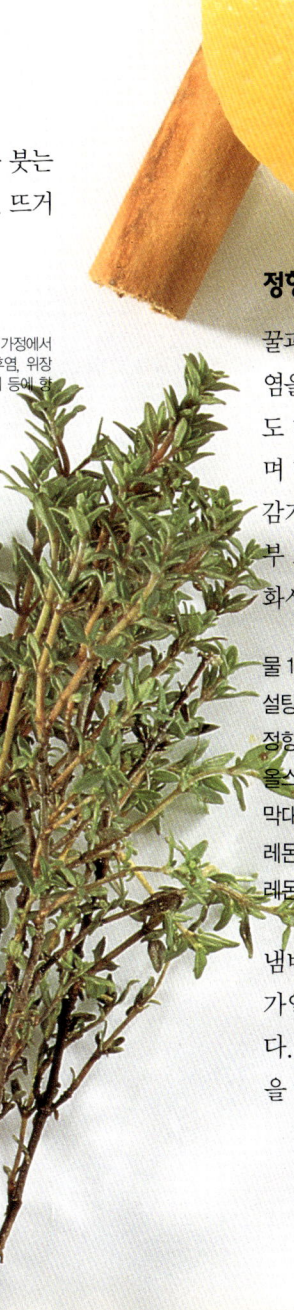

정향 레모네이드

꿀과 레몬, 정향 혼합물은 인후염을 달래고 호흡기 감염을 퇴치하는 효과가 입증된 치료제이다. 이것은 맛도 매우 좋다. 정향의 지방 성분은 몸을 따뜻하게 하며 항균성 물질과 막힘을 해소하는 성분이 풍부하여 감기와 독감에 완벽한 치료제가 된다. 레몬 주스도 방부 효과가 크고 비타민 C가 풍부하여 면역계를 활성화시킨다. 꿀은 목의 붓기를 가라앉힌다.

물 1.2리터
설탕 100g
정향 4개
올스파이스 간 것 1/2티스푼
막대 계피 1개
레몬 주스 4개분
레몬 껍질(장식용)

냄비에 물과 설탕, 향료를 넣고 끓을 때까지 천천히 가열한다. 끓기 시작하면 뚜껑을 덮고 10분간 더 끓인다. 걸러 낸 다음 레몬 주스를 넣고 잘 저어 레몬 껍질을 얹어 뜨거울 때 마신다. (4회분)

독감을 물리치는 음료

감기나 독감에 걸리지 않으려면 처음 증상이 나타날 때 즉시 치료해야 한다. 대개 첫 증상은 온몸과 목이 아프고 콧물이 흐르며 재채기가 나온다. 감기와 독감은 신체의 기력을 떨어뜨리므로 체내에 침투할지 모르는 독소를 세정하고, 미리 감염에 대항하여 면역계를 강화해야 한다.

적근대 뿌리 당근 오이 주스

길고 힘든 겨울을 날 때 생생한 생명력을 유지해 주는 주스다. 적근대 뿌리는 면역계를 자극하고 열을 내려 주며, 간, 장, 신장의 기능을 촉진하여 독소를 제거한다. 또한 림프계를 자극하여 면역력을 높이며, 자극을 받아 손상될 수 있는 카타르와 호흡기 충혈을 해소한다. 당근은 장의 활동을 활발하게 하고, 오이는 독소가 신장을 통해 제거되도록 돕는다.

적근대 뿌리 주스 125ml
당근 주스 125ml
오이 주스 90ml
레몬 주스 1테이블스푼
자연 생 요구르트 1테이블스푼

모든 주스를 한데 섞은 뒤 요구르트를 한 덩어리 얹어 마신다. 급성 증상들이 지속되는 동안 하루 2회, 한 잔씩 마신다. (1회분)

말오줌나무꽃 페퍼민트 차

활력을 주고 비강 충혈 증세를 해소하는 재료들을 섞어 만든다. 페퍼민트는 기도를 깨끗이 하고 혈액 순환을 촉진하며, 땀을 발산시켜 열을 내리게 한다. 활력을 주는 페퍼민트의 휘발성 오일은 항균 작용과 함께 면역 체계의 작용을 강화한다. 말오줌나무꽃 역시 카타르를 제거하고 열을 내려 주며, 면역력을 강화하고 체내의 독소를 없앤다.

말린 말오줌나무꽃 1티스푼(또는 신선한 꽃 2티스푼)
말린 페퍼민트 잎 1티스푼(또는 신선한 잎 2티스푼)
끓는 물 600ml
꿀(맛내기용)

차 냄비에 말오줌나무꽃과 페퍼민트를 넣고 끓는 물을 붓는다. 뚜껑을 덮고 10분간 우러나도록 둔다. 증상이 급성이면 매 2시간마다 한 잔씩 마신다. 기호에 따라 꿀을 넣어 달콤하게 마셔도 좋다. (2~3회분)

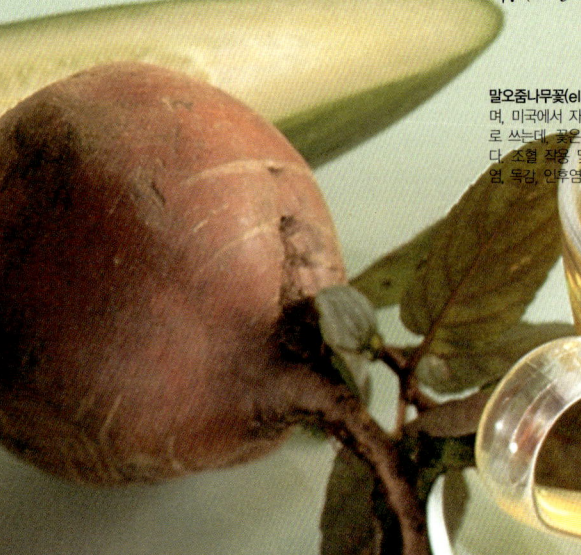

말오줌나무꽃(elderflower) : 유럽, 아시아, 북아프리카에 분포하며, 미국에서 자연스럽게 알려졌다. 꽃, 껍질, 열매, 잎 등을 약재로 쓰는데, 꽃은 거담제, 발한제, 변통제, 수렴제로서의 효능이 있다. 조혈 작용 및 혈관을 튼튼히 하고, 카타르, 기관지염, 부비동염, 독감, 인두염 등에 쓰인다.

향료 차

인도의 아유르베다 의학에 의하면 생강은 모든 향료 중에서 가장 이상적인 것으로, 정신을 고요하고 명상 상태로 유도한다. 이 음료는 혈액 순환을 원활하게 하고 열을 내려 주며, 감염에 효과가 있는 향료들을 달여서 만든다. 이 차는 또한 꽉 막힌 코와 가슴을 시원하게 하므로 독감에 효과적이다.

선선한 생강 15g(얇게 저민 것)
막대 계피 1개
정향 4개
말린 검은 후추 4개
고수 씨앗 1티스푼
찬물 600ml
꿀(맛내기용)
레몬 썬 것(장식용)

냄비에 생강, 계피, 정향, 후추, 고수 씨앗과 물을 넣고 끓인다. 뚜껑을 덮고 10~15분간 더 끓인 뒤에 걸러 낸다. 꿀이나 레몬 조각으로 맛을 낸다. 급성 증상이 지속되는 동안 하루 3~6회, 가능한 한 뜨겁게 해서 한 잔씩 마신다. (2~3회분)

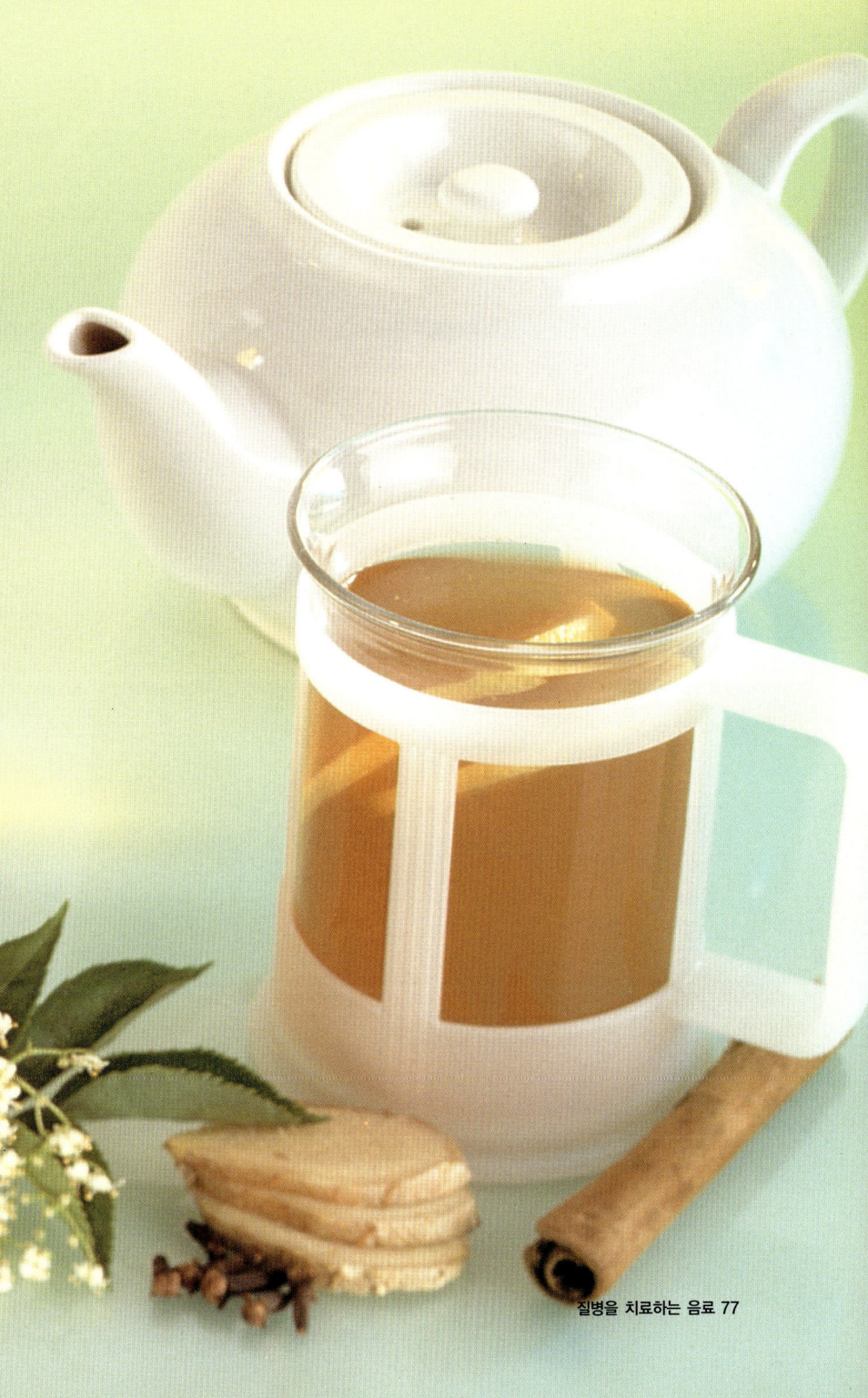

카타르성 충혈

막힌 코, 따끔거리는 목, 답답한 가슴은 기분을 아주 나쁘게 한다. 이럴 때 세이지 백리향 차(75쪽 참고)를 2시간 간격으로 마시면 감기와 독감 같은 자극적인 감염을 퇴치할 수 있다.

체내에 과잉 독소가 쌓여 유발되는 만성 카타르는 펜넬 차, 당근 셀러리 주스, 쐐기풀 양배추 수프(131쪽 참고) 등의 음료로 어느 정도 치료할 수 있다. 대기 오염, 담배 연기, 페인트 냄새 등으로 인한 카타르에는 진정 효과가 있는 감초나 머시멜로우, 버바스컴 달인 물을 마시는 것이 좋다. 카타르는 건초열이나 비염을 일으키는 알레르기에 의해 발생할 수 있는데, 동물 비듬이나 잔디 꽃가루, 우유, 밀 제품 등도 원인이 될 수 있다. 쐐기풀과 캐모마일, 레몬밤, 서양 톱풀, 고수로 만든 음료는 그와 같은 증상 해소에 도움이 된다. 또 가능하면 점액을 형성하는 유제품이나 밀, 설탕 등을 피하고, 체리나 블랙커런트, 딸기, 자두, 사과, 망고 같은 과일과 당근, 적근대 뿌리, 시금치, 셀러리 같은 야채로 만든 주스를 마신다. 마늘이나 양파, 리크, 생강, 백리향, 계피, 민트와 같이 톡 쏘는 자극적인 음식과 허브는 호흡기를 자극하여 카타르를 해소한다. 이 식품들은 또한 거담 효과도 뛰어나 폐에 고인 점액을 제거하는 데 도움이 된다.

고수 당근 오렌지 주스

기분 좋은 향이 나는 고수 잎을 당근과 섞으면 맛이 달콤해지고 오렌지 주스는 입맛을 상큼하게 한다. 당근은 신체 내에서 점액 분비 세포막을 진정시키는 효과가 뛰어나 과민 반응을 줄이며 세정 및 거담 작용을 함으로써 기도의 가래를 없앤다. 신선한 고수와 오렌지 주스는 비타민 A와 C가 풍부한데, 이미 오래전부터 카타르와 알레르기 비염 완화제로 이용되어 왔다.

당근 주스 125ml
오렌지 주스 125ml
곱게 간 고수 잎 4테이블스푼
얼음 덩어리
신선한 고수 가지(장식용)

잘게 자른 고수를 주스와 함께 섞어 얼음을 반쯤 채운 유리잔에 붓는다. 고수 가지로 장식하여 내놓는다. (1회분)

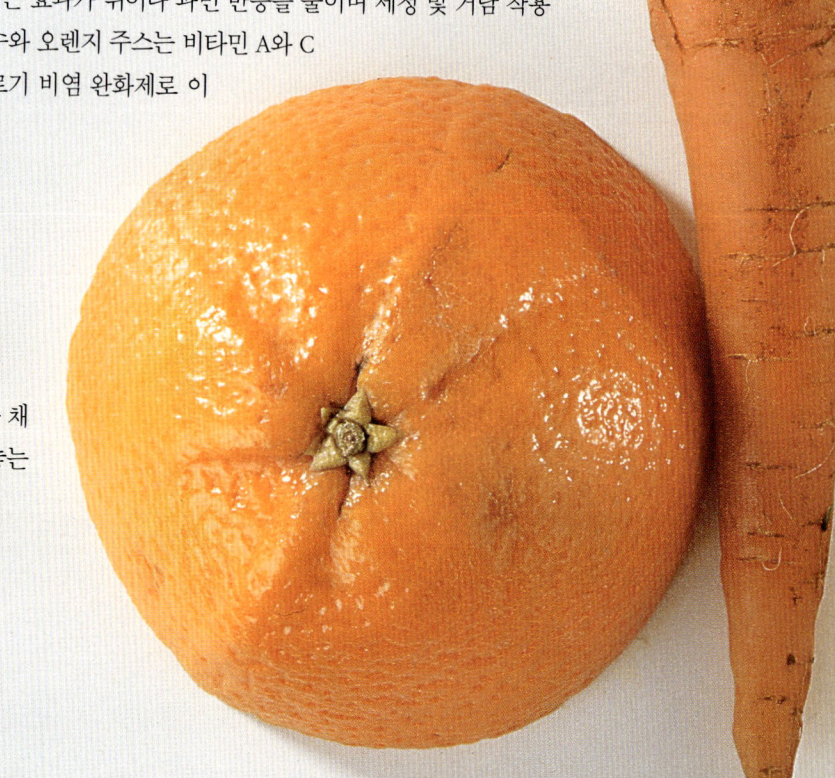

꿀 양파 즙

로마의 황제 네로는 감기와 인후염 치료제로 양파와 리크를 즐겼다고 한다. 양파와 꿀을 섞으면 맛이 좀 독특하겠지만 효과는 매우 뛰어나다. 양파의 방부 효과가 강력한데다 톡 쏘는 자극적인 맛이 호흡기를 자극하여 코와 가슴의 카타르성 충혈을 해소한다. 꿀은 방부 및 거담 효과가 있어 이상적인 치료제다.

중간 크기 양파 2개(껍질을 벗겨 잘게 썬 것)
꿀 2테이블스푼

접시에 양파를 넣고 꿀을 뿌린 다음 뚜껑을 덮고 상온에서 밤새도록 놓아두면 즙이 생긴다. 증상이 지속되는 동안 매 2시간마다 1티스푼씩 섭취한다.

망고 스무디

망고는 호흡기의 충혈을 푸는 데 효과적이다. 여기에 세정 및 수렴 효과가 있는 라임이 첨가되어 효과가 더욱 강화된다. 쌀 우유는 과일과 맛의 조화를 이루며 호흡기를 진정시킨다.

잘 익은 망고 2개
라임 즙 1/2개분
쌀 우유 300ml
신선한 민트 가지(장식용)

망고 과육과 라임 즙, 쌀 우유를 함께 믹서기에 넣는다. 부드러워질 때까지 섞은 뒤 신선한 민트 잎으로 장식하여 제공한다. (1~2회분)

리크(leeks) : 2년생 백합과의 관상 식물. 약간 톡 쏘는 즙이 많은 길쭉한 잎과 두꺼운 실린더형의 줄기를 양념으로 사용한다.

양파 와인

양파의 톡 쏘는 맛이 백포도주의 은은한 향미와 조화를 이룬다. 꿀은 기도를 깨끗이 하고 음료가 몸속에서 잘 내려가도록 돕는 당분을 제공하여 이 음료의 효과를 증대시킨다.

양파 300g(곱게 썬 것)
꿀 4테이블스푼
백포도주 600ml

뚜껑이 있는 큰 용기에 양파와 꿀, 와인을 넣고 자주 흔들어 주면서 48시간 동안 우러나도록 둔다. 그런 다음 걸러 내어 충혈의 정도에 따라 하루 3~6회, 1테이블스푼씩 섭취한다. 냉장고에 보관하되 3일 안에 다 먹도록 한다.

두통 • 편두통

누구나 가끔씩 두통에 걸린다. 감기나 열병이 원인일 수도 있고 긴장하거나 고단한 하루 일과 때문일 수도 있다. 사람들 중에는 불행히도 일주일에 한 번씩은 두통에 걸리는 사람이 있는데 이는 보통 머리와 목 근육의 긴장 때문이다. 또다른 유발 요소로는 눈의 질환, 숙취, 카타르, 부비동염, 알레르기, 고혈압 등을 들 수 있다.

편두통은 두통보다 훨씬 더 강하고 고통이 심하다. 편두통은 종종 구토 증세, 시야 혼란, 빛에 대한 민감성 등을 수반한다. 편두통은 머리로 들어가는 혈관의 마찰과 확장이 원인으로, 편두통 환자들은 긴장과 좌절을 경험하기 쉬운 성향의 사람 즉 성취욕이 높거나 완벽주의자인 경우가 많은데, 편두통에서 벗어나기 위해서는 안정을 취하는 것이 가장 좋다. 특히 여성이 남성에 비해 편두통에 더 잘 걸리는 이유는 월경 시기에 에스트로겐 수치가 변하기 때문이다.

두통 유발 인자는 다양하다. 식사를 거르거나 부실한 식사는 저혈당을 야기하여 두통을 유발할 수 있다. 카페인 음료와 설탕이 많이 든 음식의 섭취도 저혈당을 야기한다. 예를 들어 커피, 차(녹차, 홍차 등 카페인 함유 차), 초콜릿, 코코아, 콜라, 효모 추출액, 오렌지, 바나나, 단단한 치즈, 알코올, 돼지 고기, 크림 등도 두통이나 편두통 유발 인자로 작용하므로 두통으로 고생하고 있다면 피하는 것이 좋다. 대신 충분한 양의 수분을 섭취하고 기름기 많은 생선과 견과류, 씨앗, 통곡식과 야채로 구성된 식사를 규칙적으로 하면 좋아진다.

두통을 없애거나 증상을 덜기 위해서는 기존의 진통제에 의지하기 전에 몇 가지 허브 차를 마셔 본다. 월계수 잎, 국화, 은행, 로즈마리, 레몬밤, 페퍼민트 등이 좋다. 생강과 매운 고추는 두통과 편두통 예방제로 이미 오래 전부터 이용되어 왔다. 캡사이신(capsaicin)은 고추에 들어 있는 자극적인 맛 성분으로 놀라운 진통 효과가 있다.

고수 정향 고추 차

2가지의 향료가 결합된 이 매콤한 음료는 강력한 자극 효과가 있기 때문에 심장이 약한 사람들에게는 좋지 않다. 고수 씨는 소화 능력이 뛰어나 소화 불량으로 인한 두통을 완화하는 데 좋고, 고추는 뇌에서 엔도르핀 분비를 자극하여 고통을 막아 주는 동시에 행복감을 가져다준다.

고수 씨앗 2티스푼
정향 5개
고춧가루 1티스푼
물 600ml
꿀(맛내기용)

물과 함께 팬에 향료들을 넣고 끓을 때까지 가열한다. 뚜껑을 덮고 10분간 더 끓인다. 꿀로 달콤하게 맛을 내어 필요할 때 반 잔씩 마신다. (4~6회분)

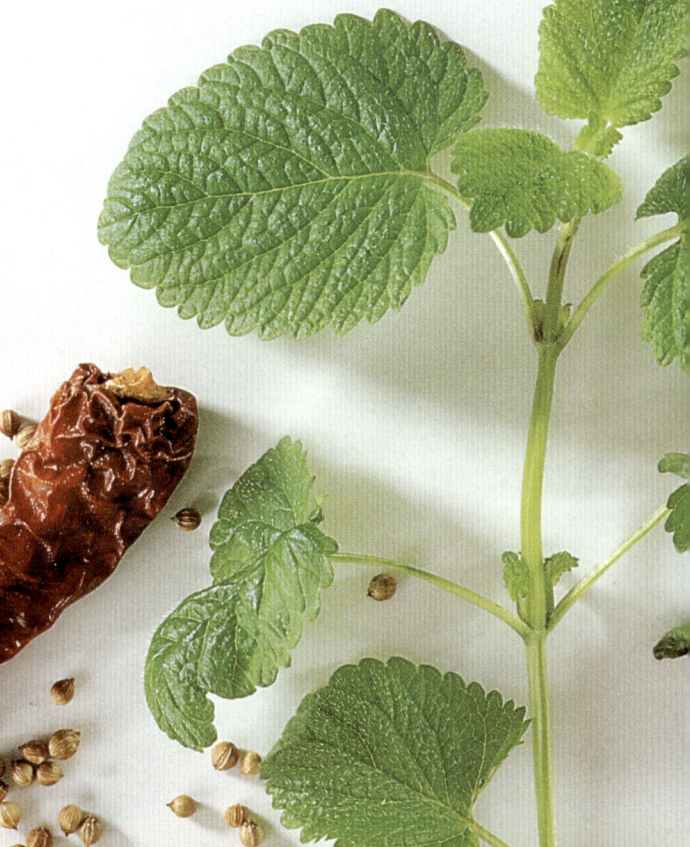

바질 레몬밤 차

기분을 좋게 하는 맛과 향기를 지닌 이 은은한 방향성의 차는 당신도 모르는 사이에 스트레스성 두통을 초래하는 긴장되고 응축된 근육을 진정시킬 것이다. 바질과 레몬밤은 진정 효과가 뛰어나고 두통과 편두통을 포함한 다양한 스트레스성 증상에 대한 완벽한 해독제 역할을 한다.

신선한 스위트 바질 잎 1테이블스푼
신선한 레몬밤 잎 1테이블스푼
끓는 물 600ml

차 냄비에 바질과 레몬밤을 넣고 끓는 물을 붓는다. 뚜껑을 닫고 10~15분간 우러나도록 둔다. 필요할 때 한 잔씩 마신다. (2~3회분)

당근 로즈마리 주스

달콤하고 순한 맛이 나는 당근에 로즈마리의 독특하고 찌르는 듯한 자극적인 향미가 활력을 준다. 이 주스는 소화를 돕고 간 기능을 개선하며 혈관을 확장하는 작용이 있어 신체의 독을 해독하고 머리의 혈액순환을 원활하게 한다. 또한 긴장을 완화하며, 간 기능을 자극하여 두통과 편두통에 가장 효과적인 치료제로 쓰인다.

당근 주스 125ml
셀러리 주스 125ml
신선하고 부드러운 로즈마리 가지 3개
후춧가루

믹서기에 당근 주스, 셀러리 주스, 로즈마리를 함께 넣고 섞은 뒤 후추로 양념한다. 만든 즉시 바로 마시는 것이 좋은데 예방 차원에서 매일 규칙적으로 한 잔씩 마신다. (1회분)

질병을 치료하는 음료

부비동염

부비동염은 자극적일 뿐만 아니라 종종 고통스런 증상을 수반한다. 부비동염은 눈과 코를 둘러싸는 뼈로 된 구멍 부위인 부비동(sinus)에 점액질이 가득 차 발생하는 염증과 감염 증상이다. 급성 부비동염에 걸리면 코와 볼, 이마를 가로지르는 통증이 생기고, 때로는 강한 두통이 일어나기도 한다. 부비동염은 또한 감기나 독감 후, 건조열과 함께 나타나는 카타르성 막힘증에 의해서도 발생할 수 있다. 만성 부비동염은 환경오염이나 알레르기성 비염, 독소의 체내 과잉 축적이 원인이다.

카타르성 충혈을 해소하기 위해서는 체내의 독소를 없애고 장 운동을 정상적으로 유지하기 위해 수분을 충분히 섭취해야 한다. 신선한 공기를 마시고 규칙적으로 유산소 운동을 하며, 되도록 자주 창문을 열어 환기를 시키는 것이 좋다. 증상이 없어질 때까지는 모든 유제품(특히 지방 함량이 많은 치즈와 우유), 빵이나 파스타 같은 정제된 탄수화물 그리고 설탕처럼 점액을 생성하는 식품을 섭취하지 않아야 한다. 동시에 카타르와 감염을 없애는 데 도움이 되는 음식과 음료를 만들어 마시는 것도 부비동염 예방에 좋은 방법이다.

블랙커런트, 사과, 블루베리, 체리, 레몬, 그레이프프루트, 망고, 파인애플은 모두 카타르성 충혈을 해소하고, 감염에 대한 저항력을 높여 준다. 또한 리크, 양파, 당근, 양배추 등의 야채와 마늘, 보리지, 말오줌나무꽃, 라임꽃, 고수, 캐모마일, 민트, 백리향, 레몬밤 같은 허브, 생강, 계피, 고추처럼 몸을 따뜻하게 하는 향료들을 수프, 주스, 차 등으로 만들어 먹으면 카타르와 부비동염으로 인한 감염을 없앨 수 있다. 이 음료들은 따뜻할 때 마시는 것이 가장 좋은데, 열 자체가 가래를 해소하는 데 도움이 되기 때문이다.

구아바 망고 주스

이보다 더 효과적인 부비동염 완화제를 찾기 어려울 만큼 구아바는 부비동염에 효과가 뛰어나다. 달콤하고 즙이 많은 구아바를 망고, 그레이프프루트와 섞으면 기분을 좋게 하는 이색적인 주스가 된다. 망고와 그레이프프루트는 점액질을 제거하고 감염에 대항하여 면역계를 지원하는 풍부한 영양소를 제공한다.

그레이프프루트 주스 45ml
구아바 주스 90ml
망고 주스 90ml
신선한 레몬밤 잎(장식용)

과일 주스를 모두 섞는다. 날씨가 덥다면 잔에 얼음을 넣고 레몬밤 잎으로 장식하여 제공한다. (1회분)

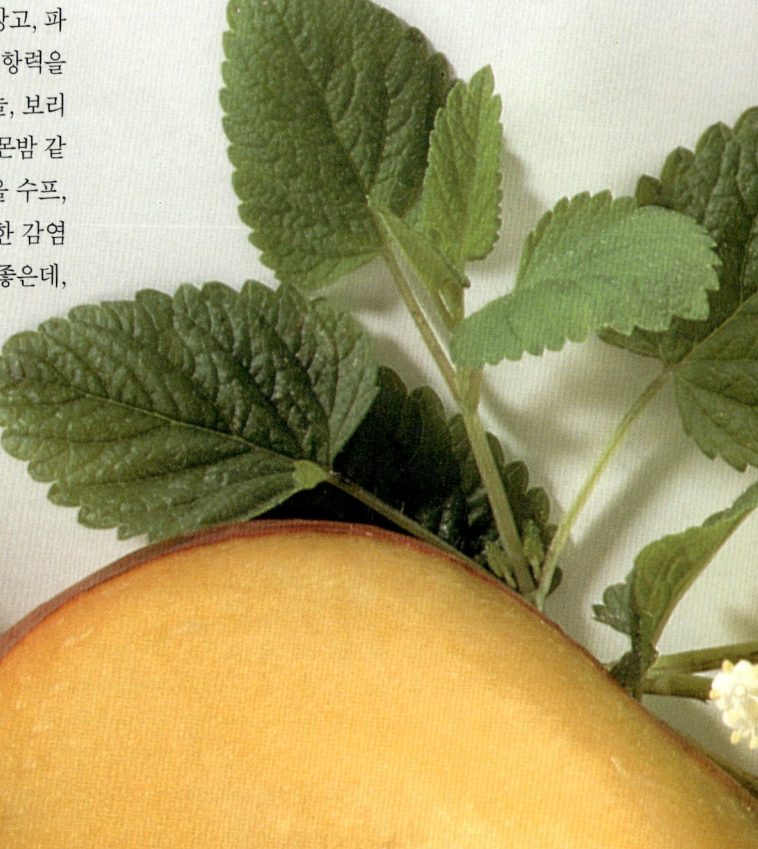

양배추 고수 시럽

양배추와 고수를 섞으면 맛이 좀 어울리지 않을 수도 있지만 부비동염 치료에는 확실한 효과가 있다. 양배추는 몸의 독소를 제거하는 놀라운 해독 기능이 있다. 또한 면역계와 항체 생산을 자극하고 특히 호흡기 감염을 막는 효과가 뛰어나다. 고수 역시 충혈을 해소하고 방부 효과가 좋으며 시럽의 맛을 더 풍부하게 한다.

고수 씨 2티스푼
양배추 1/2개(곱게 썬 것)
꿀(양배추를 덮을 만큼 충분한 양)

막자와 막자 사발을 이용하여 고수 씨를 으깬다. 양배추와 함께 으깬 고수 씨를 큰 접시에 넣고 꿀을 뿌려 둔다. 밤새 두었다가 체에 걸러 부비동염 증상이 개선될 때까지 하루 3회, 각 1~2티스푼을 섭취한다.

충혈을 다스리는 페퍼민트 차

말오줌나무꽃과 서양 톱풀, 페퍼민트를 우린 뜨거운 물은 감기, 독감, 열병, 카타르, 부비동염의 증상 완화에 효과적이다. 이 은은한 방향성의 차는 기분을 매우 유쾌하게 하고 혈액 순환을 도우며 가래를 없애고 면역계를 강화한다. 겨울철에 마시기 좋은 음료지만 몸에 즐거운 활력을 주므로 여름철에 마셔도 좋다.

말린 말오줌나무꽃 1티스푼(또는 신선한 것 2티스푼)
말린 라임꽃 1티스푼(또는 신선한 것 2티스푼)
말린 페퍼민트잎 1티스푼(또는 신선한 것 2티스푼)
말린 톱풀 1티스푼(또는 신선한 것 2티스푼)
꿀(맛내기용)

차 냄비에 준비한 재료들을 모두 넣고 끓는 물을 붓는다. 뚜껑을 덮고 10~15분간 우러나도록 둔다. 원하면 꿀을 첨가하여 맛을 내어 충혈이 해소될 때까지 하루 3~6회, 뜨겁게 해서 한 잔씩 마신다. 기호에 따라 꿀을 넣는다. (2~3회분)

어린이 열병

어린 시절에 겪은 질환으로 인한 열은 독소에 대해 강하고 생생한 반응을 나타낸다. 그러므로 아이의 체내 시스템을 정화하기 위해서는 성장하면서 축적된 독소는 물론 배아 발생 단계에서 부모에게 물려받은 독소까지 제거해 주어야 한다.

열이 나는 아이에게는 딱딱한 음식을 주지 말고 마실 것을 충분히 공급하여 독소를 없애야 한다. 이는 땀 발산을 통한 독소 제거 효과는 물론 신장과 방광 등을 통한 독소의 제거까지 의미한다. 실제로 땀 분비를 촉진하는 허브는 바질, 라임꽃, 레몬밤, 말오줌나무꽃, 민트, 서양 톱풀, 캐모마일, 생강, 계피 등이다.

블랙베리 주스

달콤하고 자극적인 맛이 나는 이 주스는 어린이들이 좋아할 만큼 충분히 맛이 좋고 감염에 대한 저항력을 높이는 동시에 열을 내려 주는 좋은 주스다. 블랙베리에는 비타민 C와 바이오 플라보노이드가 풍부하게 함유되어 있으며 코 점막의 충혈을 완화하고, 변통 효과와 이뇨 효과가 있어 몸에서 독소를 제거한다. 주스에 들어가는 다른 향료들은 혈액 순환을 촉진하여 땀을 내게 하고 강력한 항균 작용을 한다.

잘 익은 블랙베리 900g(또는 600ml의 주스를 만들기에 충분한 양. 생과일을 구하기 어렵다면 통조림이나 엑기스로 대신한다)
꿀 6테이블스푼
정향 10개
생강 5조각(얇게 썬 것)
계핏가루 1티스푼

잘 익은 블랙베리를 압착하여 주스로 만들어 꿀과 향료와 함께 팬에 넣는다. 약한 불에서 끓을 때까지 가열하면서 꿀이 녹을 때까지 잘 젓는다. 5분간 더 끓여서 식힌 다음 뜨거운 물을 넣어 희석한다. 이를 매 2시간마다 한 잔씩 마신다.

라임꽃 레몬밤 차

레몬 향기가 은은한 이 차는 아이들의 열을 내려 주는 탁월한 차다. 레몬밤과 라임꽃을 뜨겁게 해서 섭취하면 땀 분비가 촉진된다. 이는 레몬밤과 라임꽃이 피부로 혈액 공급을 늘려 땀을 많이 발산시키기 때문이다. 이 차는 또한 막힘증 해소 작용이 있어 인후염이나 감기, 기침, 독감 등에도 효과가 좋다.

신선한 라임꽃 2티스푼(또는 말린 것 1티스푼)
신선한 레몬밤 2티스푼
끓는 물 600ml

차 냄비에 재료들을 넣고 끓는 물을 붓는다. 뚜껑을 덮고 10분간 우러나도록 놔둔다. 매 2시간마다 한 잔씩 따뜻하게 데워 마신다. (2~3회분)

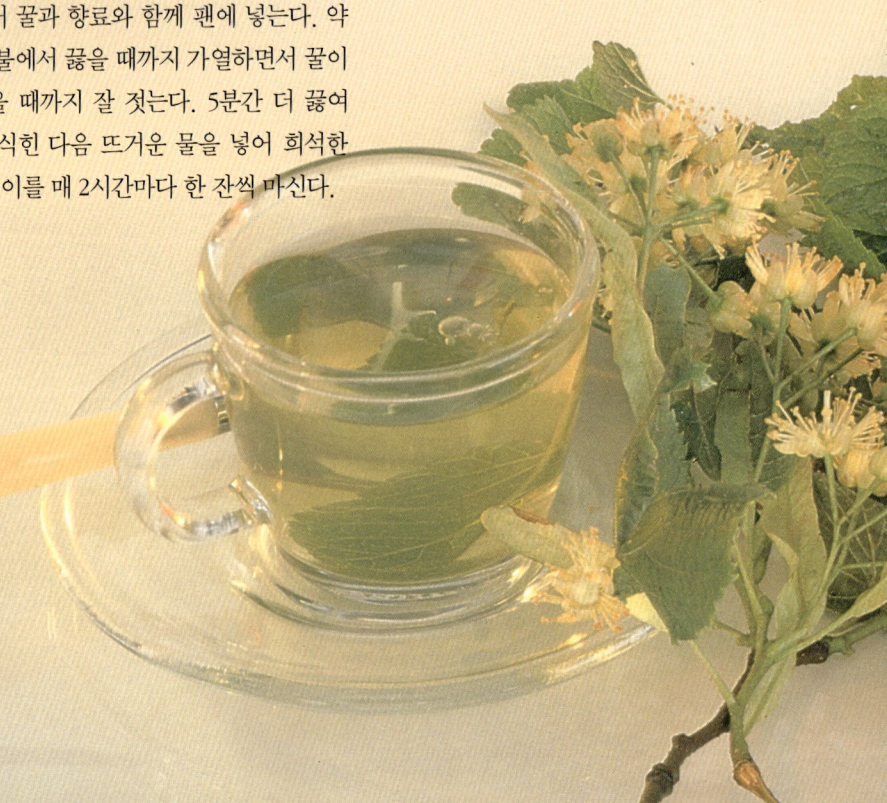

블랙커런트 사과 음료

아이가 열이 날 때 자주 마시게 하면 효과적인 이 음료는 과일 향이 나고 활력을 주는 음료다. 이 음료에 들어가는 세 가지 과일은 방부 효과가 있고 감염에 대한 저항력을 높여 주는 비타민 C와 바이오 플라보노이드가 풍부하다. 동시에 충혈을 해소하는 효과도 있어 종종 어린이 열병을 유발하는 호흡기 감염에 효과가 좋은 충혈 완화제이다.

사과 2개(씨를 빼고 잘게 썬 것)
블랙커런트 50g(생과일을 구하기 어려우면 통조림으로 대신한다)
물 450ml
레몬 주스 2티스푼
꿀(맛내기용)

팬에 물과 사과, 블랙커런트를 넣고 끓을 때까지 가열한다. 10분간 더 끓인 후 걸러 낸다. 레몬 주스와 꿀을 넣고 잘 저어 뜨거울 때 마신다. (2회분)

블랙커런트(blackcurrant) : 유럽에서 비교적 최근에 널리 재배되기 시작한 관목형 베리 과일 나무. 열매는 블루베리와 비슷하며 불포화지방산이 풍부하다.

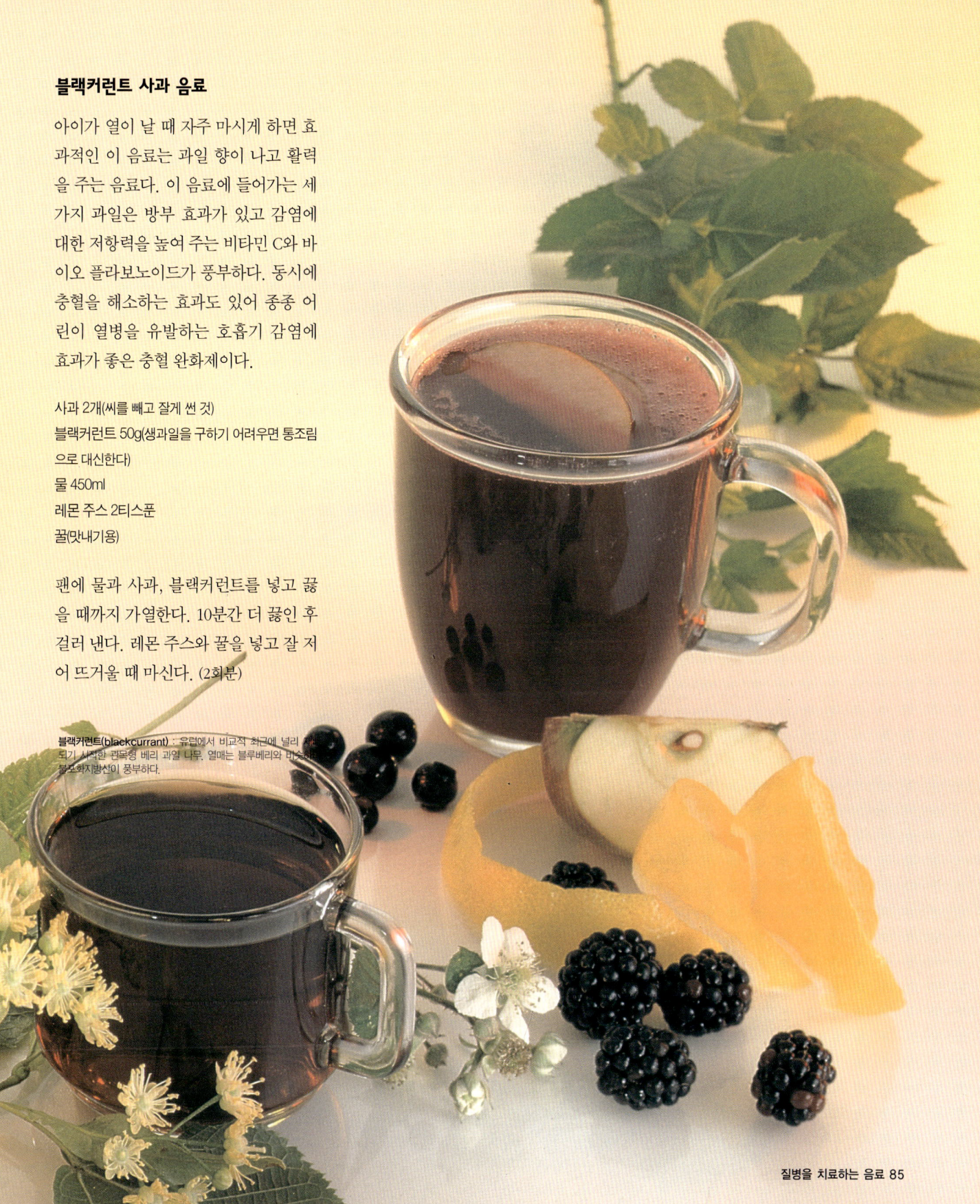

숙취

지난밤의 모임이나 친구와 조용히 마신 몇 잔의 술 때문에 치러야 하는 대가는 매우 크다. 구역질이 날 것 같은 두통과 입에서 나는 끔찍한 냄새는 자신은 물론 주변 사람들에게까지 피해를 준다. 숙취를 피하는 가장 좋은 방법은 당연히 술을 적당히 또는 전혀 마시지 않는 것이다. 가끔씩은 단지 한두 잔의 술만으로도 그 다음날 비틀거리는 것을 느낄 수도 있는데, 이는 빈속에 술을 마셨거나 특별히 알코올에 민감한 체질이기 때문이다. 만일 가끔씩 술을 마시거나 알코올 분해 능력이 약한 사람이라면 큰 고통을 받을 것이다.

알코올은 이뇨제로 작용하여 소변의 양을 늘리고 몸에 열을 나게 하여 땀을 발산시킨다. 소변과 땀이 과잉 배출되어 생기는 탈수는 숙취의 주요 원인이다. 또 소변으로 미네랄과 미량 원소들의 빠져나가 두통을 유발하기도 한다. 그래서 과음한 다음날에는 물을 많이 마셔야 한다. 그리고 술을 마시기 전에 전채 요리를 조금 먹거나 술을 마시면서 식사를 한다면 혈액으로 알코올이 흡수되는 속도가 지연되어 간이 알코올을 처리할 시간이 늘어난다. 몇 시간에 걸쳐 천천히 술을 마시는 것도 이런 점에서 도움이 될 것이다.

술을 오랫동안 마실 수 있게 하거나 그 다음날 원활한 활동을 할 수 있도록 보장하는 자연적인 숙취 치료제는 없다. 그러나 숙취의 고통을 줄일 수 있는 방법은 몇 가지 있다. 알코올은 비타민 A, B, C, 칼슘, 마그네슘 그리고 아연 등을 포함한 영양소들의 흡수와 대사에 영향을 끼친다. 신선한 과일과 야채 주스에 들어 있는 비타민 A와 C는 영양소를 보충해 줄뿐만 아니라 몸에서 알코올을 제거한다. 그러므로 술을 마시기 전에는 그레이프프루트 주스나 사과 주스를 한 잔씩 마시는 것이 좋다. 과일 주스에 들어 있는 과당은 알코올 대사를 촉진하고, 과즙은 독소를 몸밖으로 씻어 내며 탈수로 인해 손실된 액체를 보충한다.

무기력감을 해소하는 그레이프프루트 라임 주스

짜릿하고 활력을 주는 이 음료는 지나치게 무기력한 증상을 개선한다. 라임과 그레이프프루트는 풍부한 비타민 C와 과당을 제공할 뿐만 아니라 세정 효과가 있어서 혹사당한 간을 회복시키고 간의 독소 제거를 돕는다. 달콤하고 자극적인 쿠민은 소화를 돕고 간을 지원하며, 알코올 등의 독소를 처리하는 몸의 능력을 강화한다.

그레이프프루트 주스 600ml
라임 주스 2티스푼
쿠민 간 것 1티스푼

재료들을 함께 섞어 술을 마시기 전에 마신다. (2~3회분)

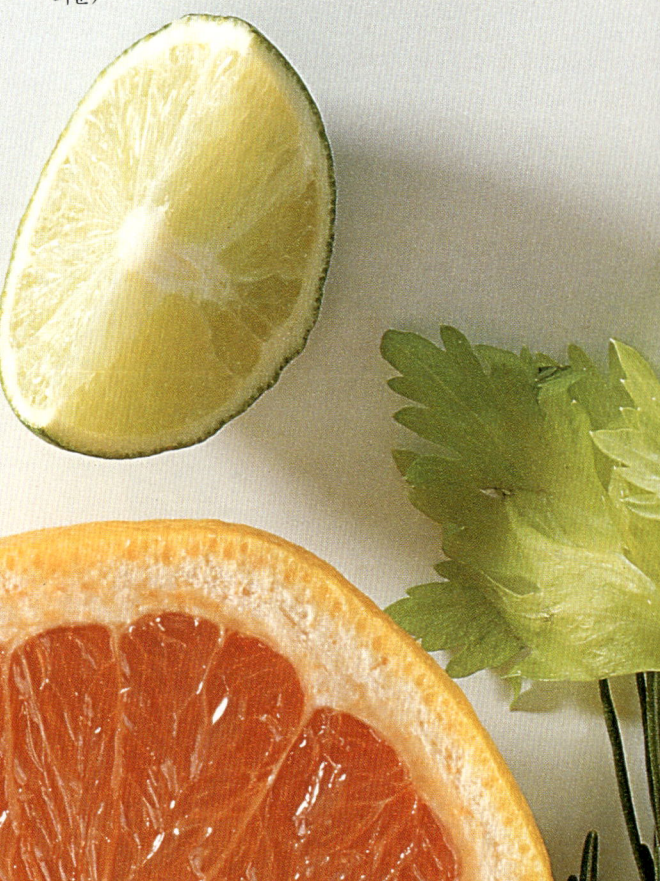

양배추 숙취 해소제

양배추 주스가 모든 사람들의 입맛에 맞지 않을 수도 있지만 이 주스는 특히 술을 마신 다음날 아침 기력이 쇠했음을 느낄 때 마시면 숙취 제거 효과가 탁월하다. 셀러리와 고수의 독특한 맛은 양배추의 향미를 덮어 주기에 좋고, 알코올의 독성 효과를 줄여 준다. 양배추는 술에 취하는 것을 막고 두통과 숙취에도 효과가 뛰어나다. 양배추에는 알코올의 독성으로부터 간을 보호해 주는 물질인 글루타민(glutamine)이 함유되어 있다.

신선한 양배추 주스 250ml
신선한 셀러리 주스 250ml
신선한 고수 잎 2티스푼

야채 주스를 모두 섞어 고수를 넣어 제공한다. 장식으로 약간의 고수 잎을 남겨 두었다가 함께 띄운다. (2회분)

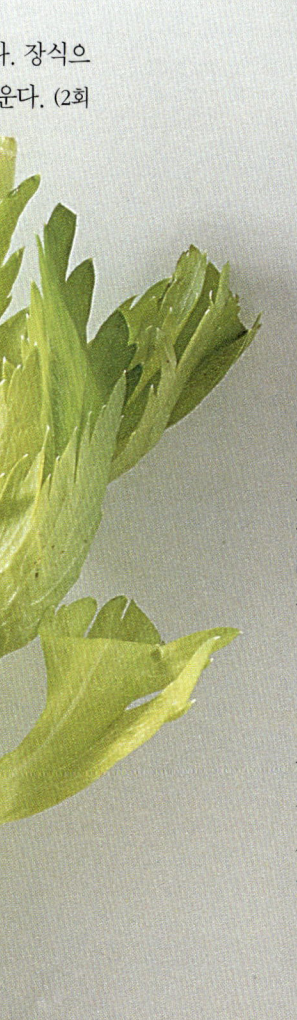

로즈마리 레몬 시럽

이 시럽은 놀라운 향기를 지니고 있다. 로즈마리의 쓴맛은 간을 자극하여 체내의 독소를 제거하는 효과가 있다. 레몬 주스는 간에 활력을 주어 숙취를 해소하며 특히 빈속에 술을 먹었을 때 효과가 좋고 비타민 C도 보충한다.

로즈마리 가지(눈금 있는 용기에 부드럽게 눌러서 잴 것) 600ml
끓는 물 600ml
레몬 주스 1개분
설탕 450g

냄비에 로즈마리를 넣고 끓는 물을 부은 다음 뚜껑을 덮고 약 10분간 우러나도록 두었다가 걸러 낸다. 레몬 주스와 설탕을 넣고 다음 5-8분 내지 시럽의 농도가 짙어지기 시작할 때까지 팔팔 끓인다. 불을 끄고 식혀서 단지나 병에 담고 다 식으면 공기가 통하지 않게 밀폐하여 둔다. 숙취를 없애기 위해 필요할 때마다 1~2테이블스푼을 섭취한다.

불면증

하루에 최소 6~8시간은 숙면을 취해야 근무 시간에 최대한 효율적으로 일할 수 있다. 불면증은 대부분 스트레스와 긴장으로 인해 유발되며, 종종 인생의 커다란 전환이나 사별, 경제적 문제, 우울증 등에 의해서도 유발된다. 그렇다고 무턱대고 의사에게 달려가 수면제를 달라고 요구하기보다는 먼저 중독을 일으키지 않고 실질적으로 자신의 건강을 지킬 수 있는 몇 가지 자연적인 치료제를 복용해 보는 것이 현명하다.

먼저 자신이 잘먹고 있고, 신경계에 영양을 미치는 식품인 귀리, 통곡식, 신선한 과일과 야채, 견과류와 씨앗류를 충분히 섭취하고 있는지 확인한다. 만일 수면 장애를 겪고 있다면 우선 설탕이나 카페인 그리고 담배 같은 자극제를 멀리해야 한다. 특히 잠자기 전에는 더욱 그렇다. 낮에 끝내지 못한 일을 밤늦게까지 함으로써 뇌를 자극하는 일도 피하도록 하라. 그보다는 신경을 안정시키는 일을 함으로써 편안하게 잠들 수 있도록 해야 한다.

잠자기 전에는 과식을 하지 말고, 규칙적인 수면 패턴을 정착시킬 수 있도록 매일 밤 같은 시간에 잠자리에 들도록 노력하라. 또한 잠들기 전에 따뜻한 우유와 꿀, 레몬밤, 라벤더, 캐모마일, 라임꽃 차처럼 편안함을 주는 차를 마시는 것도 좋다. 만약에 배가 고프다면 새벽에 시장기를 느껴 깨어나는 일이 없도록 가벼운 스낵류를 먹는 것이 좋다.

운동은 불면증의 원인이 되는 스트레스를 풀어 주므로 규칙적인 운동을 하는 것도 중요하다.

딜 상추 수프

딜은 야채 요리, 소스, 수프 그리고 샐러드에 생기를 주는 기막힌 향취가 나는 허브다. 또한 몸 전체의 평활근과 중앙 신경계에 뛰어난 진정 효과를 보여 신경계의 긴장을 풀어 주고 불면증을 해소하는 효과가 있다. 특히 상추 수프에 넣으면 완벽한 조화를 이룬다.

올리브 오일 1테이블스푼
중간 크기 양파 2개(껍질을 벗기고 얇게 썬 것)
감자 2개(껍질을 벗기고 깍뚝썰기한 것)
마늘 1쪽(으깬 것)
큰 상추 1개(잘게 썬 것)
육수(야채 또는 닭고기 삶은 물) 900ml
소금, 후춧가루
농도 짙은 자연 생 요구르트 3테이블스푼
신선한 딜 2테이블스푼(잘게 썬 것)

큰 팬에 올리브 오일를 가열하여 양파, 감자, 마늘을 넣고 5분간 볶는다. 상추, 육수, 소금과 후춧가루를 함께 팬에 넣어 끓을 때까지 가열한다. 뚜껑을 덮고 약 20분간 약한 불에 더 끓인다. 재료를 섞기 전에 조금 식혀서 요구르트와 준비한 딜의 반을 넣고 약 3시간 정도 냉장고에 넣어 둔다. 남은 딜을 뿌려 장식한다. (4회분)

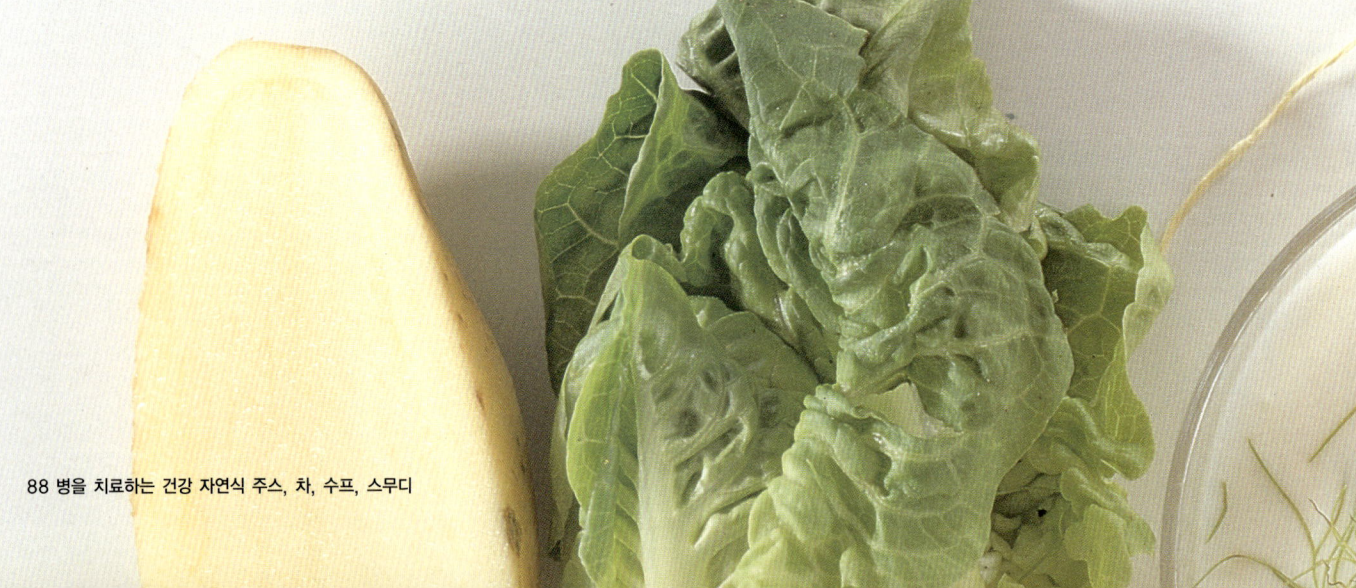

상추 민트 차

상추의 줄기에서 나오는 하얀 유액은 흔히 '상추 아편'으로 알려져 있다. 그 이유는 아편의 일종인 양귀비에서 추출한 것과 모양이나 효과가 비슷하기 때문이다. 상추는 진정 효과가 있어서 불안과 근심을 진정시키고 수면을 유도하는 데 도움이 된다. 상추차는 불면증에 효과가 좋으며, 민트가 상추의 쓴맛을 완화하므로 잠자기 전에 즐기는 맛있는 음료가 된다.

상추 잎 3~4장(큰 것)
물 300ml
신선한 민트 가지 2개

그릇에 물과 상추를 넣고 15분간 뚜껑을 닫고 끓인다. 불을 끈 뒤에 민트를 넣는다. 5분간 놔두었다가 걸러내어 잠자리에 들기 전에 한 잔씩 마신다. (1회분)

캐모마일(chamomile) : 유럽, 북서아시아가 원산지이나 현재 북미 지역에서 재배된다. 식욕부진, 기관지염, 감기, 기침, 간 질환, 피부 염증, 감염 증상 그리고 소화 기관 염증과 경련 시에도 사용한다. 임산부, 수유중인 여성도 사용 가능하다.

캐모마일 라임꽃 차

꽃이 핀 라임나무에서 퍼져나가는 꿀처럼 달콤한 향기는 긴장된 근육을 이완시키고 숙면을 유도하는 효과가 있다. 라임꽃과 진정 작용이 있는 캐모마일꽃을 섞어 차를 만들어 마시면 불면증에 효과가 좋다. 잠자리에 들기 전에 한 잔씩 마시면 좋다.

라임꽃 2티스푼
캐모마일꽃 2티스푼
끓는 물 600ml
꿀(맛내기용)

차 냄비에 라임꽃과 캐모마일꽃을 넣고 끓는 물을 붓고 뚜껑을 덮어서 10분간 우러나도록 둔다. 필요하면 꿀을 넣어 맛을 낸다. (2~3회분)

관절염

관절염에 걸린 관절 부위의 염증과 통증, 경직—류머티즘성 관절염, 퇴행성 관절염, 통풍—은 절름발이를 유발할 수 있다. 그러나 스스로 관절염을 예방하고 증상에 대한 통증을 줄일 수 있는 방법이 있다. 그러기 위해서는 먼저 자세를 바로잡고 많은 운동을 한다. 그리고 스트레스와 긴장을 줄일 수 있는 조치들을 취하고 몸무게를 줄이도록 한다.

토마토와 감자과에 속하는 채소류, 감귤류와 신맛의 과일들(딸기, 식용 대황), 설탕, 붉은색 육류, 돼지고기 제품 그리고 알코올 등은 실제로 관절염을 유발할 수 있다. 반면 아티초크, 파슬리, 아스파라거스, 브로콜리와 같은 양배추과 식물들, 치커리, 순무 등의 음식은 관절염에 좋다. 또한 양배추, 셀러리, 당근에 들어 있는 충분한 영양소들은 죽은 뼈와 연골의 정상적인 기능 유지에 필수적인 영양소를 제공하며, 관절의 마모로 인해 약해진 신체가 회복되도록 도와준다.

관절염을 치료하는 사과 식초 차

이 음료는 새콤달콤한 맛이 나는 음료로 건강 증진을 위해 규칙적으로 마시면 좋다. 사과 식초는 신체 내에서 산성의 균형을 바로잡아 주고 독소를 제거하여 통증을 어느 정도 완화한다. 또한 체내에서 칼슘 대사를 개선한다. 꿀의 진정 작용은 이 음료의 통증 완화 효과를 더욱 높여 준다.

사과 식초 1디저트스푼
꿀 1티스푼
뜨거운 물 250ml

뜨거운 물 한 잔에 사과 식초와 꿀을 넣어 저녁에 잠자리에 들기 전에 마신다. (1회분)

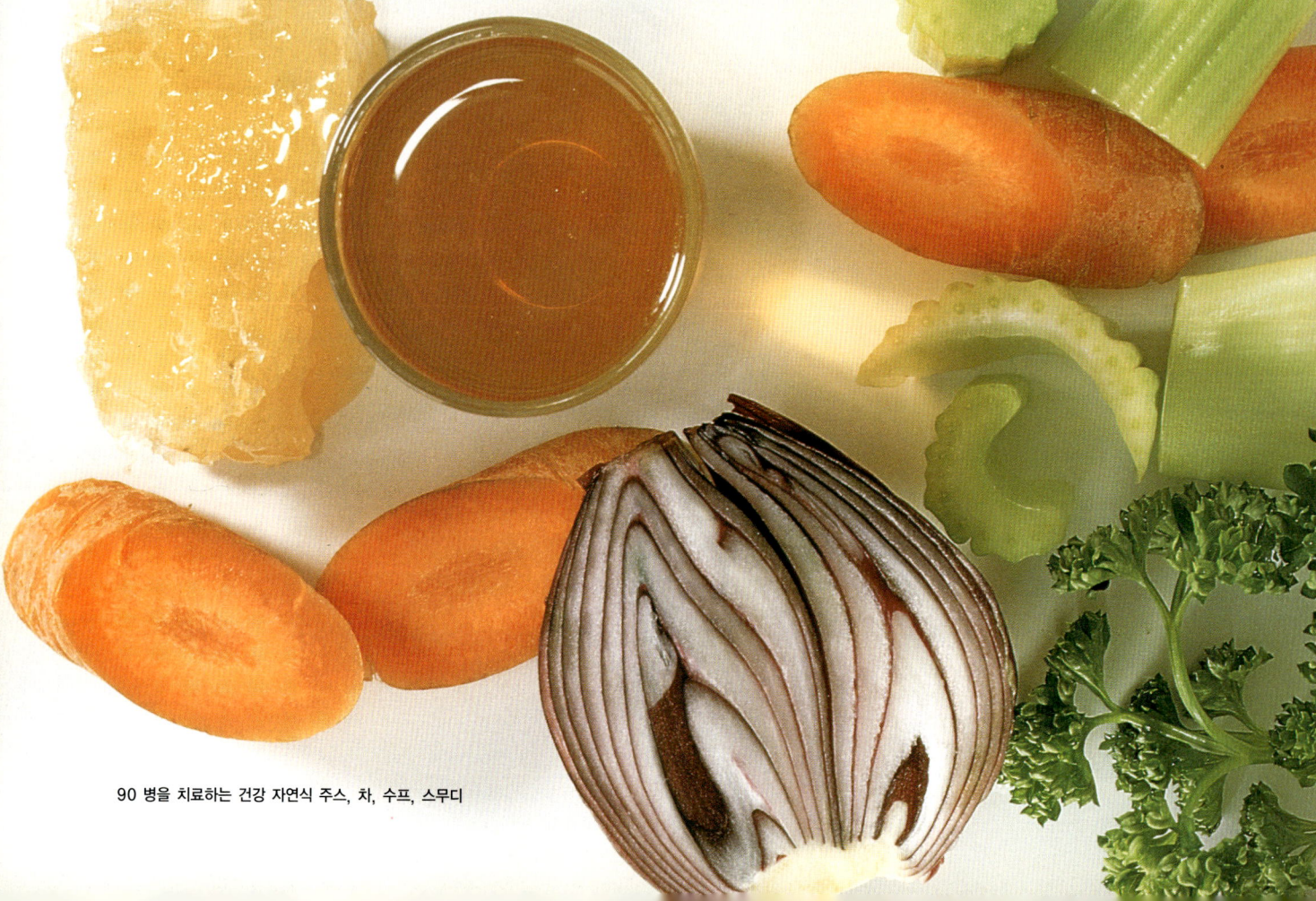

시원한 양배추 주스

관절염 부위에서 발생하는 열을 식혀 주는, 뜨겁고 맛이 좋은 수프다. 짙은 크림성이면서 아삭아삭한 야채로 가득한 이 수프는 영양소가 풍부하여 마모된 관절 부위를 복구하는 데 도움을 준다. 특히 양배추는 독소를 제거하고 체내의 요산을 제거하며 항염증제로써의 효과가 뛰어나다.

올리브 오일 1티스푼
중간 크기 양파 2개(껍질을 벗기고 얇게 썬 것)
중간 크기 당근 3개(씻어서 깍둑썰기한 것)
셀러리 줄기 2개(씻어서 얇게 썬 것)
중간 크기 리크 1개(씻어서 아주 얇게 썬 것)
육수(야채 또는 닭고기 삶은 물) 1.2리터
소금, 후춧가루
중간 크기 양배추 1개(갈갈이 찢은 것)
크림 또는 자연 생 요구르트 300ml
신선한 파슬리(장식용)

소스 냄비에 기름을 가열하여 양배추를 제외한 나머지 야채들을 넣고 5~10분간 약한 불에서 젓는다. 육수와 양념을 넣고 뚜껑을 덮은 뒤 끓을 때까지 가열한다. 그런 다음 불을 줄여 30분간 더 끓인다. 다른 냄비에 물과 양배추를 넣고 양배추가 부드러워질 때까지 약 5분간 조리한다. 여기에 미리 만들어 놓은 수프와 반 분량의 크림(또는 요구르트)을 넣고 부드럽게 가열한다. 남아 있는 크림이나 요구르트를 위에 얹어 파슬리로 장식한 다음 제공한다. (4회분)

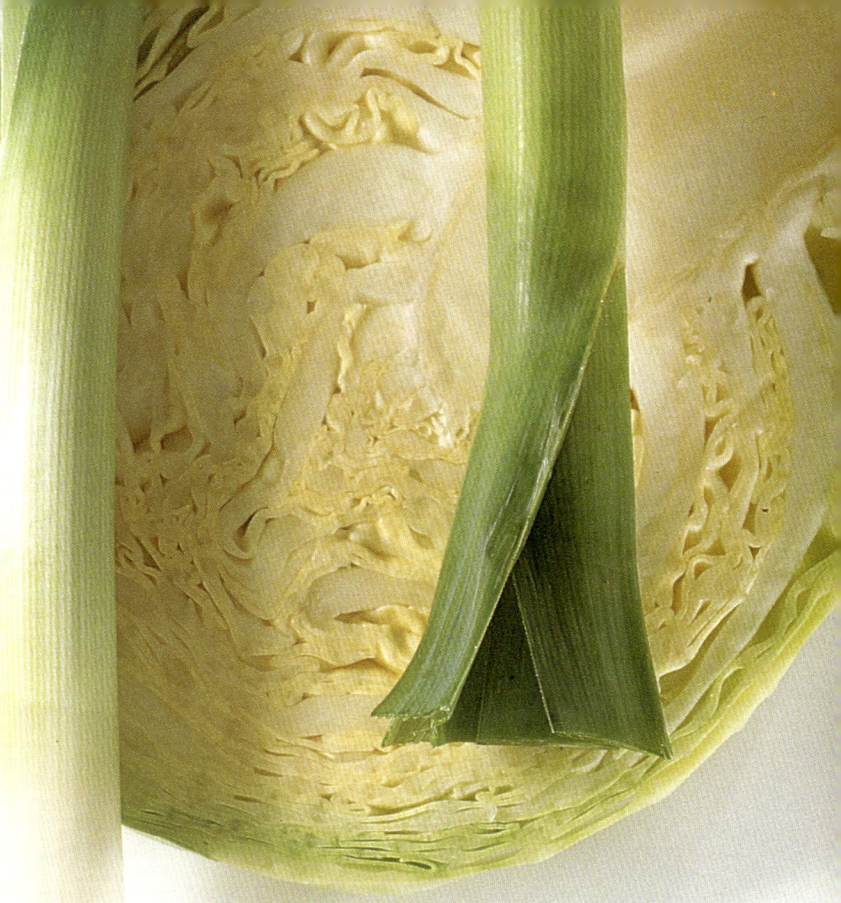

셀러리 당근 주스

방향성의 셀러리와 달콤한 당근의 대조적인 맛이 결합된 이 주스는 모든 염증성 관절 증상에 뛰어난 효과가 있는 음료다. 셀러리와 당근 모두 관절을 복구하는 데 필요한 영양소들이 풍부하고, 퇴행성 질환 예방에 도움이 되는 항산화 비타민인 A와 C를 함유하고 있다. 이 성분들은 또한 소화를 도와주고 관절 부위의 독소와 요산을 제거한다.

셀러리 주스 125ml
당근 주스 250ml
파슬리 가지 3개
소금, 후춧가루

모든 재료들을 함께 믹서기(또는 녹즙기)에 넣고 섞어서 마신다. (1회분)

빈혈

만약 피곤하고 기운이 없거나 과민해졌다는 느낌이 들고, 두통이나 어지럼증, 숨가쁨 등으로 고통받고 있다면 빈혈을 의심해야 한다. 빈혈을 효과적으로 해소하기 위해서는 그 원인이 무엇인지를 알아내는 것이 중요하다. 만일 당신이 철분이나 엽산 함량이 낮은 식품들로 구성된 식사를 하고 있다면 녹색 잎의 야채와 허브 음료를 충분히 섭취하는 것이 좋다. 살구와 자두에는 철분이 풍부하고, 토마토와 물냉이, 시금치는 철분과 엽산을 골고루 포함하고 있다. 이런 영양소들을 적절하게 흡수하기 위해서는 소화력이 좋아야 한다. 그런데 차와 커피 그리고 술은 모두 비타민 E의 결핍을 초래할 수 있으며 유익한 성분들의 흡수를 방해한다.

오렌지 자두 조혈제

부드럽고 달콤한 자두와 오렌지의 강한 맛이 어울려 달콤함과 신맛을 내는 맛좋은 음료로, 빈혈에 좋은 치료제이다. 오렌지에 풍부한 비타민은 철의 흡수를 강화한다. 요구르트와 계피는 위와 장에서 세균의 균형을 회복시키고 소화 기관에서 이 풍부한 활력 음료가 적절하게 이용되게 한다.

자두 6개(씨를 뺀 것)
신선한 오렌지 주스 100ml
자연 생 요구르트 1테이블스푼
계핏가루 한 줌

자두와 오렌지 주스, 요구르트를 믹서기(또는 녹즙기)에 넣고 섞는다. 계핏가루를 뿌려 마신다. (1회분)

토마토 물냉이 시금치 활력제

짙은 녹색을 띤 이 놀라운 활력 음료는 단지 바라보는 것만으로도 기분이 좋아진다. 각각의 재료가 가지는 영양 성분들이 음료 속에 듬뿍 녹아 있기 때문이다. 물냉이와 시금치, 토마토, 레몬 즙에 풍부한 비타민은 철분과 엽산의 흡수를 돕는다. 물냉이에 들어 있는 비타민 E 역시 비타민의 흡수에 기여한다. 고추의 매운맛은 요리에 색다른 자극을 주는 한편 소화와 흡수를 촉진한다.

잘 익은 토마토 500g(껍질을 벗긴 것)
물냉이 1/2다발(씻은 것)
큰 시금치 잎 4개(씻은 것)
콩간장 1티스푼
레몬 즙 2티스푼
고추 한 줌
소금(맛내기용)
얼음 덩어리 5개
백리향 한 줌(장식용)

믹서기(또는 녹즙기)에 모든 재료들을 함께 섞은 뒤에 걸러내어 잔에 담고 백리향을 얹어 장식한다. (3~4회분)

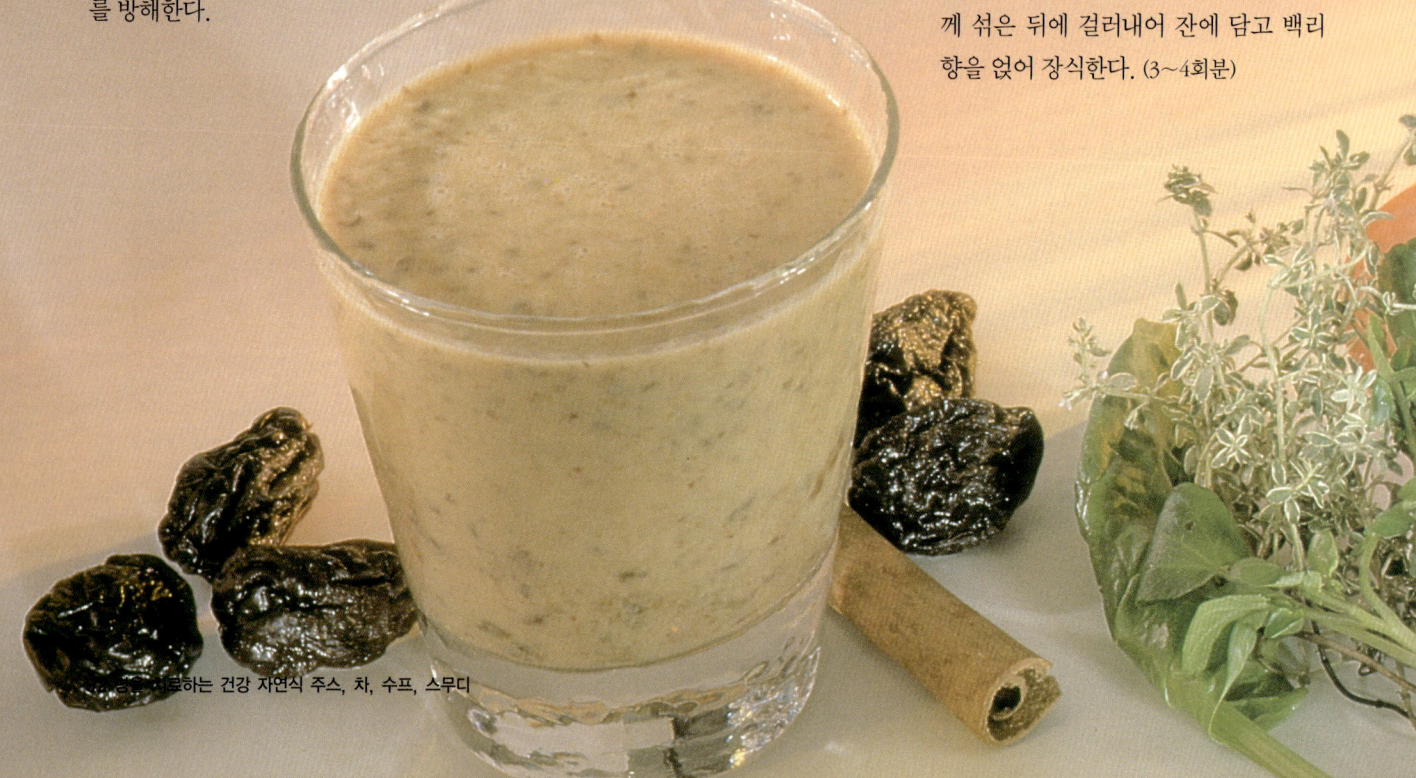

살구 그레이프프루트 활력제

살구와 그레이프프루트는 둘 다 달콤하고 신맛이 나는 향미를 가지고 있다. 살구는 에너지를 주는 활력제로 효과가 인정되었고, 그레이프프루트는 위장의 기능을 돕고 허약해진 위장을 회복시킨다. 꿀은 소화 능력 개선과 빈혈 예방에 좋다. 살구에 들어 있는 철분과 그레이프프루트에 들어 있는 엽산과 비타민 C가 서로 결합함으로써 이 맛있는 갈증 해소 음료가 되어 피로에 지쳤거나 빈혈이 있는 사람들에게 좋은 치료제가 된다.

말린 살구 4~6개
꿀 2티스푼
그레이프프루트 주스 300ml
육두구 간 것(장식용)

살구가 잠길 정도로 물을 넣고 부드러워질 때까지 끓인다. 살구가 뜨거울 때 꿀을 넣어 젓는다. 그레이프프루트 주스를 넣고 믹서기에 갈아 액상으로 만든다. 마시기 전에 육두구를 뿌려 제공한다. (1회분)

수족 냉증

혈액 순환이 원활하지 않으면 특히 손발끝에서 더 차가움을 느끼게 된다. 그렇게 되면 얼굴이 창백해지고, 겨울에는 동상이나 에너지 저하, 소화 불량, 변비에 잘 걸린다. 유전적으로 혈액 순환이 원활하지 않은 사람도 있지만, 스트레스와 긴장, 주로 앉아서 하는 생활 방식, 약하거나 노화된 심장, 동맥 혈관의 경직 등이 주요 원인이 되기도 한다.

가장 좋은 예방법은, 운동을 충분히 해서 혈액 순환을 원활하게 하고 심장을 강화하며 담배를 피하는 것이다. 담배는 혈관을 좁히고 동맥 혈관에 프라그가 쌓이게 하여 혈액 순환을 방해한다. 카페인 성분이 든 차와 커피 또한 혈관을 좁히고 긴장을 악화시키므로 섭취를 줄이도록 한다. 추운 날에는 몸을 따뜻하게 유지하되 꽉 끼는 옷은 혈액의 흐름을 방해하므로 입지 않는 것이 좋다.

음식과 음료를 가지고 할 수 있는 가장 좋은 예방법은 차가운 음식의 섭취를 제한하는 것이다. 마늘과 양파, 생강과 함께 주로 향료로 이용되는 리크, 혈액 순환을 자극하는 고추, 워밍 작용을 하는 겨자 등의 재료로 이루어진 이 매콤한 수프는 손과 발을 따뜻하게 한다. 김이 모락모락 나는 생강차 역시 마찬가지 작용을 하는데, 생강차는 차로 마셔도 효과가 좋지만 뜨겁게 데워 약 10분 정도 발 목욕용으로 이용해도 좋다. 견과류나 씨앗류, 통곡식류, 녹색 잎 야채와 같이 칼슘과 마그네슘, 비타민 E가 풍부한 재료들은 혈관이 압축되는 것을 완화시켜 혈액의 흐름을 개선한다. 물냉이, 파슬리, 살구, 자두, 블랙커런트와 같이 철분과 비타민 C가 풍부한 식품들은 동맥 혈관을 확장하고, 빈혈을 예방하는 데 도움이 된다. 지방이 많이 들어 있는 생선과 달맞이꽃 오일, 아마 오일 등에서 발견되는 오메가-3 필수 지방산은 혈액 순환을 개선하고 동맥 혈관에 지방이 침착되는 것을 예방한다.

그레이프프루트 계피 주스

향이 좋은 그레이프프루트와 온갖 향료가 섞인 이 혼합 음료는 추운 겨울날 놀라운 워밍 효과를 준다. 그레이프프루트에는 혈관을 확장, 강화하여 혈액 순환을 개선해 주는 비타민 C와 바이오 플라보노이드가 풍부하다. 계피와 육두구, 그리고 정향 역시 혈관을 확장하고 심장과 혈액 순환을 개선한다.

그레이프프루트 주스 300ml
정향 3개
계피 스틱 1개
꿀 1 테이블스푼
육두구(맛내기용)

팬에 그레이프프루트 주스와 정향, 계피를 넣고 가열한다. 약 5분간 끓인다. 불을 끈 뒤 걸러 낸다. 꿀을 넣어 저은 다음 약간의 육두구를 뿌려 제공한다. (1회분)

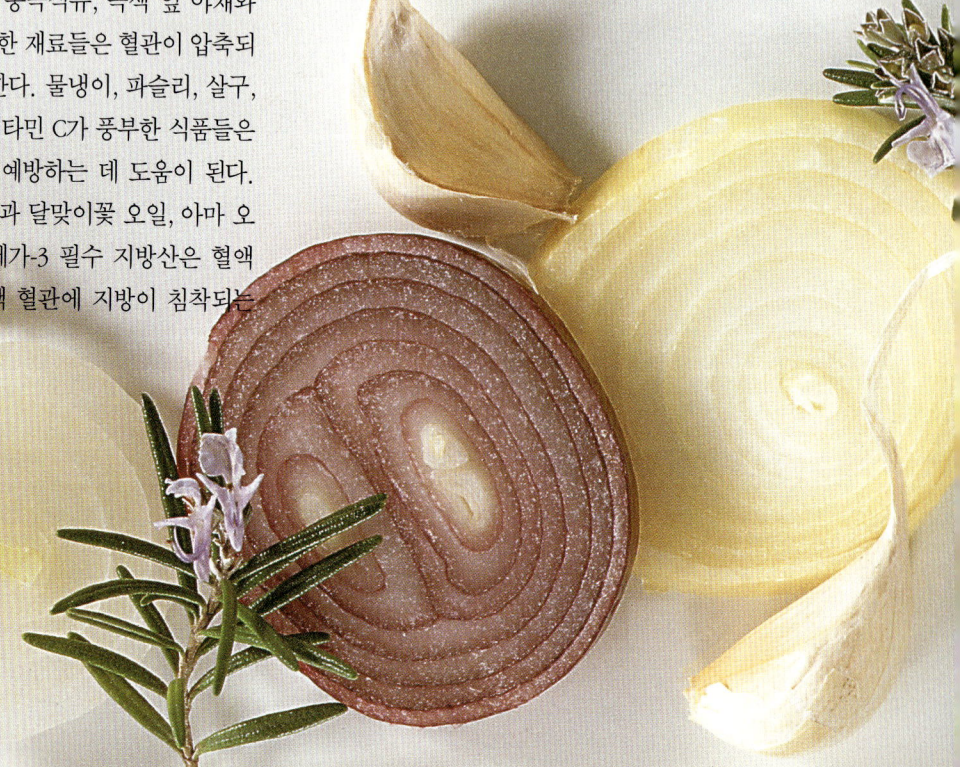

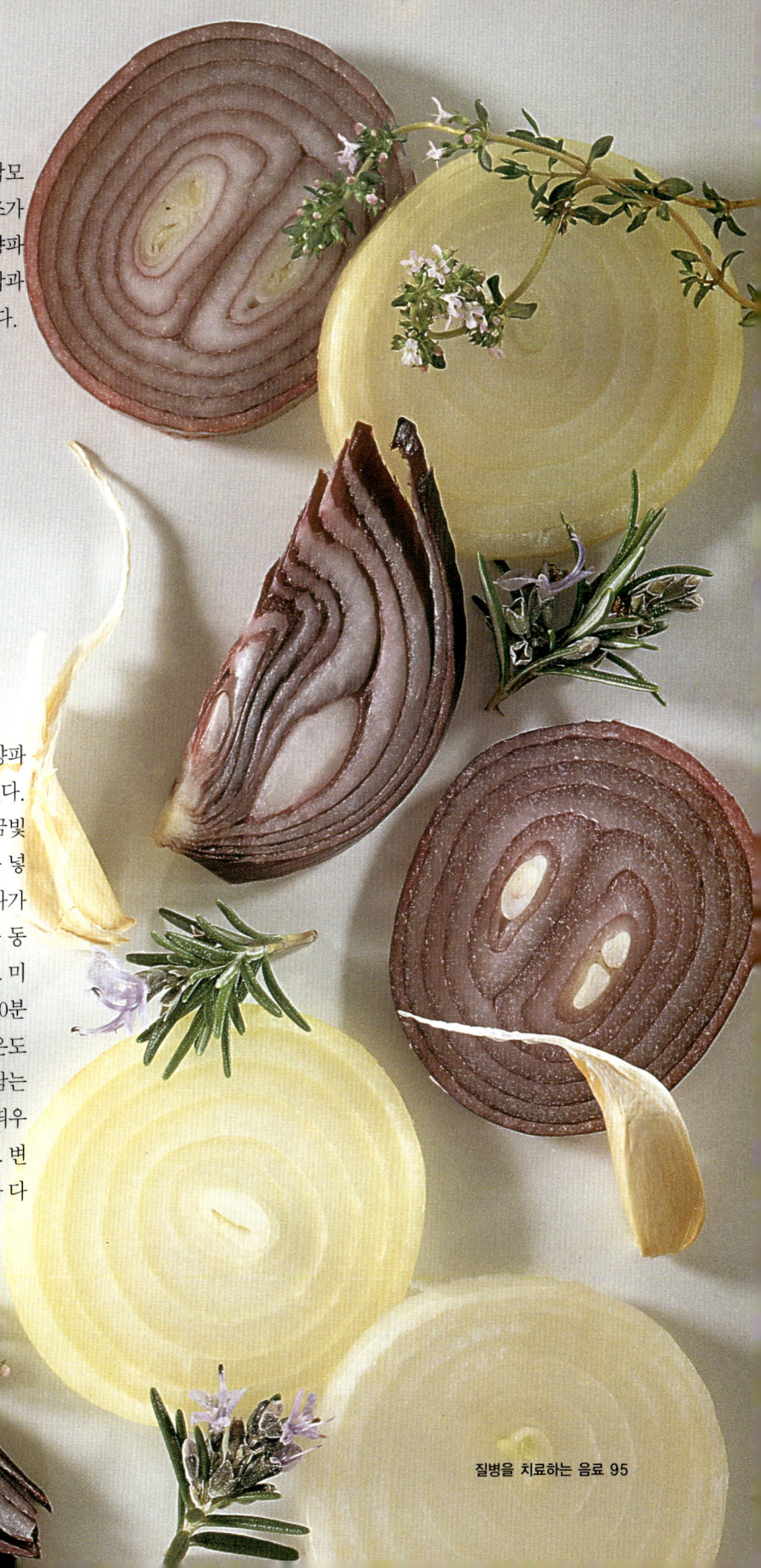

양파 수프

이 수프는 특히 추운 겨울날 밤에 뜨거운 김이 모락모락 날 때 먹으면 좋은 먹거리로, 표면에는 녹은 치즈가 거품을 내며 얹혀 있다. 톡 쏘고 워밍 효과가 있는 양파는 혈액 순환을 자극하고 동맥 혈관을 확장하고 혈압과 해로운 콜레스테롤 수치를 낮추어 심장병을 예방한다.

올리브 오일 1테이블스푼
양파 6개(껍질을 벗기고 링 모양으로 썬 것)
마늘 4쪽(얇고 길쭉하게 썬 것)
설탕 1티스푼
밀가루 1테이블스푼
육수(야채 또는 닭고기 삶은 물) 1.2리터
신선한 백리향 1테이블스푼
신선한 로즈마리 1테이블스푼
소금, 후춧가루
바게뜨빵 1개
다공질 치즈 175g(강판에 간 것)

큰 팬에 올리브 오일를 넣고 약한 불에 가열한 뒤 양파를 넣고 약 30분간 익히다가 마늘을 넣고 다시 끓인다. 그런 다음 설탕과 밀가루를 넣고 저으면서 양파가 금빛으로 변할 때까지 1~2분 정도 더 조리한다. 육수를 넣고 저으면서 끓인다. 뚜껑을 덮고 45분간 더 끓이다가 백리향, 로즈마리, 양념을 넣는다. 수프가 완성되는 동안에 바게뜨빵을 2.5cm로 썰어 180℃(화씨 350℉)로 미리 가열된 오븐에 넣어 금색으로 변할 때까지 약 20분 동안 굽는다. 굽는 동안 한 번 뒤집어 준다. 오븐 온도에 견딜 수 있는 4개의 질그릇을 준비하여 수프를 담는다. 수프가 담긴 각각의 그릇마다 한 조각의 빵을 띄우고 갈아 놓은 치즈를 잘 덮는다. 치즈가 황갈색으로 변하고 거품이 일 때까지 뜨거운 그릴에 놓아두었다가 다 되면 즉시 먹는다. (4회분)

혈압

많은 사람들이 중년에 이르면 줄곧 혈압으로 고생한다. 고혈압은 서양 전체 성인의 다섯 명 중 한 명에게서 발병하는 것으로 추정된다. 누구나 고혈압 또는 저혈압 유전 요소를 가지고 있을 수 있다. 만약 당신이 과체중이라면 흡연이나 알코올과 마찬가지로 고혈압에 걸릴 가능성이 높다.

평소에 섭취하는 음식과 생활 방식을 관찰해 보면 혈압 문제에 대한 몇 가지 해답을 발견할 수 있다. 신선한 과일과 야채, 콩류, 견과류와 씨앗, 몇 가지 기름기 많은 생선과 두부 등을 충분히 섭취하면 혈압 조절에 필요한 미네랄인 칼륨, 칼슘, 마그네슘 등을 보충할 수 있다. 또한 마늘과 양파, 콩, 셀러리처럼 혈압을 낮추는 효과가 있는 특정한 식품이 들어 있는 음료를 섭취하는 것도 동맥 혈관에 좋은 영향을 미친다. 채식주의자가 육식주의자보다 고혈압 발병률이 낮다는 것을 주시할 필요가 있다.

스트레스도 고혈압에 영향을 미칠 수 있으므로 긴장감을 악화시키는 카페인 음료 대신 캐모마일이나 레몬밤, 라임꽃과 같은 진정 효과가 있는 허브 차로 대체하는 것이 좋다. 하루 20~30분간 규칙적인 유산소 운동을 하면 기분이 더 좋아질 뿐만 아니라 혈압을 조절하고 심장과 동맥 혈관을 건강하게 유지하는 데 도움이 된다.

마늘 수프

이 톡 쏘는 수프는 매우 기분좋게 고혈압 치료제를 섭취하는 방법이다. 마늘은 전 세계에 걸쳐 수세기 동안 혈압을 낮추는 치료제로 알려져 있다. 마늘은 해로운 콜레스테롤을 줄이고 동맥을 확장하며 혈액의 흐름을 개선해 주기 때문에 심장병과 뇌졸중의 위험을 줄이는 데도 도움이 된다. 고수와 파슬리, 레몬 주스를 첨가하면 맛이 훨씬 좋아져 마늘 냄새가 주는 반사회적 효과를 줄일 수 있을 것이다.

올리브 오일 1테이블스푼
양파 2개(껍질을 벗기고 얇게 썬 것)
육수(야채 또는 닭고기 삶은 물) 900ml
마늘 1통(껍질 깐 것)
잘게 썬 고수 잎 1테이블스푼
잘게 썬 파슬리 잎 1테이블스푼
소금, 후춧가루
레몬 주스 1테이블스푼

소스 냄비에 올리브 오일를 가열하여 양파를 넣고 5분간 조리한다. 육수, 마늘, 준비된 허브의 2/3, 양념 등을 넣고 끓을 때까지 가열한다. 뚜껑을 덮고 20분간 더 끓인다. 불을 끄고 레몬 주스를 섞어 잘 젓는다. 다시 불에 올려 가열하면서 양념으로 맛을 낸다. 남은 허브를 뿌려 장식하여 제공한다. 이 수프는 특히 허브 빵과 먹으면 좋다. (4회분)

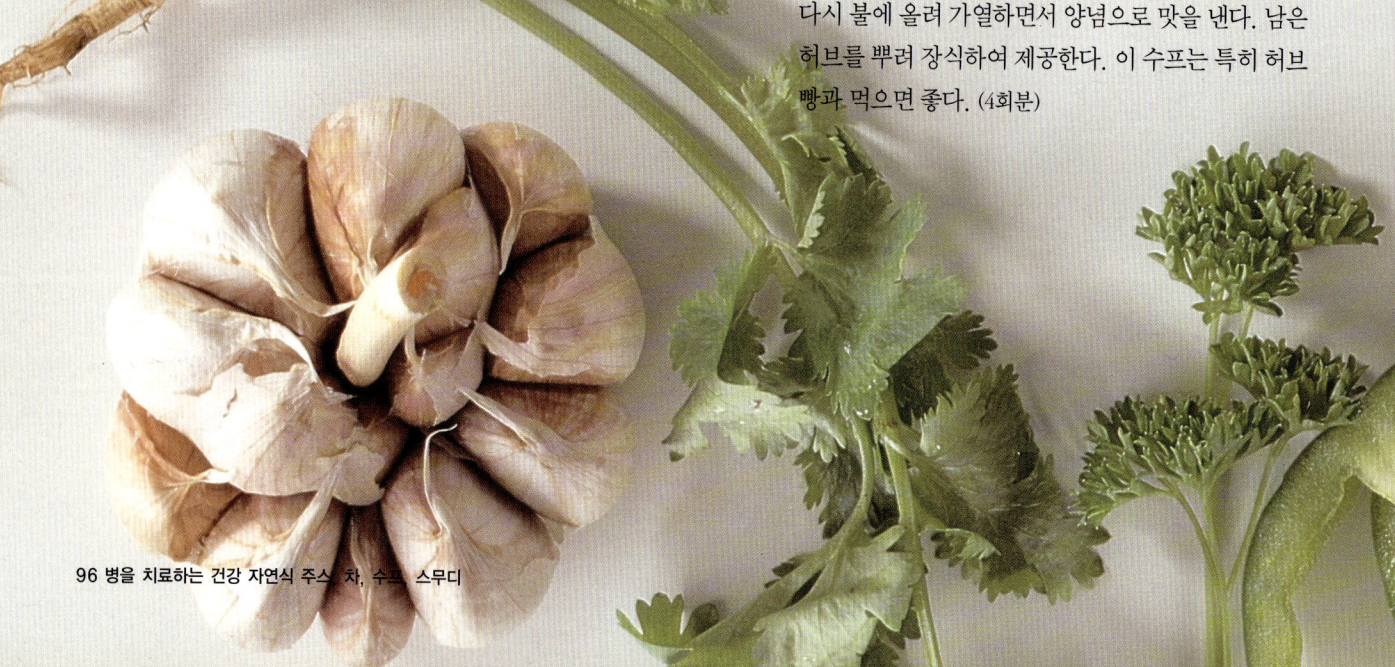

혈압을 내리는 혼합 주스

덩어리가 많은 이 수프는 생양파와 마늘의 자극적인 맛과 토마토와 레몬의 풍미를 기분 좋게 섞어 놓은 것이다. 재료들이 조금씩 바뀌긴 하지만 언제나 얼음처럼 차갑게 제공된다. 마늘과 올리브 오일은 규칙적으로 섭취할 경우 혈압을 상당히 낮춘다. 바질의 뛰어난 진정 효과는 스트레스를 해소하고, 후추와 토마토, 오이 등에 들어 있는 풍부한 항산화 비타민들은 심장병과 동맥 혈관 질환을 예방한다.

중간 크기 오이 1/2개
큰 양파 1개
마늘 3쪽
토마토 3개(잘게 썬 것)
올리브 오일 2테이블스푼
백포도주 식초 2테이블스푼
레몬 주스 1테이블스푼
토마토 주스 1디저트스푼
스위트 바질 약간
녹색 피망(곱게 썬 것) 1개
토마토 주스 700ml
소금, 후춧가루
마늘빵(수프와 곁들여 제공)

오이를 굵게 강판에 갈거나 덩어리져 보이게 깍둑썰기하여 큰 접시에 놓는다. 양파와 마늘, 토마토를 믹서기에 넣어 섞는다. 양파와 마늘은 강판에 갈고 토마토는 곱게 썰어 넣는다. 그런 다음 올리브 오일, 식초, 레몬 주스, 토마토 주스, 바질을 첨가한다. 이 혼합물을 녹색 피망과 함께 썰어 놓은 오이에 첨가한다. 토마토 주스를 넣고 양념을 한다. 뚜껑을 덮고 약 6시간 동안 냉장 보관한다. 마늘빵을 곁들이고 후춧가루를 뿌려 제공한다. (4회분)

산사나무(hawthorn) : 원산지 유럽의 장미과 식물. 가시가 많아 옛날부터 울타리로 많이 이용되었다. 예수의 면류관이 이 산사나무로 만들어졌다는 이야기도 있는데, 이 때문에 벼락을 결코 맞지 않는다고 한다. 심장과 혈액 순환계 질환의 치료에 많이 쓰인다.

산사나무 라임꽃 차

은은하고 달콤하며 떫은맛이 나는 이 차는 혈압을 낮추는 데 가장 효과가 좋은 허브 두 가지로 만든다. 꿀 향기가 나는 라임꽃은 신체의 긴장을 완화하고 동맥 혈관을 진정시킨다. 산사나무 잎과 꽃은 동맥 혈관 내벽에 침착물이 쌓이는 것을 방지하며, 스트레스와 근심을 덜어 주고 고혈압과 저혈압 양쪽 모두의 균형을 맞춘다.

산사나무(꽃과 잎) 1티스푼
라임꽃 1티스푼
끓는 물 250ml

냄비에 허브를 넣고 끓는 물을 붓는다. 뚜껑을 닫고 10분간 우러나도록 둔다. 하루 3회, 한 잔씩 마신다.
(1회분)

변비

변비에 잘 걸리는 사람은 섬유소가 부족한 식생활을 하기 때문이다. 섬유소는 통곡식과 야채, 과일에 풍부하게 들어 있다. 섬유소가 적은 음식과 붉은색 육류를 주로 먹으면 장의 미생물 분포에 혼란이 생겨 변비에 걸리기 쉽다.

바나나와 살구 등의 섬유소가 풍부한 과일과 그것으로 만든 음료, 장내 세균군을 안정시키는 생 요구르트를 함께 먹으면 그런 문제를 어느 정도 해소할 수 있다. 또한 규칙적으로 운동을 하면 장의 기능이 정상적으로 유지된다. 반면에 스트레스와 긴장은 장을 수축시키고 변비를 악화시킨다.

망고 복숭아 포도 스무디

즙이 많고 에너지를 북돋아 주는 이 음료는 식욕을 촉진하고 장을 정상화하는데 뛰어난 효과가 있는 고급 음료. 부드러운 향기가 나는 망고 과육은 섬유소와 항산화 물질을 풍부하게 포함하고 있어 변비 치료제와 젊음을 유지해 주는 회춘제이다. 인도의 아유르베다 의학에서는 이 음료를 극찬하고 있다. 망고처럼 달콤하고 즙이 많은 복숭아는 변통 작용을 한다. 포도는 간과 장을 자극하여 세정 작용을 한다.

망고 1개(껍질을 벗겨고 얇게 썬 것)
복숭아 2개(껍질을 벗기고 얇게 썬 것)
청포도 100g
우유 300ml
계피 간 것 1/2티스푼

믹서기에 모든 재료들을 함께 넣고 부드러워질 때까지 섞어 제공한다. (1회분)

적근대 뿌리 당근 주스

달콤하고 피처럼 빨간 이 야채 주스는 신체를 건강하게 하는 영양소로 이루어진 동시에 세정 효과도 뛰어나다. 신선한 적근대 뿌리 주스는 해독 능력이 탁월하다. 적근대 뿌리는 또한 간과 장 기능을 자극하여 독소와 노폐물 제거를 강화해 주는 변비에 좋은 치료제다. 당근 역시 장의 활성을 촉진하고 장 표면을 진정시켜 소화 기관의 과민 반응이나 염증과 관련된 변비 치료에 도움을 준다.

큰 당근 3개
중간 크기 적근대 뿌리 2개
잘게 썬 신선한 고수 잎(장식용)

주서기에 야채들을 모두 넣고 주스로 만들어 고수로 장식하여 즉시 제공한다.
(1회분)

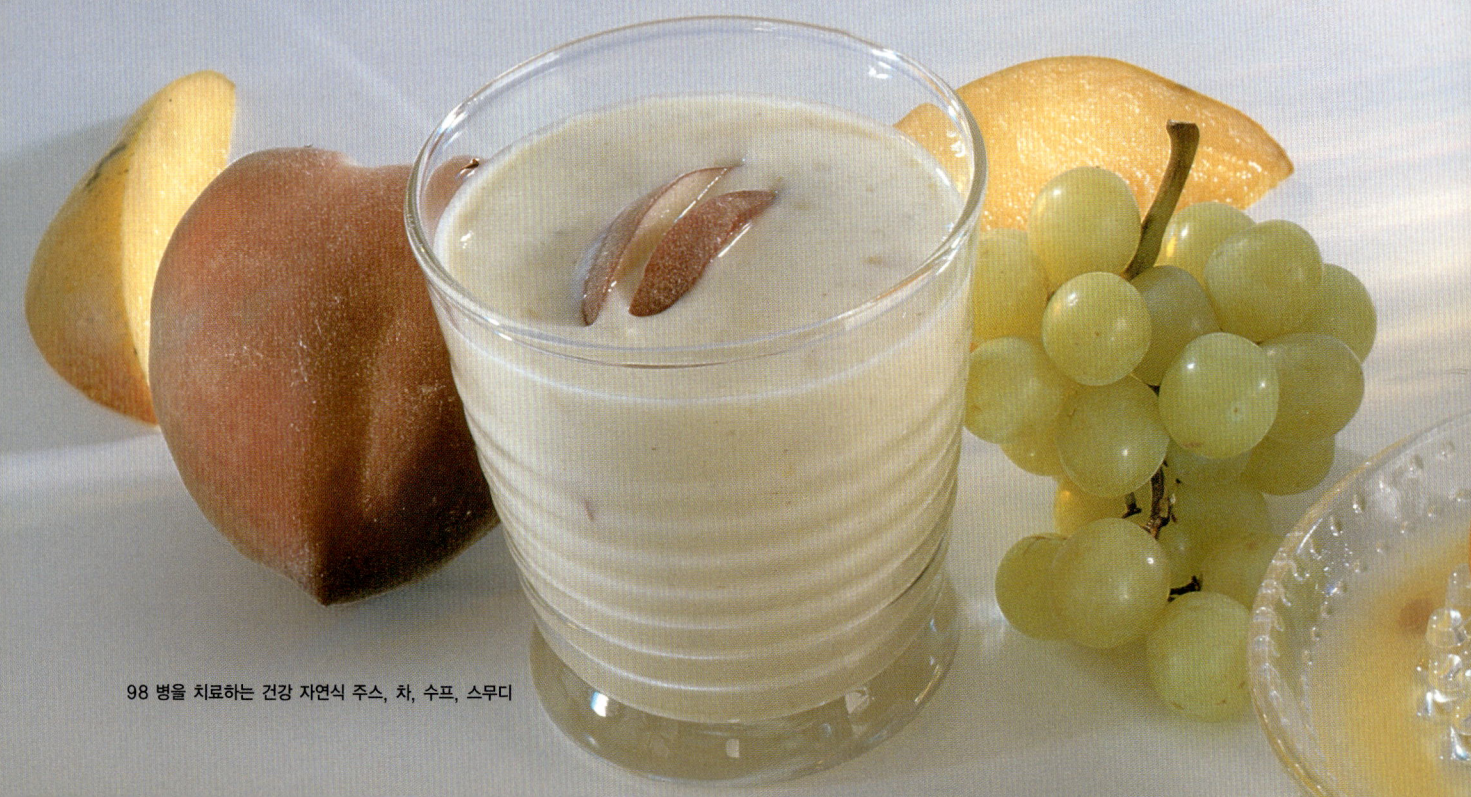

바나나 아몬드 스무디

농도가 짙고 부드러운 크림성의 이 달콤한 혼합 음료는 과일과 견과류, 요구르트를 섞어 만든다. 기능이 둔화된 장에 활력을 줄뿐만 아니라 한 끼의 식사로도 손색이 없다. 규칙적으로 섭취하면 바나나와 아몬드가 정상적인 장 기능을 촉진한다. 이는 아몬드와 바나나에 풍부한 섬유소가 함유되어 있기 때문이다. 또한 진정 작용이 있어서 신경성 긴장으로 인한 변비에도 효과적이다. 오렌지는 변통 작용을 하고 요구르트는 장 기능을 조절한다.

잘 익은 바나나 2개(껍질을 벗기고 잘게 썬 것)
아몬드 간 것 50g
신선한 오렌지 주스 150ml
자연 생 요구르트 150ml
꿀 1테이블스푼
육두구 간 것 한 줌

믹서기에 재료를 모두 넣고 부드러운 크림성의 액질이 될 때까지 섞는다. 육두구를 뿌려 제공한다. (1회분)

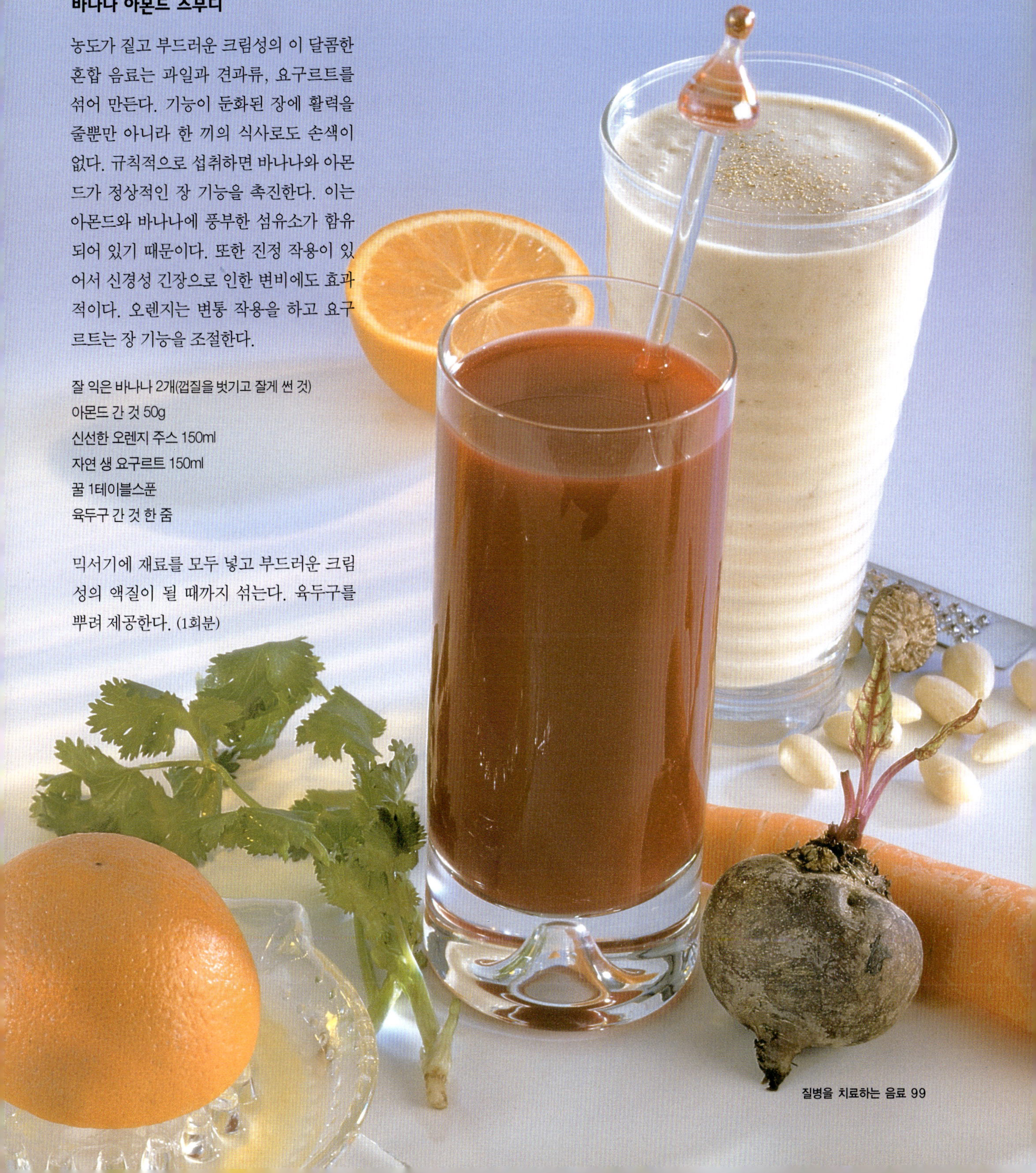

가슴앓이

많은 사람들이 배나 가슴 부위에 가스가 차서 생기는 팽만감, 뻐근함, 통증 등의 불편함을 느꼈을 것이다. 특히 식사 후에 자주 발생하는 이 증상은, 긴장 또는 스트레스를 받거나 급하게 식사를 했을 때 발생한다. 식사 후 바로 업무를 할 때도 발생한다. 위의 근육이 휴식을 취할 기회가 없고 소화액도 제대로 분비되지 않기 때문이다. 그리고 종종 위산 함량이 높아지게 되면 우리가 흔히 가슴앓이로 알고 있는 흉부가 타는 듯한 감각을 느끼게 되는데, 이는 위산이 식도의 표면을 자극하기 때문이다. 그러면 위벽이 따끔거리고, 이로 인해 만성적인 염증에 시달려 결국 궤양으로 발전할 수도 있다.

식도와 위를 구분하는 분문 괄약근이 약해져 위의 산성 내용물이 쉽게 식도로 역류하면 만성적인 소화 불량과 가슴앓이 증상을 앓게 된다. 식습관도 소화 불량과 가슴앓이를 일으키는 원인이 된다. 고추, 초콜릿, 피클 같은 산성 음식과 감귤류, 밀가루 과자, 지방 식품, 흡연, 커피, 알코올 등은 모두 산성도를 증가시키고 위를 자극하며 분문 괄약근을 약화시킬 수 있다. 특히 임산부의 경우 높아진 호르몬에 의해 괄약근이 이완되어 고통을 받을 위험이 있다. 또한 자라나는 태아가 배를 밀어내서 가슴앓이 증상이 악화될 수도 있다.

가슴앓이는 또한 비만인 사람에게 나타나는 가장 일반적인 열공 헤르니아(위의 윗부분이 탈장되는 증상) 증상이기도 한데, 식사와 생활 방식을 변화시키면 치료가 가능하다. 소두구, 아니스 씨앗, 캐모마일, 민트, 펜넬, 고수, 캐러웨이 등의 허브로 만든 수프나 음료는 위를 진정시키고 소화 기능을 개선하며 통증 등의 불편함을 개선한다. 또한 요구르트와 잘 익은 바나나, 적근대 뿌리, 양배추, 당근처럼 쿨링 및 진정 작용이 있는 식품들은 과민 반응을 줄이고 열을 내린다. 늘 편안한 옷차림으로 앉아서 한 입 한 입 천천히 씹으면서 식사하는 습관을 기르고 자리에서 급히 일어나거나 몸을 심하게 구부리지 말고 식사 후에는 몸을 쭉 뻗어 눕지 않는다. 그리고 운동을 시작하기 전에는 위에서 소화가 잘될 수 있도록 약 1시간 정도 여유를 둔다. 규칙적으로 음식을 먹되 과식으로 인해 위가 과부하에 걸리지 않도록 한다. 과식하면 소화에 시간이 오래 걸리고, 위장의 내용물이 자극을 일으킬 수 있다. 그리고 잠자기 2~3시간 전에는 아무것도 먹지 않는 것이 가장 좋다. 눕기 전에 위를 미리 비워서 가슴앓이를 일으키지 않도록 해야 한다.

캐모마일 민트 차

캐모마일과 민트는 소화에도 좋고 기분 좋게 활력을 불어넣는다. 또한 긴장된 위장 근육을 안정시키고 열, 과민 증상, 위장 벽의 염증 완화에도 효과가 뛰어나다. 메도우스위트는 제산 효과가 뛰어난 허브이다.

말린 캐모마일 꽃송이 2티스푼
말린 스피아민트 잎 2티스푼
말린 메도우스위트 2티스푼
물 600ml

차 냄비에 허브들을 넣고 끓는 물을 붓는다. 뚜껑을 덮고 약 10~15분간 우러나도록 둔다. 식사 후 하루 3회, 한 잔씩 마신다. 증상을 완화하고 싶다면 좀 더 자주 마신다. (2~3회분)

메도우스위트(MEADOWSWEET) : 여름 내내 피는 팔랑팔랑한 크림색의 꽃대와 녹색잎에서 아몬드 에센스 같은 달콤한 향이 나는 허브. 1838년에 아스피린의 원료가 되는 살리실산이 이 허브의 꽃에서 발견되었으며, 고열 및 류머티즘과 정신 안정 등의 치료에 효력이 인정되었다.

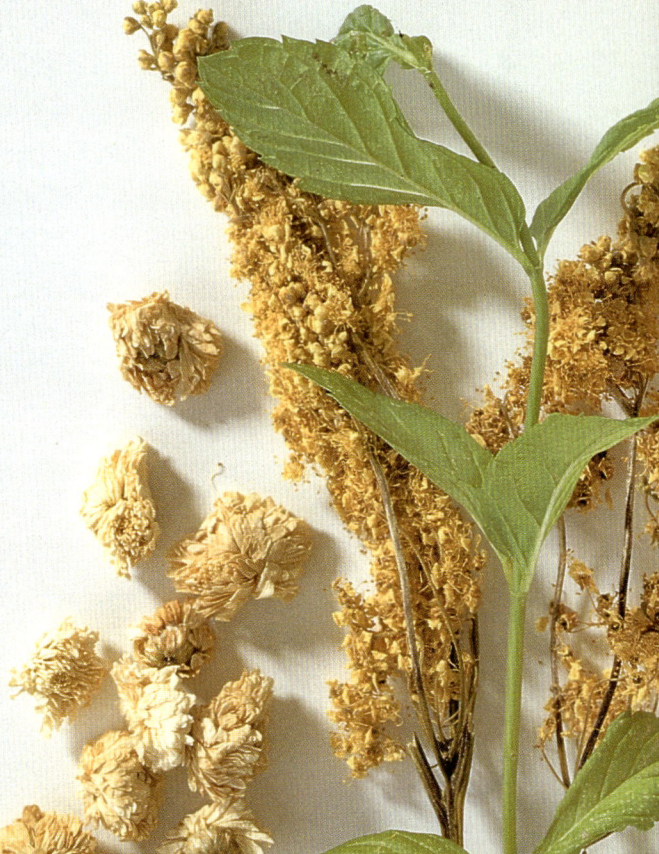

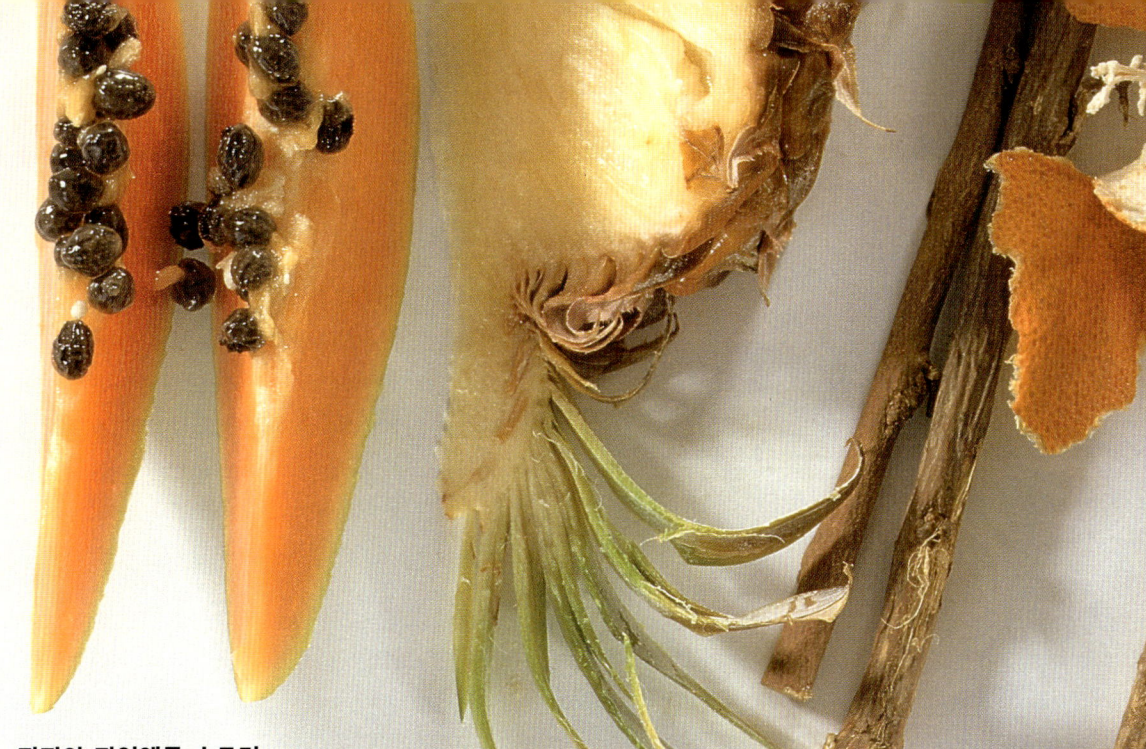

파파야 파인애플 스무디

감미로운 맛의 이 음료는 위를 편안하게 한다. 달콤한 코코넛 우유는 산성도를 완화하고 맛이 좋은 파인애플은 염증을 억제한다. 파인애플에 들어 있는 효소인 브로멜라인(bromelain)은 제산 효과가 뛰어나다. 파인애플과 비슷하게 즙이 풍부한 파파야는 위를 진정시켜 편안하게 하고 그 속에 들어 있는 파파인(papain)은 단백질을 분해하여 위 속에 있는 효소들이 음식을 소화시키는 것을 돕는다.

잘 익은 파파야 1/2(신선한 것을 구할 수 없다면 말린 조각 10개)
파인애플 조각 3개(두껍게 썬 것 또는 통조림)
코코넛 우유 300ml
탄산 또는 일반 미네랄워터(희석용, 선택 사항)
육두구 간 것 한 줌

말린 파파야를 이용한다면 물에 넣어 부드러워질 때까지 익힌 뒤 물을 따라 버린다. 그런 다음 파파야, 파인애플, 코코넛 우유를 믹서기(또는 녹즙기)에 넣고 부드러운 액이 될 때까지 섞어 준다. 원한다면 약간의 물을 넣어 희석한다. 한 줌의 육두구를 넣고 식후 하루 3회, 한 잔씩 마신다. (1~2회분)

감초 오렌지 껍질 차

감초와 만다린 오렌지가 이색적으로 조합된 이 차는 소화 장애에 이상적인 치료제다. 감초는 위를 치료하고 편안하게 하며 가슴앓이로 인한 열과 염증을 덜어 준다. 감초는 부신샘과 밀접한 관련이 있어서 스트레스에 견딜 수 있는 능력을 증가시키고, 만다린 오렌지의 껍질은 위의 소화 작용을 돕는다.

말린 감초 5g
말린 만다린 오렌지 껍질 5g
물 600ml

팬에 재료들을 넣고 끓을 때까지 가열한다. 20분간 더 끓인 뒤 걸러 내어 하루 2회, 한 잔씩 마신다. (2~3회분)

배에 가스가 찰 때(고창)

장내에 어느 정도 가스가 차는 것은 자연스런 현상이지만 정도가 지나치면 불편할 정도의 팽만감을 주고 행동 장애를 일으키기도 한다. 때때로 고창으로 인한 통증이 악화되어 더 심각한 복부 질환으로 오해될 수도 있다. 가끔 발생하는 고창은 가스 생성을 촉진하는 식품인 콩류, 브로콜리와 싹눈양배추 같은 양배추과의 식물, 과자류 등의 섭취 때문일 수 있다. 장내의 미생물이 이런 식품들을 소화시키는 과정에서 가스가 생성되기 때문이다. 이런 증상을 피하기 위해서는 콩의 경우 요리하기 전 신선한 물에 12시간 동안 불리고, 쿠민이나 캐러웨이, 생강, 고수처럼 소화를 돕는 허브와 향료들을 넣어 함께 요리하면 좋다.

소화력이 떨어지거나 체질에 맞지 않는 음식을 섭취하면 좀 더 오랫동안 가스가 발생할 수 있다. 민트, 바질, 캐모마일, 레몬밤, 레몬그래스, 로즈마리, 계피, 아니스 씨앗, 마조람, 백리향 등으로 만드는 고창 증상을 해소하는 효과가 뛰어나다. 이 허브들은 모두 긴장된 장의 기능을 진정시킬 뿐만 아니라 소화액 분비를 촉진하여 소화를 돕는다. 많은 사람들은 빵과 과자 등의 밀로 만든 음식을 소화시키는 데 어려움을 겪는다. 또한 어떤 사람들은 유당 불내증에 의한 고창 증세를 호소하기도 한다. 그러므로 한 달 정도의 시험 기간 동안에는 문제를 일으킬 수 있는 이런 식품들의 섭취를 제한하는 것이 현명한 선택이다.

음식을 빨리 먹거나 긴장된 상태에서 먹으면 음식을 제대로 소화시킬 수 없다. 이것 역시 고창의 또다른 요인이 된다. 우리는 흔히 껌을 씹거나 많은 양의 탄산음료를 마실 때 공기를 삼킨다. 그리고 항생제를 복용할 때 고창과 팽만감을 경험하는 것은 매우 흔한 일이다. 장에서 세균의 분포가 안정되지 않으면 효모의 수가 급격히 증가하게 되고, 이것이 결국 가스를 유발한다. 이를 치료할 수 있는 가장 좋은 방법은 효모가 들어 있지 않은 음식과 올리브 오일이나 마늘, 생 요구르트와 같이 장에서 유산균을 안정시켜 주는 음식을 충분히 먹는 것이다(118쪽 참고).

장미 요구르트 음료

달콤한 장미 우린 물에 꿀과 자극적인 맛이 나는 향료들을 섞어 만든 이 음료는 매우 감미롭고 이색적인 맛을 낸다. 생 요구르트와 장미 우린 물, 꿀은 모두 소화력을 강화하고 장내 유익균의 균형을 맞추는 데 도움을 준다. 소두구와 계피 역시 비슷한 작용을 하는 동시에 소화액의 분비를 자극하며, 소화에 방해가 될 수도 있는 소화 기관의 긴장을 풀어 준다.

자연 생 요구르트 225g
장미 우린 물 150ml
꿀 1테이블스푼
소두구 간 것 1/2티스푼
계피 간 것 1/2티스푼

모든 재료를 함께 섞어 잘 저어서 먹는다. (1회분)

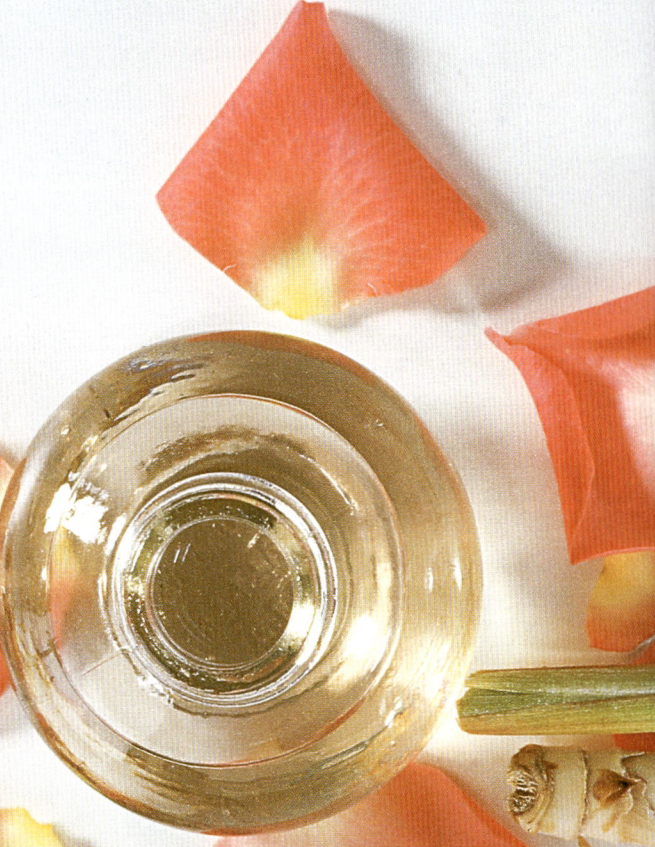

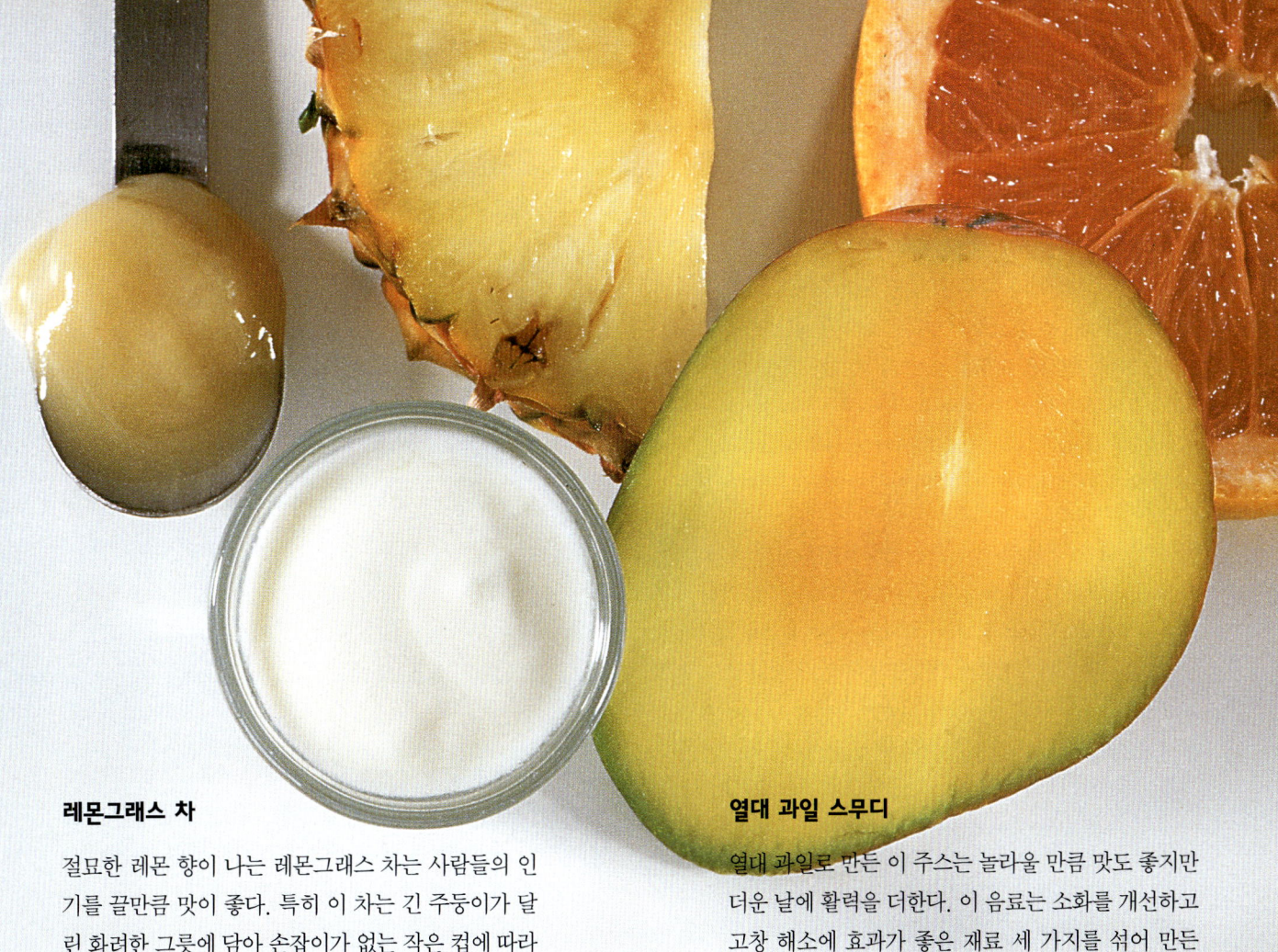

레몬그래스 차

절묘한 레몬 향이 나는 레몬그래스 차는 사람들의 인기를 끌만큼 맛이 좋다. 특히 이 차는 긴 주둥이가 달린 화려한 그릇에 담아 손잡이가 없는 작은 컵에 따라서 제공하면 더욱 좋다. 레몬그래스는 고창에 효과가 뛰어난 예방제이자 치료제로, 소화를 촉진하고 장의 경련을 예방한다. 또한 항곰팡이 작용이 있어서 고창의 원인이 되는 효모의 과다 증식을 억제한다.

레몬그래스 25g
끓는 물 600ml

차 냄비에 레몬그래스를 넣고 끓는 물을 부어 20분간 우러나도록 둔다. 식후에 뜨겁게 해서 한 잔씩 마신다. (2~3회분)

열대 과일 스무디

열대 과일로 만든 이 주스는 놀라울 만큼 맛도 좋지만 더운 날에 활력을 더한다. 이 음료는 소화를 개선하고 고창 해소에 효과가 좋은 재료 세 가지를 섞어 만든다. 그레이프프루트는 녹말 음식과 지방의 소화를 돕고 장에서 노폐물을 제거한다. 망고는 신경성 위장 장애를 진정시키고, 파인애플은 소화를 촉진하는 작용과 함께 장 기능을 조절한다.

잘 익은 망고 1개(껍질을 벗기고 얇게 썬 것)
신선한 파인애플 또는 통조림 175g
분홍색 그레이프프루트 주스 1/2개분
신선한 레몬밤 잎(장식용)

믹서기에 재료들을 넣고 부드러운 액이 될 때까지 섞는다. 레몬밤을 얹어 장식한다. (1회분)

레몬그래스(lemon grass) : 벼목 화본과의 다년생 풀로, 인도, 말레이시아 등 열대 지방에서 자란다. 레몬 향기가 나며, 비누, 약품 등의 향료로 사용된다.

복통

복부의 근육 벽이 수축되면 짧게는 몇 분에서 몇 시간 동안 급성 통증과 경련이 발생할 수 있다. 생후 약 3개월 정도의 어린아이들의 경우 복통이 발생하면 종종 달랠 수 없을 정도로 울음을 그치지 않는다. 또한 고통을 호소하며 다리를 끌어올리는 경향이 있다. 복통을 일으키는 원인은 다양한데, 소화 기관의 미성숙, 공기 흡입, 과식, 우유나 모유에 대한 불내증, 변비, 부모에 의한 스트레스 등이 원인이 될 수 있다. 내부 요인뿐만 아니라 복부 외부의 요인도 원인이 될 수 있는데, 태어날 때 받은 머리의 압력도 연관이 될 수 있다.

어린이뿐만 아니라 어른도 종종 위장에 가스가 차거나 소화 불량 또는 감염과 관련된 통증으로 고생할 수 있다. 보통 이런 증상은 스트레스가 주요 원인으로, 위에 긴장을 주고 경련을 일으키며 정상적인 소화 과정을 방해하기 때문이다. 게다가 몇몇 음식의 경우 소화 기관 벽의 표면을 자극하여 근육이 경련을 일으키게 하거나 그로 인한 급성 통증을 유발하기도 한다. 단시간에 통증을 완화하기 위해서는 위장 근육의 경련을 진정시킬 음료를 마시는 것이 좋다. 특히 그 음료들 속에 과민해진 장을 달래고 소화가 정상적으로 되도록 도와주는 성분들이 포함되어 있다면 더욱 좋을 것이다.

서양에서는 대부분 딜 씨앗을 원료로 한 진통액을 아기들의 복통 치료에 흔히 사용했다고 한다. 딜과 펜넬 씨앗은 복통에 효과가 큰 치료제로서, 소화 기관의 긴장을 풀고 가스를 방출하며, 소화력을 강화한다. 스트레스와 긴장으로 인한 복통의 경우에는 캐모마일과 개박하가 신경과 몸을 진정시키는 데 효과적이다. 캐모마일과 개박하는 특히 위에서 유연하게 작용한다.

캐모마일 펜넬 씨앗 차

기분을 좋게 하고 온화한 맛이 나는 이 허브 차는 아기들의 복통 치료에 효과가 좋다. 모든 사람들이 좋아하는 차는 아니지만 캐모마일의 독특한 향기가 펜넬의 특이하고도 달콤한 맛에 의해 적당히 상쇄된다. 두 허브 모두 긴장을 풀어 주고 경련을 진정시킬 뿐만 아니라 방부 효과가 커서 감염으로 인한 복통의 경우에 진통을 줄여 준다. 위장 표면의 자극에 의한 복통의 경우 캐모마일의 항염증 효과가 그 통증을 덜어 줄 것이다.

펜넬 씨앗 1/2티스푼
말린 캐모마일 꽃 1티스푼
끓는 물 250ml

막자와 막자 사발을 이용해 펜넬 씨를 으깨어 캐모마일과 함께 차 냄비에 넣는다. 뜨거운 물을 붓고 10분간 우러나도록 둔다. 아기에게 먹일 것은 더운물로 5배 희석하여 젖을 먹이기 전에 병에 담아 2테이블스푼이나 한 스푼 정도를 먹인다. 만약 아기가 불편해하는 것 같으면 나중에 먹인다. 어린이와 어른들이 섭취할 것은 희석하지 않아도 되며, 따뜻한 물을 섞어 맛을 보고 나서 제공한다. (1회분)

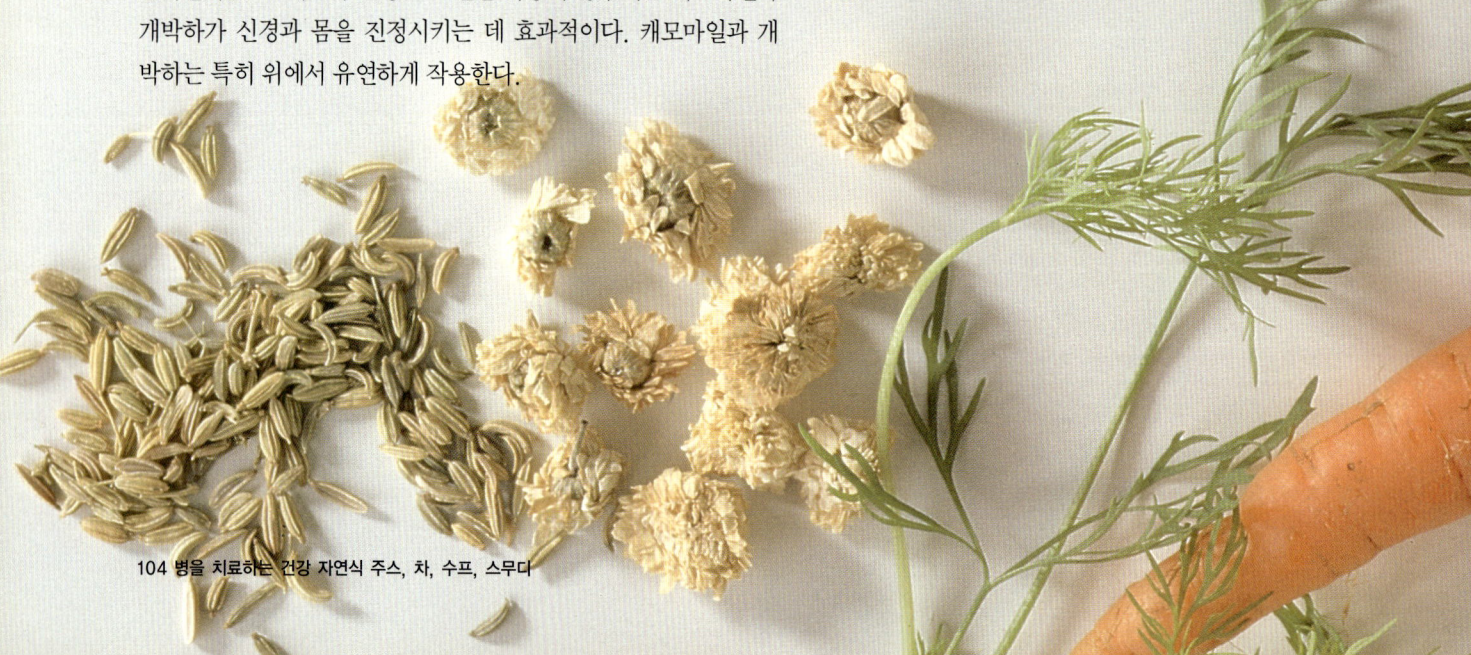

당근 딜 수프

마늘, 딜과 함께 섞인 달콤한 당근은 이 수프의 맛을 더욱 좋게 하고 위장을 달래어 소화력을 향상시킨다. 또한 당근은 가스를 제거하고 경련을 완화시켜 이 수프를 어린이와 어른들 모두에게 좋은 완벽한 복통 치료제로 만들어 준다. 비록 겉으로는 볼품없어 보여도 당근은 신경계에 유익한 영양소들을 제공하고 스트레스에 대한 저항력을 강화한다. 또한 소화 기관의 점막을 달래서 자극을 줄이는 데도 도움을 준다.

올리브 오일 1테이블스푼
마늘 2쪽 중간 크기(껍질을 벗기고 곱게 썬 것)
큰 양파 1개(껍질을 벗기고 얇게 썬 것)
당근 450g(씻어서 얇게 썬 것)
큰 감자 2개(씻어서 얇게 썬 것)
육수(야채 또는 닭고기 삶은 물) 600ml
소금, 후춧가루
잘게 썬 신선한 딜 2테이블스푼

팬에 올리브 오일를 가열하여 마늘과 양파를 넣고 양파가 부드러워질 때까지 약한 불에서 젓는다. 당근과 감자, 육수를 넣고 가열한다. 야채가 조리될 때까지 약 30분간 더 끓인다. 부드럽게 될 때까지 섞어 소금과 후추, 1테이블스푼 딜로 양념을 한다. 남은 딜을 뿌려 장식한다. (4회분)

캐모마일 개박하 차

이 은은한 방향성의 차는 위장의 경련을 완화하고 복통을 해소하는 완벽한 진정제다. 캐모마일과 개박하 모두 소화 기관에 걸쳐 있는 평활근의 경직과 경련을 풀어 준다. 또한 중앙 신경계에 대한 진정 작용을 하여 긴장을 일으킬 수 있는 스트레스를 해소하고 장 표면의 자극과 염증을 줄이며 복통을 유발할 수 있는 감염을 예방하는 효과가 있다.

신선한 캐모마일 꽃 2티스푼(또는 말린 것 1티스푼)
신선한 개박하 2티스푼(또는 말린 것 1티스푼)
끓는 물 600ml

차 냄비에 허브들을 넣고 끓는 물을 붓고 뚜껑을 덮어서 10~15분간 우러나게 한다. 매시간마다 따뜻하게 해서 마신다. (2~3회분)

설사

급성 설사는 보통 장이 감염되었거나 몸이 설사를 일으키는 독소를 빠르게 제거하기 위해 작용하고 있다는 것을 의미한다. 설사 증세가 있을 때는 그대로 진행되도록 놓아두되 꿀을 넣은 물을 충분히 마셔서 설사로 인해 손실된 액체와 전해질을 보충해 주어야 한다. 설사에는 쌀, 장을 달래 주는 배와 망고, 감염에 대항해 싸우는 레몬과 블루베리, 장의 세균군을 정상적으로 회복시키는 요구르트 같은 재료들이 포함된 음료가 이상적이다. 설사가 좀 더 오래 지속되는 경우는 감염이나 장 질환, 음식 알레르기 등과 관련되어 있을 수도 있으므로 이때는 병원에 가서 검사를 받아 보는 것이 좋다.

망고 배 바나나 스무디

달콤한 크림성의 이 음료는 단단한 음식을 먹고 싶지 않을 때 식사 대용으로 마시기에 좋다. 배와 망고는 갈증 해소 효과가 뛰어나서 자극 받은 장을 진정시키고 으깬 바나나는 흡착과 진정 효과가 뛰어나서 설사 증세를 완화한다. 또한 바나나는 해로운 세균의 양을 줄여 주는 동시에 높은 함량의 자연 당분이 설사로 인해 손실된 당분을 보충한다. 계피는 감염을 막는 방부 효과가 매우 뛰어나다.

신선한 망고 75g
큰배 1개(또는 작은 배 2개)
바나나 1개
쌀 우유 200ml
계피 간 것 한 줌

믹서기(또는 녹즙기)에 과일과 쌀 우유를 함께 넣고 섞는다. 계핏가루를 뿌려서 제공한다. (1회분)

산딸기 주스

이 음료는 뜨거운 여름날을 견딜 수 있게 해 주는 치료제로서 산딸기의 달콤한 맛은 다른 어떤 부드러운 과일과 비교할 수 없을 정도로 뛰어나다. 산딸기는 소화 기관의 표면을 진정시키고 수렴 작용을 하며 자극과 염증으로부터 장을 보호한다. 또한 꿀과 마찬가지로 자연산 항생물질을 포함하고 있다. 꿀은 WHO(세계보건기구)가 여행자들의 설사를 치료하는 식품으로 추천하는 식품이다.

신선한(또는 얼린) 산딸기 100g
자연 생 요구르트 2테이블스푼
꿀 1테이블스푼
우유 2테이블스푼

모든 재료들을 함께 섞어서 마신다. (1회분)

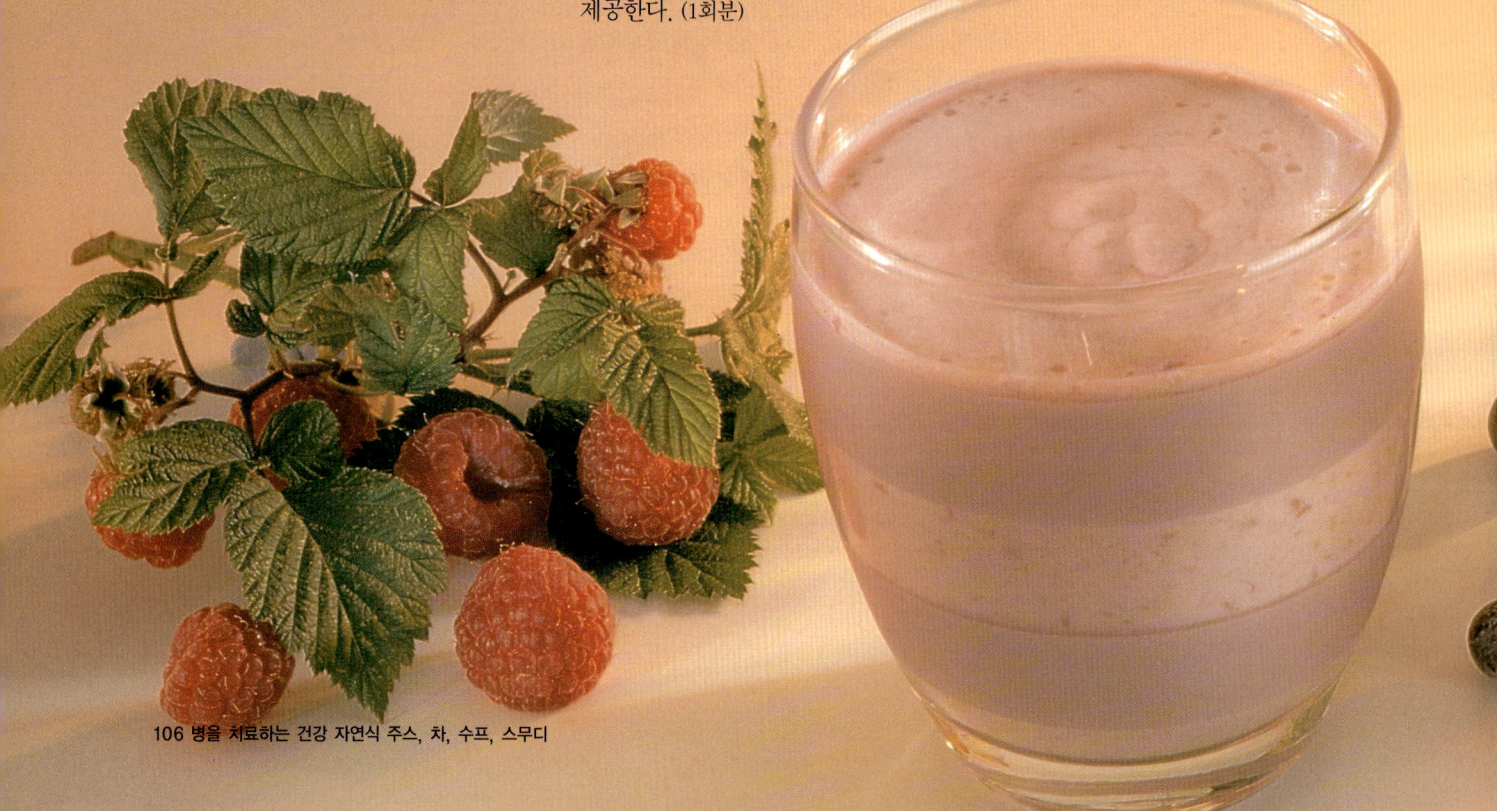

블루베리 차

블루베리와 레몬이 어우러진 이 자극적인 맛의 혼합 차는 쉽게 만들 수 있을 뿐만 아니라 맛도 좋다. 또한 푸른빛이 도는 자주색은 매혹적인 이미지를 보여 준다. 이 차는 방부 및 수렴 작용이 있어서 설사와 장염 치료에 효과적이다. 또한 블루베리와 레몬에서 발견된 농도 짙은 항바이러스 및 항균 화합 물질은 특히 설사와 관련된 대장균을 비롯한 감염을 막아 주는 효과가 있다.

블루베리 잼 1테이블스푼
꿀 1티스푼
레몬 주스 1티스푼
끓는 물 300ml

잼과 꿀, 레몬 주스를 큰 머그잔에 넣고 끓는 물을 붓는다. 잼이 녹도록 잘 젓는다. 뚜껑을 덮고 마시기 전에 5분 정도 우러나도록 둔다. (1회분)

게실염

게실염은 게실이라고 알려진 작은 주머니 모양의 낭이 장관 벽의 약해진 부위에서 돌출되면서 발생한다. 이 질환은 단단하고 마른 변을 보려고 무리하는 과정에서 장이 수년간에 걸쳐 압력을 받아 발병할 수도 있으며, 주로 50세 이후의 사람들에게 많이 발생한다. 특히 만성 변비로 인해 고생하는 사람들이 걸리기 쉬우며 식이섬유의 섭취 부족과 불충분한 운동이 이 질환의 근본 원인이다. 그러나 겉으로는 증상이 전혀 없거나 매우 작은 증상만 나타날 수도 있다. 반면 어떤 사람들은 설사와 변비의 반복, 고창과 복부 왼쪽 아랫부분의 통증으로 괴로움을 호소한다. 변 물질의 일부가 게실 주머니나 밖으로 돌출된 부위에 갇히게 되면 그것이 염증을 유발하거나 감염될 수 있으며, 악화되면 게실염으로 발전하기도 한다. 게실염에 걸리면 복부 경련, 열, 직장 출혈 등의 증상이 나타난다.

게실염을 치료하기 위해서는 가장 먼저 당신이 섭취하는 음식을 바꿔야 한다. 섬유소가 풍부하게 들어 있는 통곡식과 과일, 야채를 충분히 먹도록 한다. 또한 장 기능 조절과 변비 치료를 위해 하루 6~8잔(98쪽 참고) 정도의 충분한 물을 마신다. 파인애플이나 파파야 같은 과일로 만든 음료는 특히 치료 효과가 뛰어난데, 이는 그 식품들 속에 소화를 돕고 게실 질환에 효과적인 단백질 분해 효소가 들어 있기 때문이다. 배와 감자, 쌀, 보리, 기장 등은 모두 장의 염증을 진정시키는 효과가 탁월하다. 야채 주스와 주스로 만든 수프에 들어 있는 당근, 양배추, 상추, 시금치 역시 염증을 달래고 장 기능을 조절하는 효과가 있다.

카페인이 든 음료는 장에서 수축을 야기하고 압력을 증가시켜 질병을 악화시키므로 우선적으로 피해야 한다. 밀가루 제품 같은 정제된 탄수화물이나 견과류와 씨앗류 같은 단단한 식품들도 피한다. 이때는 산딸기, 블랙베리, 토마토 씨도 포함된다. 오이와 같은 야채도 섭취를 피해야 한다. 이 식품들은 게실에 머무르면서 증상을 악화시킬 수도 있기 때문이다. 동시에 충분한 운동을 취한다.

파파야 아몬드 스무디

미국에서 게실염은 커다란 문제로, 60세 이상 인구의 절반 정도가 이 질환 때문에 고생하고 있다. 짙은 크림성의 이 감미로운 음료는 변통과 진정 작용이 있는 과일과, 쿨링 및 항염증 작용이 있는 쌀 우유로 만들어지며 염증이 있는 장을 진정시킨다. 규칙적으로 먹으면 장 활동을 촉진하여 게실염에 도움이 된다.

신선한 또는 말린 살구 6개
신선한 또는 말린 파파야(미리 물에 불린 것) 50g
쌀 우유 300ml
아몬드 간 것 1테이블스푼
한 줌의 생강 간 것, 또는 강판에 간 신선한 생강

말린 살구를 사용한다면 부드러워질 때까지 적은 양의 물을 부어 그것을 요리하고 물을 버린다. 믹서기에 재료들을 함께 넣고 부드러워질 때까지 섞어 준다. 약간의 생강을 뿌려 제공한다. (1회분)

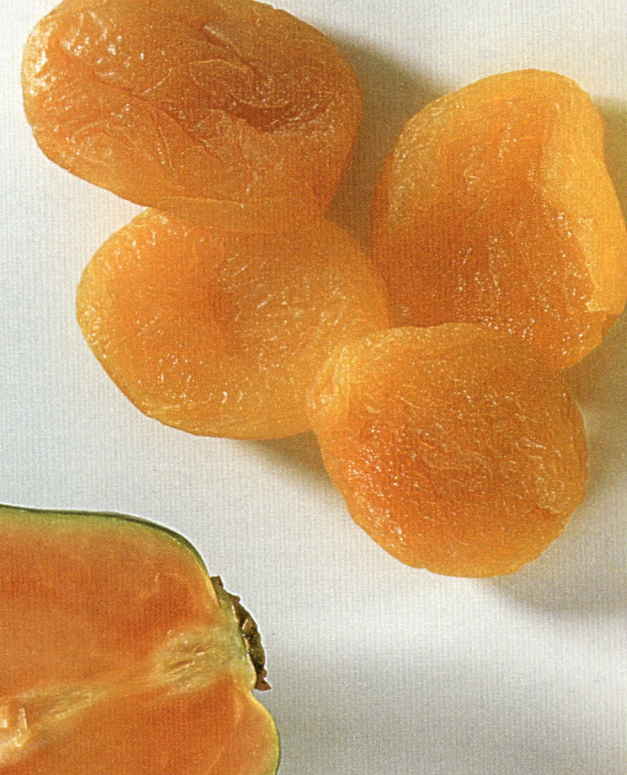

배 멜론 주스

즙이 많은 과일 두 가지를 섞어 놓은 이 주스는 순수한 맛이 나고 장 질환 치료에 효과가 좋다. 배와 멜론 모두 쿨링 및 진정 효과가 있으며 소화 기관에서 염증을 완화한다. 또한 장의 기능을 정상적으로 유지하는 데 도움을 준다.

잘 익은 배 3개(껍질을 벗기고 씨를 제거한 것)
잘 익은 멜론 1/2개

배와 멜론을 믹서기 안에 함께 섞는다. 약간의 변화를 주고 싶거나 좀 더 이색적인 맛을 원한다면 코코넛 우유를 약간 첨가해도 좋다. (1회분)

파스닙 순무 수프

육식이 금지된 날, 생명력을 준다고 여긴 중세 영국의 수도승들은 수도원 정원에 파스닙을 길렀다고 한다. 달콤하고 녹말이 풍부한 파스닙과 순무는 함께 섞여서 섬유소와 영양이 많은 농도 짙은 수프가 된다.

올리브 오일 1테이블스푼
양파 1개(깍뚝썰기한 것)
작은 감자 2개(깍뚝썰기한 것)
큰 파스닙 2개(깍뚝썰기한 것)
작은 순무 1개(깍뚝썰기한 것)
육수(야채 또는 닭고기 삶은 물) 900ml
소금, 후춧가루
우유 450ml
콩간장 1테이블스푼
신선한 고수 잎(장식용)

올리브 오일에 야채를 넣고 5분간 볶는다. 육수를 넣고 끓을 때까지 가열한다. 뚜껑을 덮고 야채가 부드러워질 때까지 30분간 더 끓인다. 소금과 후추를 넣어 맛을 내고 우유와 콩간장을 넣고 섞어 고수로 장식하여 제공한다. (4~6회분)

과민성대장증상

과민성대장증상(IBS)은 가장 흔한 위장관 질환 가운데 하나로 이 질환에 걸리면 설사나 변비, 고창 그리고 복부 통증 등의 증상이 나타난다. 과민성대장증상은 부적절한 식사나 스트레스, 소화 부진, 음식 불내증(특히 밀이나 유제품에 대한), 그리고 장에 칸디다 곰팡이가 과다하게 증식함으로써 발생한다.

과민성대장증상을 예방하려면 과일이나 야채, 콩류에 들어 있는 섬유소를 충분히 섭취해야 한다. 당근, 리크, 양배추, 파스닙, 셀러리 등으로 만든 수프는 섬유소와 함께 풍부한 영양소를 제공한다. 그러나 생야채는 장에 스트레스를 줄 수 있고 체내에 들어가 기능을 원활하게 하지 못할 수도 있다. 이때는 방향성 허브(딜, 페퍼민트, 펜넬, 레몬밤)와 몸을 따뜻하게 하는 향료(생강, 계피, 캐러웨이, 쿠민)를 함께 섞어 소화를 강화하고 장에서의 긴장과 경련을 완화하도록 한다. 사과, 배, 살구, 파인애플, 파파야, 복숭아로 만든 과일 음료는 소화를 돕고 장 기능을 조절한다.

마늘, 백리향, 꽃박하 같은 항곰팡이 허브들은 칸디다 등의 진균이 장에서 과다 증식하는 것을 억제하는 효과가 있다. 생 요구르트가 든 음료는 항생제를 빈번하게 사용하는 사람의 장에서 정상적인 미생물이 자리잡을 수 있도록 한다.

파파야 코코넛 음료

파파야와 꿀, 코코넛의 달콤함과 짜릿한 라임을 섞어 만드는 이 음료는 맛이 매우 좋다. 파파야는 장을 달래고 소화력을 높이며, 라임과 꿀은 장내 세균의 균형 조절에 도움을 주고 장 기능을 조절한다. 코코넛 우유에 들어 있는 비타민 B군은 신경에 영양을 공급하고, 긴장을 풀어 주며 장에서의 자극을 진정시킨다.

신선한 또는 말린 파파야 덩어리 6개
라임 주스
꿀 1티스푼
코코넛 우유 300ml
얇게 썬 라임(장식용)

말린 파파야를 사용할 경우에는 부드러워질 때까지 물에 넣고 조리하여 물을 따라 버린다. 그런 다음 파파야, 라임 주스, 꿀, 코코넛 우유를 믹서기에 함께 넣고 섞는다. 이를 큰 유리잔에 따르고 한 조각의 라임을 띄워 장식하여 제공한다. (1회분)

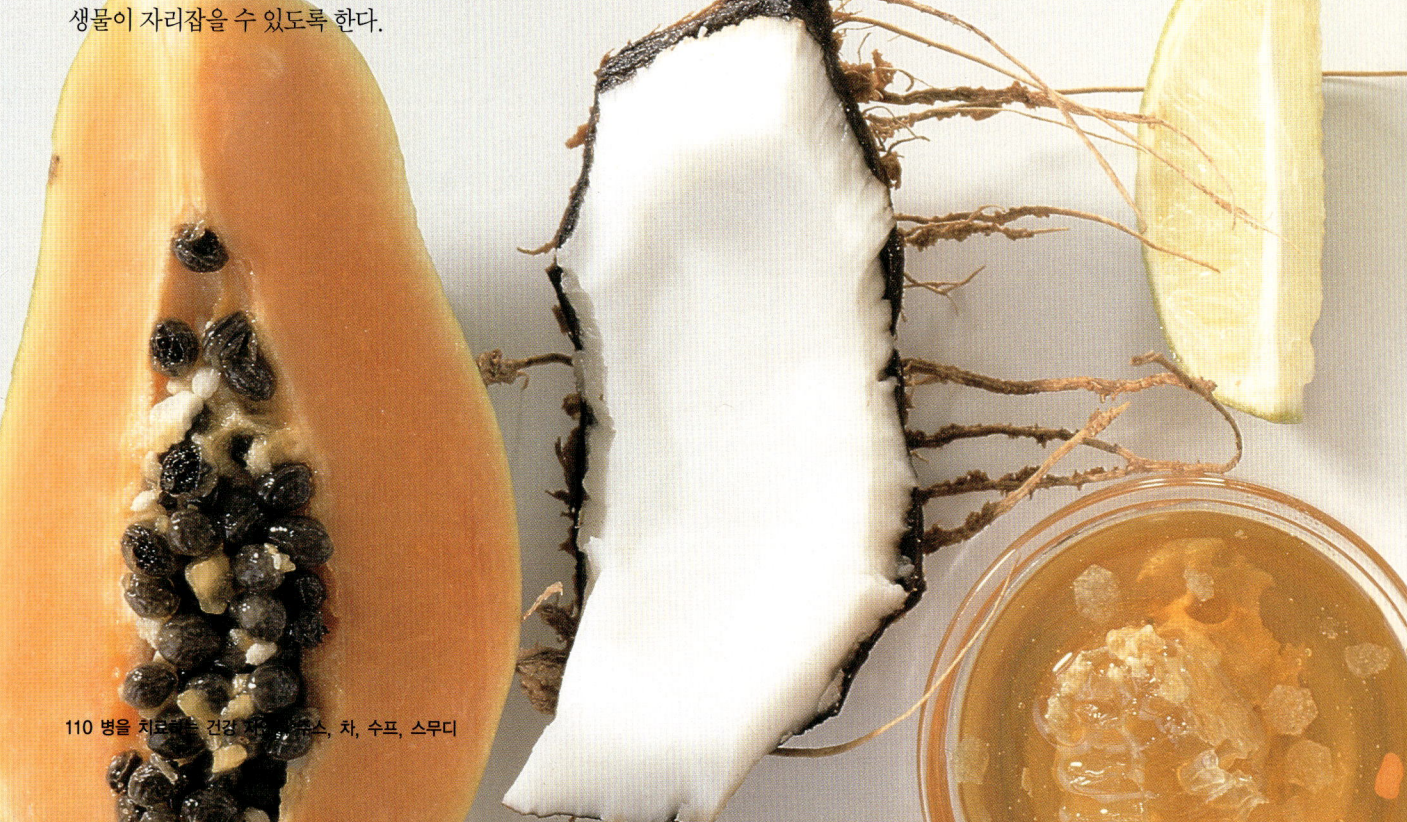

캐모마일 민트 차

여름날 오후에 캐모마일과 민트 차를 한 모금씩 마시면 즉시 활력이 생기고 편안한 느낌이 들 것이다. 이 은은한 방향성의 차는 스트레스와 긴장으로 인한 장의 통증과 자극이 있을 때 마시면 좋다. 캐모마일은 스트레스성 장 질환에 효과가 좋은 치료제이며, 민트는 과민성대장증상에 가장 이상적인 허브이다.

신선한 캐모마일 꽃 2티스푼(또는 말린 것 1티스푼)
신선한 민트 잎 2티스푼(또는 말린 것 1티스푼)
물 600ml

차 냄비에 허브들을 넣고 끓는 물을 붓는다. 뚜껑을 닫고 10~15분간 우러나도록 둔다. 증상이 지속되는 동안 하루 3회, 규칙적으로 한 잔씩 마신다. (2~3회분)

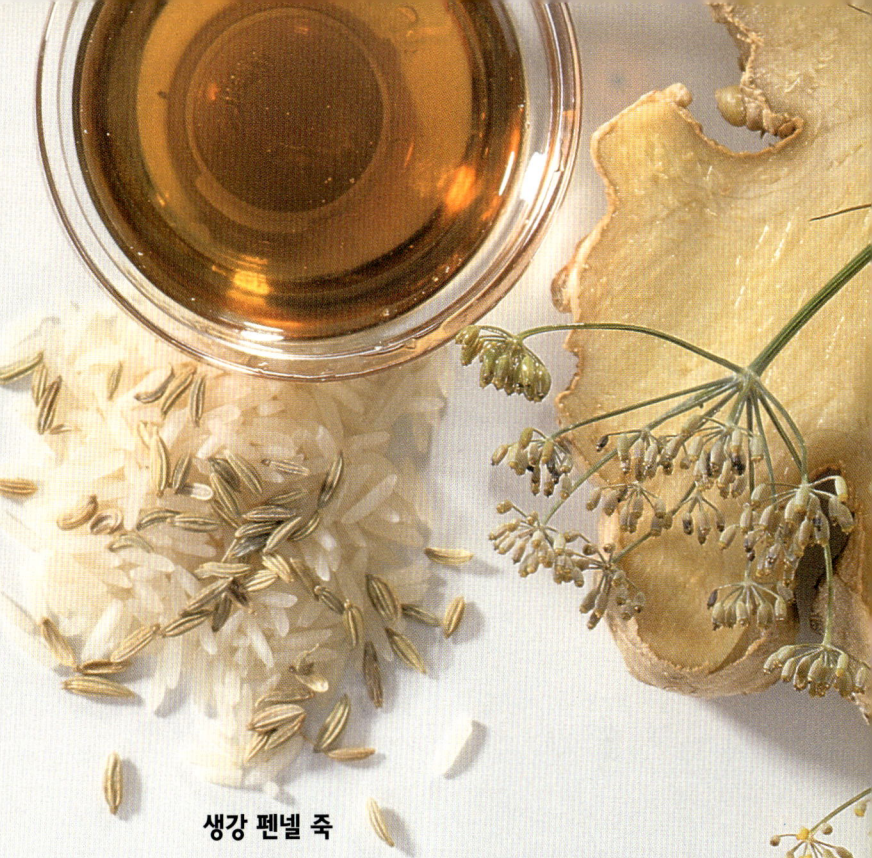

생강 펜넬 죽

흔히 어린아이나 노인 그리고 회복기에 있는 사람들에게 쌀로 만든 죽을 먹인다. 요즘에는 아침 식사로 죽을 즐기는 사람들도 있다. 쌀은 공복을 채워 줄뿐만 아니라 염증을 달래고 소화 기관에서의 경련을 진정시킨다. 펜넬과 생강은 소화와 흡수를 촉진하고 항경련 작용을 발휘하여 장의 긴장과 통증을 완화한다.

펜넬 씨앗 1테이블스푼
흰 쌀 200g
신선한 생강 조각 4cm 크기(껍질을 벗기고 얇게 썬 것)
물 3리터
참기름 1~2방울
간장(맛내기용)

프라이팬에 펜넬 씨앗을 넣고 타지 않게 잘 저어 주면서 몇 분 동안 굽는다. 그런 다음 막자와 막자 사발로 으깬다. 여기에 쌀과 생강, 물을 넣고 뚜껑을 덮고 끓을 때까지 가열한다. 약 1시간 동안 약한 불에 더 끓여 참기름과 약간의 간장으로 양념을 한 뒤 뜨거울 때 먹는다. (8회분)

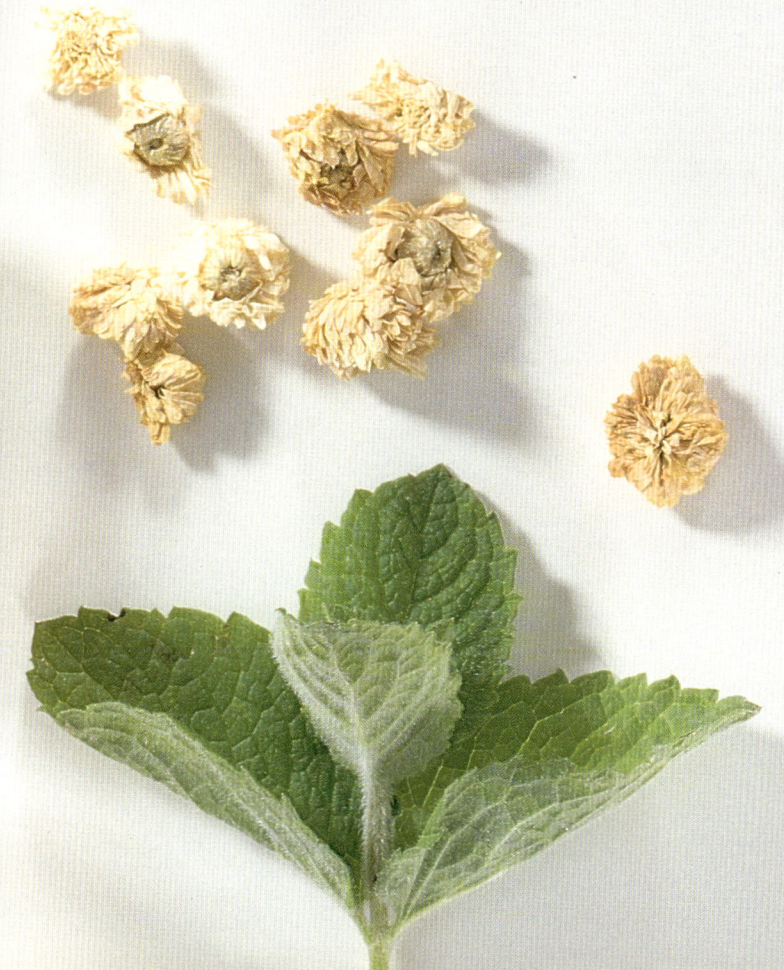

치질

치질은 항문의 내부나 외부에 정맥류성 정맥이 생겨 발생한다. 환부가 가렵고 화끈거리며 피가 나기도 한다. 악화되면 통증이 크므로 처음부터 아예 치질이 생기지 않도록 관리하는 것이 좋다. 치질의 원인이 되는 변비를 막으려면 섬유소를 충분히 섭취하고 유산소 운동을 규칙적으로 해야 한다(98쪽 변비 참고). 평소에 장을 훈련시켜 배변을 돕고, 변의를 느낄 때 즉시 처리하도록 하며, 변을 볼 때 너무 무리하게 힘을 쓰지 않도록 한다. 오랜 시간동안 앉아만 있거나 오래 서 있지 않도록 주의한다. 장기간의 자동차 여행도 치질을 부추긴다.

스트레스와 근심은 장 근육을 위축시켜 변비를 유발한다. 캐모마일, 레몬밤, 펜넬, 페퍼민트 같은 장에 유용한 허브를 뜨거운 차로 마시면 좋다. 커피는 스트레스와 장 문제를 악화한다.

통곡식과 신선한 과일 그리고 야채를 매일 다섯 종류 정도 꾸준히 섭취하고, 매일 2리터의 물을 마신다. 당근, 적근대 뿌리, 셀러리, 완두콩, 파스닙 등은 섬유소가 풍부한 야채로 수프 및 야채 주스를 만들어 먹으면 효과적이다. 감귤류의 과일, 포도, 살구, 자두, 그리고 바나나로 만든 주스는 맛과 영양, 변비 치료 효과까지 뛰어나다. 요구르트는 장의 배변 작용에 영향을 주는 건강한 유산균군을 유지시킨다. 일상 생활에서 참깨, 호박씨, 해바라기씨, 올리브 오일 같은 양질의 지방 식품을 섭취하여 장을 윤활하게 한다.

오렌지 그레이프프루트 주스

이 신선한 과일 주스 혼합물은 갈증을 씻는 데 효과적이다. 특히 얼음을 넣어 차에 마시면 폭염도 이겨낼 수 있을 만큼 큰 활력이 생긴다. 맛이 자극적인 감귤류의 과일과 달콤한 포도를 섞어 만든 이 음료는 식욕을 촉진하고 소화를 돕는다. 간과 장을 자극, 세정을 도우므로 변비에는 매우 좋은 치료제이다.

오렌지 주스 100ml
그레이프푸르트 주스 100ml
포도 주스 100ml
얼음(선택 사항)
신선한 민트 또는 레몬밤(장식용)

과일 주스를 모두 섞는다. 뜨거운 날에는 얼음을 넣는 것이 좋다. 민트나 레몬밤으로 장식하여 제공한다. 1회분)

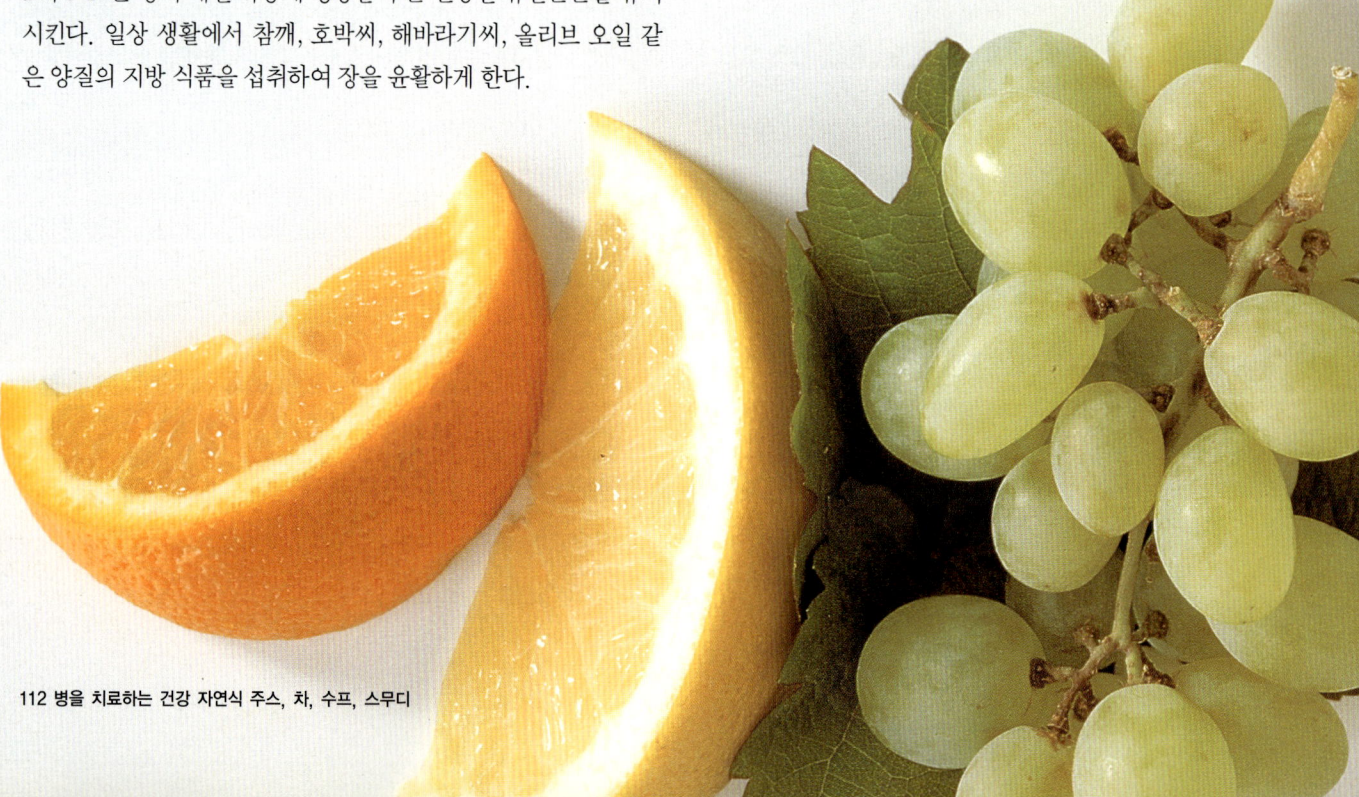

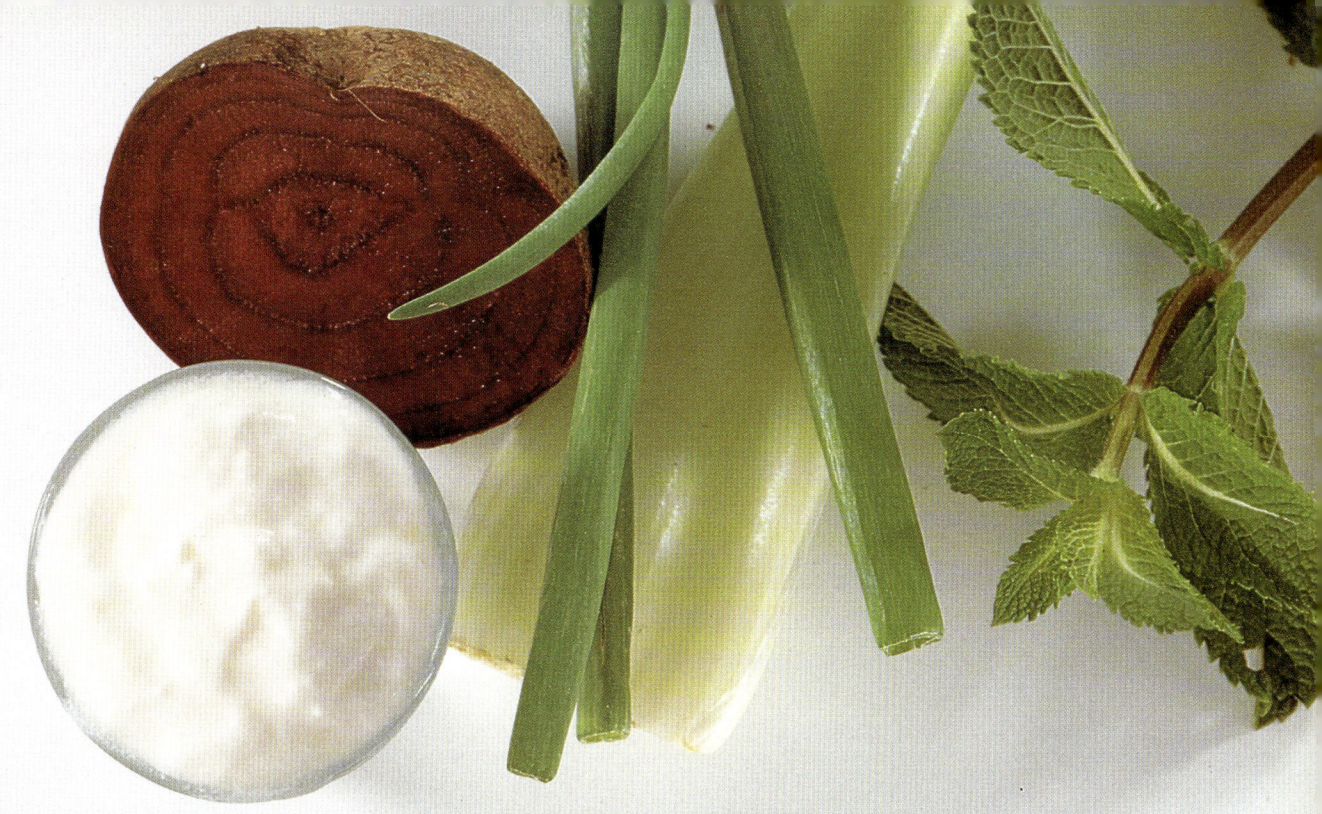

적근대 뿌리 요구르트 주스

러시아인들은 적근대 뿌리와 요구르트를 요리에 잘 활용한다. 생 요구르트는 젖산 유산균을 배양한 것으로, 변비의 원인이 되는 장내 부패균과의 싸움을 돕는다. 적근대 뿌리는 세정 효과가 뛰어나 간과 장을 자극, 활력을 준다. 방향성 허브인 셀러리나 민트를 곁들이면 좋은 음료가 된다.

적근대 뿌리 주스 90ml
셀러리 주스 45ml
생 요구르트 45ml
파 1뿌리(잘게 썬 것)
신선한 민트 잎 약간

요구르트와 야채 주스를 섞는다. 파와 민트 잎을 뿌려 장식한다. (1회분)

귀리 계피 무버

스코틀랜드의 전형적인 아침식사인 귀리는 섬유소가 풍부하여 장 운동을 촉진한다. 달콤하고 부드러운 귀리 음료에 계피와 레몬을 첨가하면 활력이 더욱 커지고, 추운날 몸을 따뜻하게 한다. 귀리와 계피 모두 신경계에 큰 활력을 주어 긴장을 덜어 준다.

거친 귀리 1테이블스푼
찬 물 1.2리터
꿀
레몬 즙 1/2개 분량
계피 간 것 1티스푼

귀리와 물을 섞어서 1시간 동안 낮은 불에서 끓인다. 꿀로 달콤하게 맛을 내고 걸러낸다. 레몬 주스와 계피를 넣어서 뜨거울 때 제공한다.

구토증

구토는 사람을 기진맥진하게 만든다. 임신한 여성의 경우 첫 12주 동안 구토 증세가 나타나기도 하는데 그것을 단순히 입덧 때문이라고만 할 수는 없다.

구토의 원인은 다양하다. 기생충 감염, 귀 안쪽 균형 메카니즘의 혼란, 여행 멀미, 음식이나 알코올의 과잉 섭취, 간에 독성 물질 과다 축적, 화학 요법의 영향, 스트레스 등이 그것이다. 대개는 토함으로써 구토 증세가 진정되기도 한다. 그러나 여러 번 토해서 위장이 비었는데도 증상이 계속된다면 탈수를 예방하는 것이 중요하다. 만일 계속 토함으로써 의식이 몽롱해지고 통증이 심하거나 열이 난다면 의사에게 진료를 받아야 한다.

원인이 무엇이건 간에, 구토 증세에 가장 효과적이고 맛이 좋은 치료제는 생강이다. 한 연구에 의하면, 생강은 구토 증세를 보인 사람들의 75%나 증세를 완화해 주었다. 생강차, 생강 맥주, 생강 음료 등 어떻게 마셔도, 심지어 구토증이 독성과 관련되어 있을 때조차 신속하게 경감 효과를 보인다.

계피, 고수, 쿠민, 소두구 같은 다른 방향성 향료들을 넣어 만든 음료와 페퍼민트, 펜넬, 딜, 레몬버베나 등의 허브로 만든 차도 도움이 된다. 이들은 위를 진정시킬 뿐 아니라, 모두 강력한 항균 작용을 하는 휘발성 오일을 함유하고 있어 구토증을 야기하는 모든 감염을 효과적으로 막아 준다.

허브나 향료로 음료를 만들 때는 어느 것이 자신에게 가장 잘 맞는지 간단하게 실험을 해 보는 것이 좋다. 민트 차(65쪽 참고)는 구토 증세를 빠르게 완화하는 것으로 이름이 나 있다. 감정적 스트레스와 관련되어 구토증이 일어난다면, 레몬밤, 캐모마일, 라벤더, 버베인처럼 소화 기관에 유익하고 진정 효과도 뛰어난 허브 차를 사용해 본다.

위장 진정제

이 방향성 혼합물은 구역질을 완화하는 것으로 알려졌다. 솔로몬 왕 이후에 줄곧 사용되었다. 당시 왕의 허브 치료사들은 막자와 막자 사발을 사용하여 향료들을 갈아 이 음료를 만들었다. 계피와 소두구 같은 향료는 소화 기관에서 에너지의 하향 운행을 촉진하여 위를 진정시킨다. 이들 허브 오일은 방부 효과가 대단히 강하다.

계피 막대(15cm) 1개
소두구 간 것 1티스푼
뜨거운 물 250ml

커피 가는 기계에 향료들을 모두 갈아서 뜨거운 물 한 컵에 1티스푼을 넣고 천천히 한 모금씩 마신다. (1회분)

레몬버베나 스피어민트 차

달콤하고 향긋한 맛이 나는 차로, 위를 진정시키고 구토 증세를 완화하는 데 효과가 뛰어날 뿐만 아니라 소화와 흡수를 촉진하여 정상으로 회복되게 한다.

말린 레몬버베나 잎 1티스푼
말린 스피어민트 잎 1티스푼(또는 신선한 것 2티스푼)
끓여서 뜨거운 물 600ml

차 냄비에 허브를 넣고 끓는 물을 붓는다. 뚜껑을 덮고 10~15분간 우러나도록 놔둔다. 필요할 때 반 잔 혹은 한 잔씩 조금씩 마신다. (2~4회분)

레몬버베나(lemon verbena) : 방취목. 원산지는 남아메리카로 주로 관상용으로 온실에서 기른다. 잎을 손수건에 문지르면 향수를 뿌린 듯하고, 뜰에 심으면 콜레라를 예방할 수 있다고 한다. 잎에서 향료를 채취해 화장품을 만들고, 차로 마시거나 음식에 넣어 먹기도 한다.

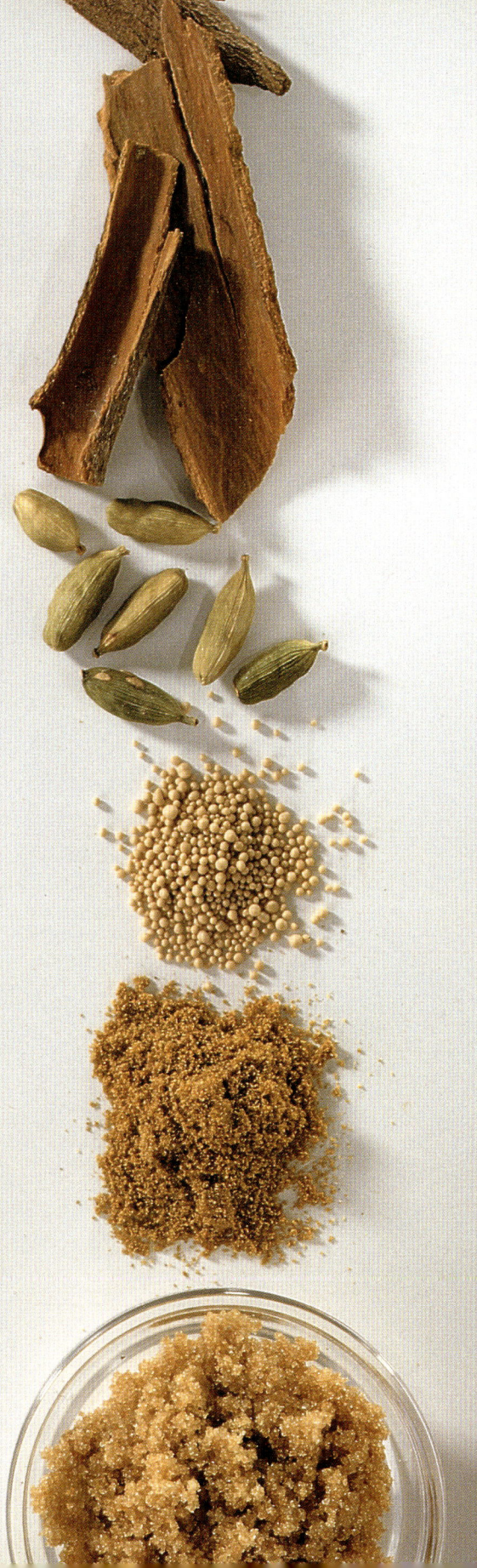

생강 맥주

이것은 맛이 좋고 원기를 북돋아 주는 비알콜성의, 거품이 이는 음료다. 겨울에는 온기를 주고 여름에는 갈증을 해소하는 작용을 한다. 구토증의 원인이 무엇이건 간에 생강은 가장 좋은 치료제이며, 임산부가 많이 섭취해도 안전하다. 여러분이 메스껍다고 느낄 때마다 일정한 간격을 두고 조금씩 마시도록 한다.

1단계 재료
말린 양조 효모 15g
따뜻한 물 450ml
생강 간 것 2티스푼
설탕 2티스푼

2단계 재료
생강 간 것 6티스푼
설탕 6티스푼

3단계 재료
설탕 750g
따뜻한 물 1.2리터
레몬 주스 2개 분량
찬물 3리터

뚜껑이 있는 유리 용기에 1단계 재료를 넣고 잘 저은 뒤 뚜껑을 덮어서 햇볕이 잘 드는 따뜻한 장소에 24시간 놓아둔다. 그런 다음 2단계 재료인 생강 간 것과 설탕을 매일 1티스푼씩 6일 동안 먹인 뒤 7일째 되는 날 걸러서 액체를 따로 담아 놓는다.

3단계의 설탕을 따뜻한 물에 녹인다. 여기에 레몬 주스, 찬물 그리고 걸러 두었던 액체를 넣어 잘 섞은 뒤 병에 담고 코르크 마개로 막아 최소 7일 동안 숙성시킨다. 신선한 민트나 레몬밤 가지 1줄기로 장식한 후 제공한다. 차가운 장소에 보관한다면 약 1주일 동안 두고 먹을 수 있다.

칸디다증

칸디다는 사람의 몸에서 해를 끼치지 않고 살아가는 미생물이다. 하지만 인간의 정상적 면역 메커니즘이 억제되어 균형이 깨지면 입과 목구멍, 소화 기관 그리고 질 부위에 만연하게 된다. 음료에 첨가된 마늘, 백리향, 계피 그리고 생강 등의 항곰팡이 능력은 매우 우수하다. 칸디다증이 발생했다면 효모와 설탕이 들어 있는 음식은 우선적으로 피하도록 한다.

인도 오이 라이타 음료

전통적으로 인도에서는 오이와 요구르트를 뜨거운 카레와 함께 먹는다. 오이와 요구르트의 쿨링 작용이 향료의 열기를 상쇄시키기 때문이다. 이 음료는 뜨거운 여름날에 특히 잘 어울리고, 칸디다증에 효과가 크다. 요구르트는 장에서 유익한 미생물이 잘 자라게 하여 감염을 예방한다. 오이에 있는 비타민과 미네랄은 면역계를 지원하고, 민트 잎에는 항곰팡이 성분의 정유가 들어 있다.

오이 50g(껍질을 벗기고 네모나게 썬 것)
자연 생 요구르트 90ml
우유 90ml
민트 잎 8~12개
라임 주스
소금
신선한 민트 1줄기, 오이 얇게 썬 것 1조각(장식용)

믹서기에 모든 재료들을 넣고 섞는다. 이를 얼음이 반 정도 든 유리잔에 붓고 민트와 오이로 장식한다.

만다린 오렌지 리치 크림

달콤한 리치와 맛이 강한 만다린 오렌지를 혼합한 이 이색적인 요리는 비타민(특히 비타민 C)을 풍부하게 포함하고 있어 면역계를 활성화한다. 중국인들은 소화를 돕고, 통증과 자극을 줄이기 위해서 리치를 먹는다. 만다린 오렌지, 리치 그리고 요구르트 모두 효모 감염을 방지하는 식품이다. 여기에 신선하게 간 생강은 달콤한 음료에 톡 쏘는 맛을 추가하며 항곰팡이 능력을 제공한다.

리치 100g(껍질을 벗긴 것, 신선한 것이 없으면 통조림 사용)
만다린 오렌지 조각 150g(신선한 것이 없으면 통조림 사용)
자연 생 요구르트 100ml
신선하게 강판에 간 생강(맛내기용)

믹서기에 모든 재료들을 함께 넣고 섞어 부드러운 크림이 되도록 한다. 생강 간 것을 넣은 뒤 오렌지 2조각으로 장식한다. (1회분)

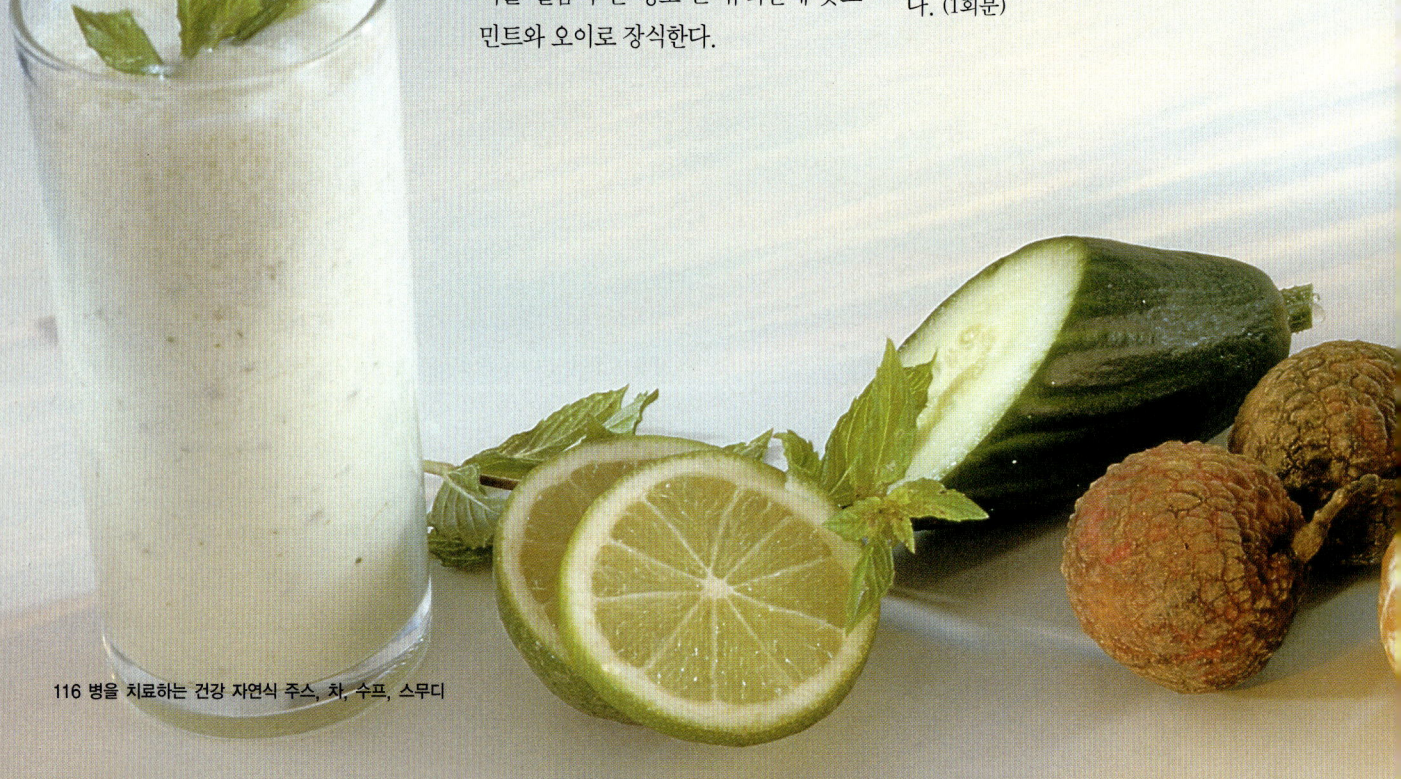

마늘 시럽

프랑스의 허브 치료사인 모리스 메세쥬(Maurice Messegue)는 자신의 입술에 문 마늘 한 조각으로 세례를 받았다고 말했다. 전세계의 다른 허브 치료사들처럼 그도 곰팡이 감염을 비롯한 여러 감염증에 맞서 싸울 수 있는 마늘의 강한 능력을 칭송했다. 마늘은 소장에서 세균군의 분포를 조절하여 칸디다 같은 미생물이 자라지 못하도록 한다. 그렇기 때문에 비록 모든 사람이 이 자극적인 시럽을 좋아하지는 않을지라도 칸디다증 치료제로는 매우 효과가 뛰어나다.

마늘 4쪽(얇게 썬 것)
신선한 백리향 2티스푼 또는 말린 백리향 1티스푼
꿀 1디저트스푼

마늘과 백리향을 접시에 담고 꿀을 뿌려서 2~3시간 동안 놓아두었다가 으깨서 즙을 걸러 낸다. 하루 최소 3회, 1티스푼씩 섭취한다.

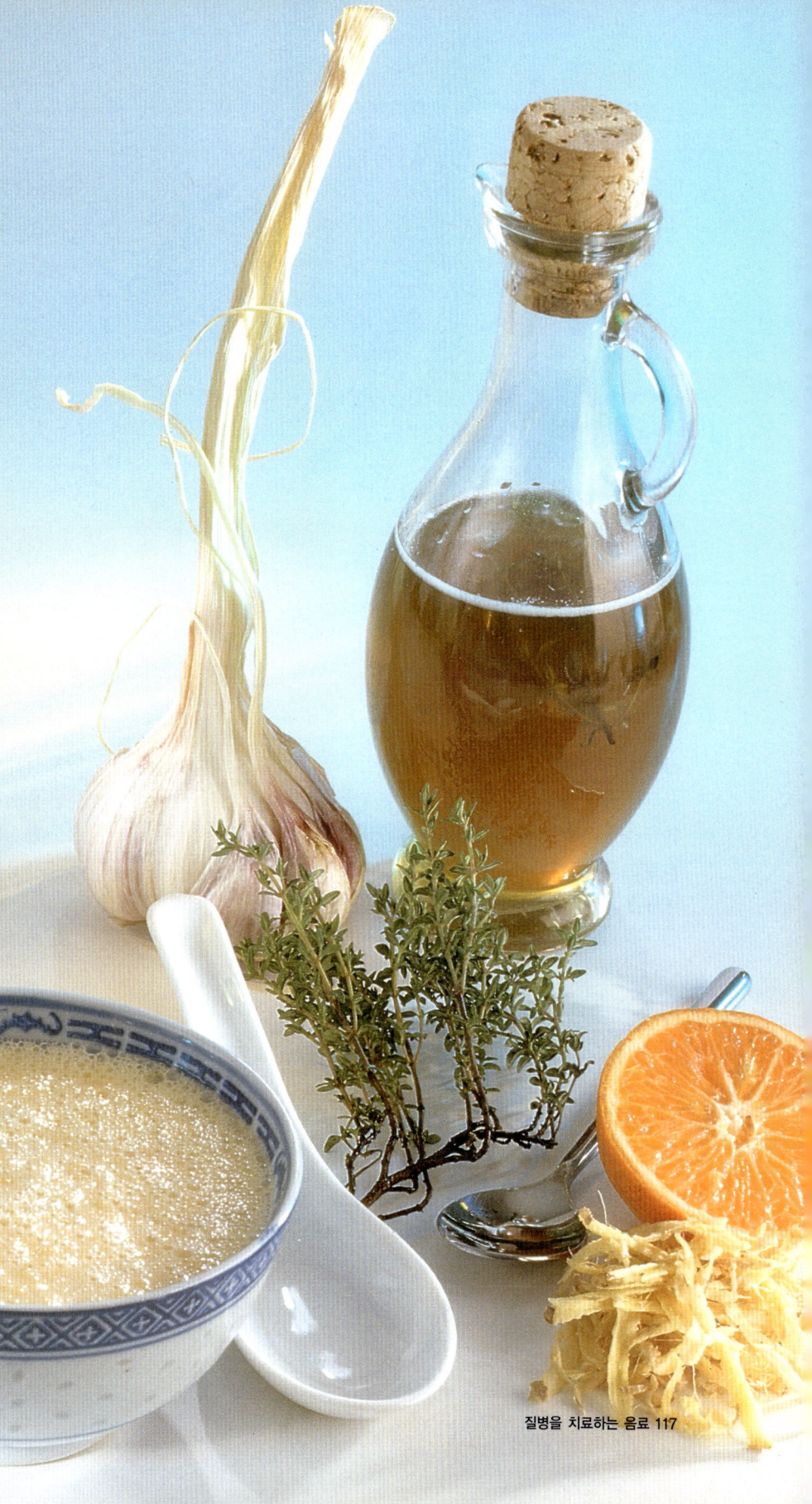

월경전증후군

월경 사이클 후반부에 여성들은 다양한 증상들을 경험하는데 이를 월경전증후군(PMS)이라고 한다. 이 증상은 사람마다 정도가 다른데, 체액 정체, 유방 통증, 감정의 불안정한 변화, 피로감, 자궁 경련, 두통, 초췌함, 집중력 저하 등의 광범위한 증상들이 나타난다. 과학적으로 150개 이상의 월경전증후군 증상들이 확인된 바 있다. 많은 여성들이 이 증상들을 정상적인 것으로 받아들인다 해도, 고통을 참을 필요까진 없다. 월경전증후군을 극복할 수 있는 처방들이 있다.

월경전증후군은 근본적으로 여성의 호르몬 불균형과 관련이 있다. 대부분의 경우 에스트로겐의 농도가 지나치기 때문이다. 그것은 종종 성숙기, 임신 후, 폐경기에 도달할 때, 또는 호르몬제를 복용했을 때 발생하는 호르몬의 큰 변화에 의해 촉진된다. 호르몬 불균형은 육체적·정신적 그리고 영양 요소들이 복합적으로 작용하여 발생한다. 정신적인 면에서는 스트레스 과다, 영양적 측면에서는 비타민 A, B, C, E, 마그네슘, 아연, 칼슘 그리고 필수지방산 등의 부족, 신체적인 측면에서는 운동 부족, 간 기능 저하 그리고 갑상선 기능 저하 등이 원인이 된다.

차, 커피, 코코아와 초콜릿 등은 카페인이 들어 있어 호르몬의 균형을 해칠 수 있으므로 우선적으로 피해야 할 식품이다. 카페인은 간에서 호르몬의 분해를 억제하기 때문에 호르몬 작용이 끝난 뒤에까지 호르몬이 남아 있게 되어 이상을 초래하게 된다. 알코올은 가능한 한 적게 섭취하는 것이 좋은데, 그 이유는 알코올이 비타민 B군, 마그네슘, 아연, 칼슘 등의 체내 요구량을 증가시키기 때문이다. 또한 알코올은 간에 스트레스를 주어 호르몬 대사를 방해한다. 이런 것들을 대신해서 월경전증후군을 예방하고 치료할 수 있는 성분들을 포함하는 음료를 만들 필요가 있다. 당근, 적근대 뿌리, 물냉이, 다른 녹색잎 야채 등은 모두 비타민 A를 제공한다. 케일, 고추, 바나나, 아보카도, 버섯, 견과류 등은 비타민 B_6가 풍부하며, 파슬리, 녹색 야채, 견과류, 씨앗류 등은 마그네슘과 칼슘이 풍부하다. 한편, 두부콩, 유제품, 견과류, 씨앗류, 아보카도 등에는 비타민 E가 풍부하다.

체이스트베리 차

체이스트베리는 뇌하수체에서 LH호르몬 생성을 자극, 프로게스테론을 늘려 월경을 조절한다. 또한 프로락틴의 분비를 억제하여 무월경증을 다스리고, 유방탄력 저하나 자궁 경련 등의 증상을 완화한다. 남성 호르몬인 안드로겐의 작용을 억제하여 성적 욕구를 자제시키는 데도 좋다.

체이스트베리 25g
물 600ml

팬에 씨앗과 물을 넣고 끓을 때까지 가열한다. 뚜껑을 덮고 약한 불로 15~20분 동안 더 끓인다. 이를 걸러내서 매일 아침 아침식사 30분 전에 한 잔씩 마신다. (2~3회분)

체이스트베리(chasteberry): 마편초와 순비기나무의 열매로, 뇌하수체에서 LH호르몬 생성을 자극하여 프로게스테론을 늘려 월경을 조절한다. 불임여성 및 PMS에서 유방탄력 저하, 자궁 경련 등을 완화한다. 주로 바닷가에서 자라고 지중해, 중앙아시아에 분포한다. 남성 호르몬인 안드로겐의 작용을 억제하여 성적 욕구를 자제하는 데 도움이 된다.

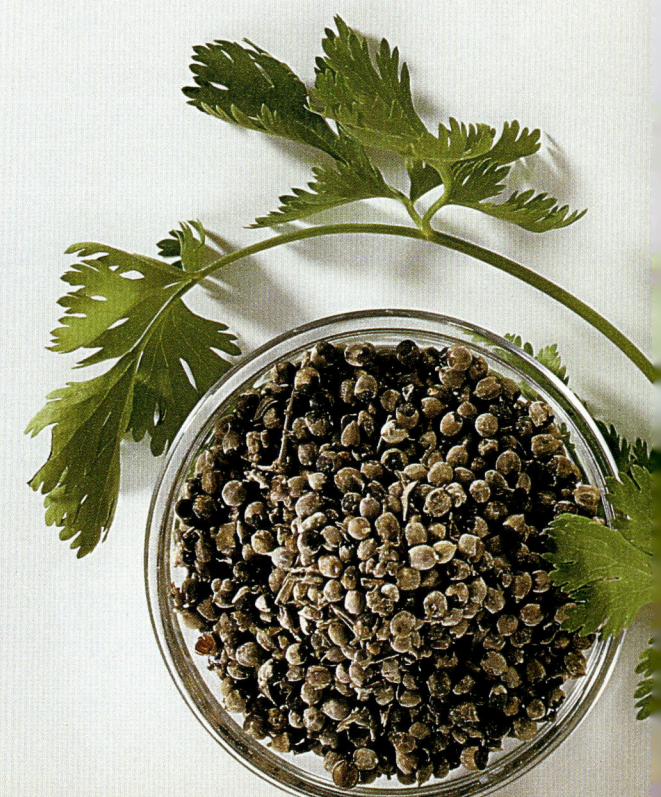

아보카도 스무디

아보카도와 쌀 우유를 기본으로 한 부드러운 음료에 마늘, 레몬 즙, 고수의 자극적인 맛과 냄새를 추가하여 활력을 높였다. 월경 전의 자극적인 음식 기호도 충분히 만족시킬 만하다. 아보카도는 호르몬 시스템을 위해 필요한 비타민 B와 E가 풍부하고, 신경계를 진정시키고 강화할 수 있기 때문에, 월경전증후군으로 고생하는 사람들에게 매우 좋다.

잘 익은 아보카도 1개(껍질을 벗겨서 얇게 썬 것)
마늘 1쪽(껍질 벗긴 것)
레몬 즙 1/2개 분량
쌀 우유 300ml
소금, 신선한 후춧가루
신선한 고수 가지 몇 개(장식용)

아보카도, 쌀 우유, 레몬 즙, 쌀 우유를 믹서기에 넣어 부드러워질 때까지 섞는다. 소금과 후추로 간을 한 뒤 고수 가지를 장식하여 제공한다. (1회분)

당귀 차

당귀는 여성들에게 매우 유익한 강장 허브이다. 당귀로 만든 차는 달콤하고 부드럽게 자극적인데, 호르몬을 조절하고 생식 기관의 기능을 정상화한다. 이것은 월경전증후군을 예방하고 완화할 수 있는 이상적인 치료제이다. 자궁 안팎으로 혈액 순환을 강화하고 월경통을 줄여 주며, 혈당을 안정화하고, 장의 기능을 조절한다. 또한 에너지를 개선하고 신경을 진정시킨다.

말린 당귀 25g(얇게 썬 것)
물 600ml

팬에 당귀와 물을 넣고 끓을 때까지 가열한다. 30분간 더 끓인 후 걸러내어 하루 2회 1잔씩 마신다. (2~3회분)

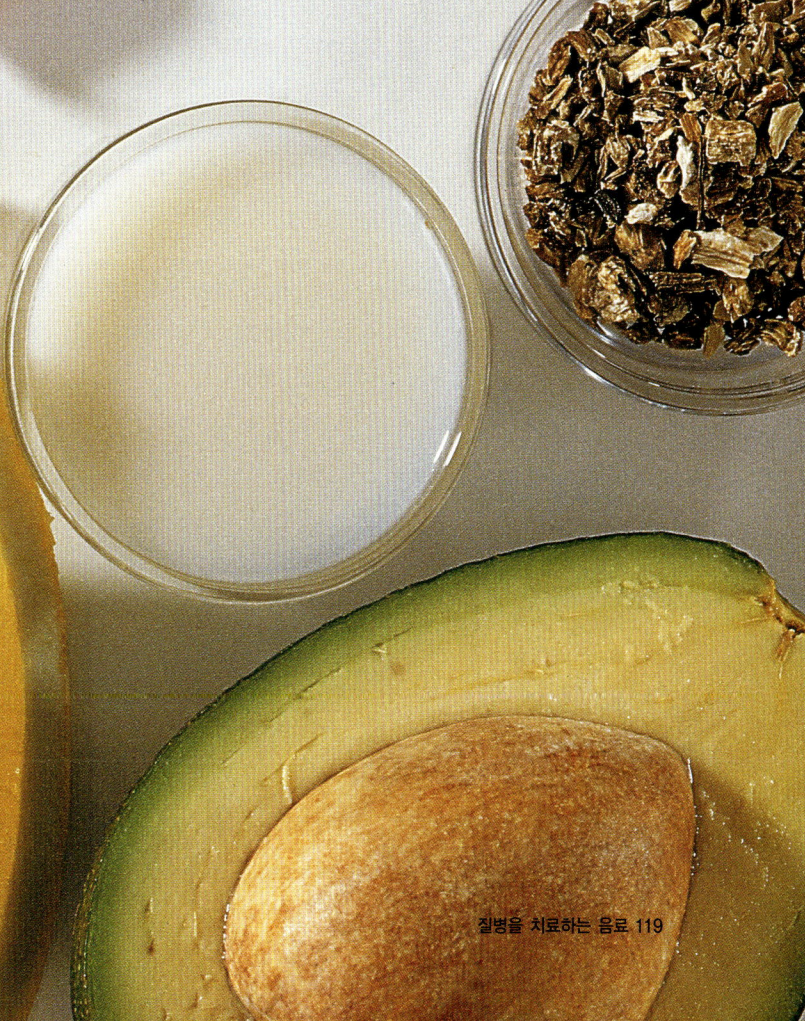

방광염

요도에 급성 세균 감염이 일어나면 항상 방광이 제대로 비워지지 않는 듯한 불쾌하기 그지없는 느낌을 갖게 된다. 심지어는 소변을 볼 때마다 깨진 유리가 지나가는 듯한 날카로운 통증을 느낄 것이다. 방광염은 열병이나 복부 통증과 연관될 수 있으며, 해부학적 차이로 인해 여성이 더 자주 걸리는 경향이 있다. 여성들의 요도가 남성보다 더 짧기 때문에 감염균(보통 대장균)이 방광에 쉽게 이르게 된다. 의외로 많은 여성들이 만성 방광염으로 고통을 받고 있는데도 증상은 겉으로 쉽게 드러나지 않는다. 일반적인 소변 검사를 통해서 감염 여부를 알 수 있게 된다.

예방은 언제나 치료보다 낫다. 우리가 매일 물을 3~4리터 마시고, 면역력을 강화하는 성분들을 규칙적으로 섭취한다면 방광염 때문에 고통스러워할 필요가 없게 될 것이다.

방광염을 예방하고 치료할 수 있는 식품들은 매우 다양하다. 예를 들어 마술 같은 신맛을 내는 크랜베리는 세균이 요도 벽에 붙지 못하게 하고 쉽게 밖으로 배출하는 물질들을 포함하고 있다. 뿐만 아니라 아부틴(arbutin)이란 물질은 이뇨와 방부의 효과를 가지고 있다. 생 요구르트는 방광염에 효과가 좋은 예방제로, 맛이 날카로운 과일 주스를 좀더 부드럽게 하고, 설탕 대신 쓰인다.

당근, 셀러리, 파슬리, 아스파라거스는 이뇨 및 방부 효과가 뛰어나서 배뇨 기관을 위한 수프나 주스의 재료로 이상적이다. 리크, 양파, 마늘 등이 들어간 수프는 방광염을 예방하며, 오이, 호박, 양배추, 배와 보리 등은 자극받은 방광을 진정시키고, 타는 듯한 통증을 덜어 줄 것이다.

보리 달인 물

영국의 빅토리아 시대에는 방광의 염증을 위한 치료제로 보리 달인 물을 사용했다. 밋밋한 맛을 보완하기 위해 종종 레몬을 약간 첨가하여 활력을 주기도 했다. 보리는 이뇨 효과가 뛰어나 감염을 씻어 낼 뿐 아니라, 요도 점막에 놀라운 진정 효과를 발휘하여 불편한 증상을 없앤다. 레몬은 보리 차에 이뇨 및 방부 작용을 더함으로써 이 음료의 효능을 최고로 만든다.

보리(도정하지 않은 것) 50g
끓는 물 600ml
꿀 1과 1/2테이블스푼
레몬 즙(1/2개 분량)

팬에 보리와 물을 넣고 끓을 때까지 가열한다. 뚜껑을 덮고 30분간 약한 불로 더 끓인다. 여기에 꿀을 넣고 잘 젓는다. 이를 식혀서 걸러낸 후 레몬 즙을 첨가한다. 증상의 심각 정도에 따라 미지근하게 해서 자주 마신다. (2~3회분)

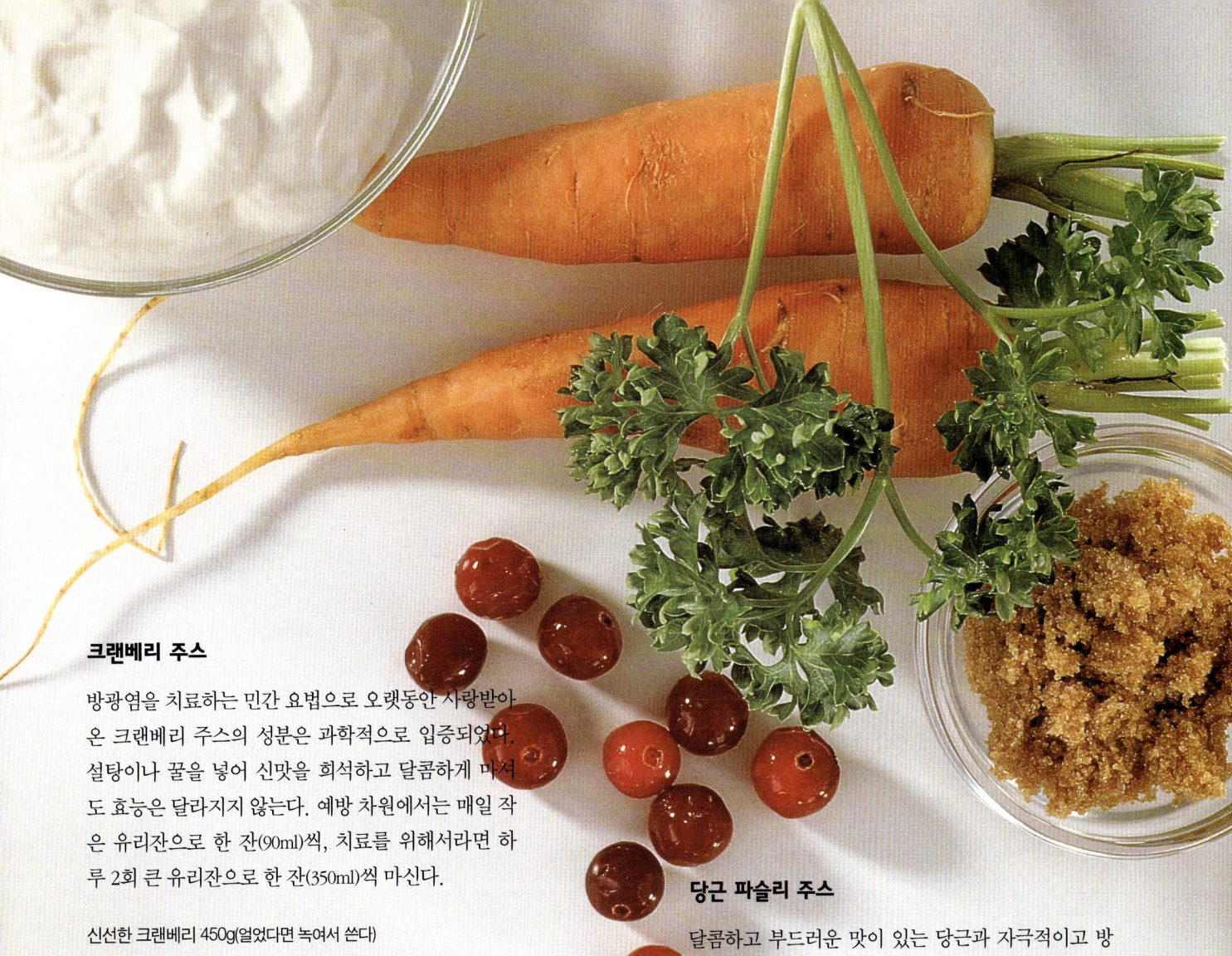

크랜베리 주스

방광염을 치료하는 민간 요법으로 오랫동안 사랑받아 온 크랜베리 주스의 성분은 과학적으로 입증되었다. 설탕이나 꿀을 넣어 신맛을 희석하고 달콤하게 마셔도 효능은 달라지지 않는다. 예방 차원에서는 매일 작은 유리잔으로 한 잔(90ml)씩, 치료를 위해서라면 하루 2회 큰 유리잔으로 한 잔(350ml)씩 마신다.

신선한 크랜베리 450g(얼었다면 녹여서 쓴다)
물 2리터
꿀 또는 설탕(맛내기용)
자연 생 요구르트(선택 사항)

큰 팬에 물과 크랜베리를 넣고 물이 끓을 때까지 가열한다. 물이 졸아들지 않는 선에서 15~20분간 약한 불에서 더 끓인다. 불을 제거하고 체를 통해 액체를 걸러낸다. 꿀이나 설탕을 첨가하여 마시기 좋게 한다. 상온에서 식힌 뒤 이것을 4~5일 동안 냉장고에 보관해 둔다. 좀더 부드럽고 덜 신 음료를 원한다면 생 요구르트를 1~2스푼 넣는다.

당근 파슬리 주스

달콤하고 부드러운 맛이 있는 당근과 자극적이고 방향성이 강한 파슬리는 조화가 잘된다. 당근의 진정 효과와 이뇨 작용은 방광염으로 인한 자극과 염증을 덜고 감염을 퇴치하는 데 효과를 나타낼 것이다. 파슬리 또한 이뇨와 방부 효과가 뛰어나다. 또 따라서 당근과 파슬리가 결합된 이 주스는 방광염 치료 효과가 뛰어나다.

당근 주스 250ml
파슬리 6개

당근 주스와 파슬리를 함께 믹서기에 넣고 섞는다. 증상을 완화하려면 하루 2회 마신다. (1회분)

체액 정체

몸에 과다한 액체가 머물러 몸이 붓고 무겁게 느껴지는 증상이다. 허리 주위, 발과 손에서 발생하는데 월경이 가까워진 여성들에게 잘 나타난다. 이것은 호르몬의 변화로 체내의 나트륨 농도가 증가함으로써 나타난다. 만성 체액 정체는 신장과 심장에 문제가 있음을 의미한다. 단백질, 비타민, 미네랄이 부족할 경우에도 체액 정체가 생긴다.

체액 정체를 해소하려면 소금 섭취를 줄이는 것이 가장 좋다. 바삭바삭한 포테이토칩, 마른 멸치, 피클 그리고 햄과 베이컨처럼 훈제하거나 염장한 고기 등의 짭짤한 음식을 피한다. 단, 살고 있는 곳이 더운 지역이거나 여행 중이라면, 또는 격정적인 운동을 해서 많은 땀을 흘린다면 굳이 짭짤한 음식을 피할 필요는 없다. 칼륨을 많이 섭취하면 나트륨 또한 따라서 많이 배출된다. 그러므로 칼륨 함량이 높은 음료들, 예를 들어 바나나, 토마토, 녹색 야채 등으로 만든 음료를 섭취하면 좋다.

매일 2~3리터의 수분 섭취로 체내의 나트륨을 희석하여 소변으로 배출시킬 수 있다. 허브 차, 과일과 야채로 만든 주스, 물 등은 크게 도움이 된다. 커피에도 이뇨 작용이 있지만 실제로는 나트륨의 저류를 부추기고 여성들의 호르몬 균형을 교란시키므로 피하도록 하고, 칼륨이 풍부한 과일과 야채로 자신에게 맞는 칼륨 음료를 만들어 먹는 것도 좋다. 사과, 체리, 블랙커런트, 복숭아, 배, 당근, 오이, 아스파라거스, 셀러리, 파슬리, 양파, 순무 등은 칼륨 함량이 높은 대표적인 야채이다.

물냉이 당근 주스

물냉이의 효능은 수백 년 동안 전세계적으로 잘 알려져 왔다. 하지만 프랑스인만큼 그 효능을 제대로 이용한 민족도 드물 것이다. 그들은 물냉이를 몸의 건강을 의미하는 'sante du corps'라고 불렀다. 물냉이의 후추 같은 맛은 향이 강한 셀러리, 파슬리 등과 조화를 잘 이룬다. 이 세 가지 야채의 혼합물은 이뇨 효과가 매우 뛰어난데다가 우리 몸을 정화하고 영양을 공급해 줄 칼륨을 비롯한 다른 영양소군이 풍부하다.

물냉이 1다발(씻은 것)
당근 큰 것 3개분(씻어서 적당하게 자른 것)
큰 셀러리 줄기 3개(씻어서 잘게 자른 것)
파슬리 가지 6개

물냉이, 당근, 셀러리를 주스로 만들고 함께 섞어 잘 젓는다. 잘게 썬 파슬리를 얹어 장식한다. (1회분)

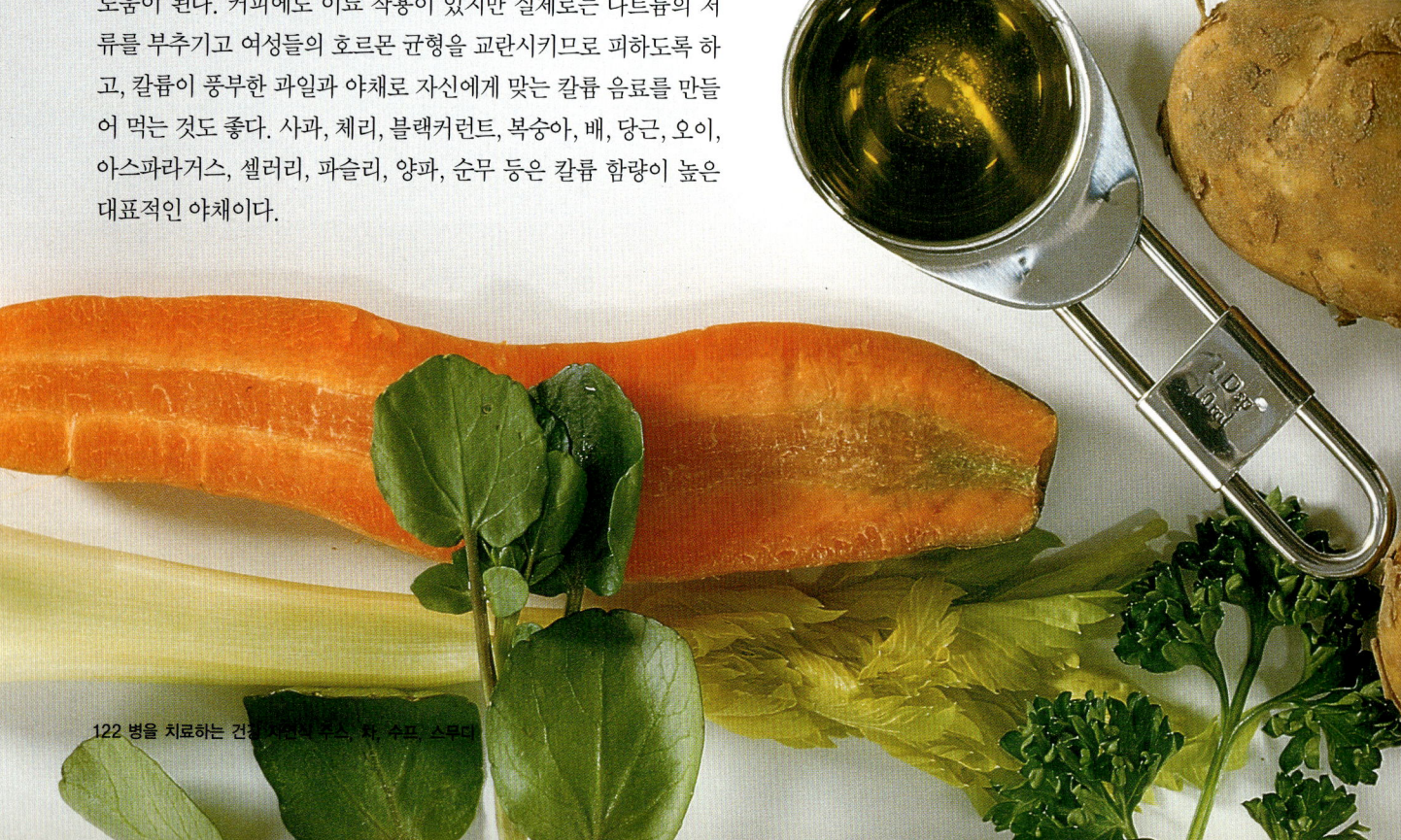

순무 수프

스코틀랜드인들은 특히 순무를 좋아한다. 그들은 옛 이름 그대로 닙(neep)이라고 부르는데 약 3천 년 동안 재배되어 왔고, 로마 시대부터 효과적인 이뇨제로 알려져 왔다. 순무 수프는 칼륨과 비타민, 미네랄이 풍부한데다 이뇨 효과가 있는 백리향이 첨가되므로 효과가 더욱 좋아진다.

올리브 오일 1테이블스푼
양파 2개(껍질을 벗기고 얇게 자른 것)
감자 175g(껍질을 벗기고 깍둑썰기한 것)
작은 순무 225g(껍질을 벗기고 깍둑썰기한 것)
육수(야채 또는 닭고기 삶은 물) 1.2리터
백리향 가지 약간(다발로 묶은 것)
소금, 후춧가루
고춧가루 한 줌
신선한 파슬리 잘게 썬 것(장식용)

큰 팬에 기름을 가열하고 양파를 넣어 5분간 부드럽게 볶는다. 감자, 순무, 육수, 백리향 그리고 양념을 넣는다. 계속 가열하여 끓어오르면 뚜껑을 덮고 야채가 부드러워질 때까지 20분간 약한 불로 더 끓인다. 백리향을 건져내고 잘 저은 뒤 간을 맞춘다. 고춧가루와 파슬리를 뿌려 장식한다. (4회분)

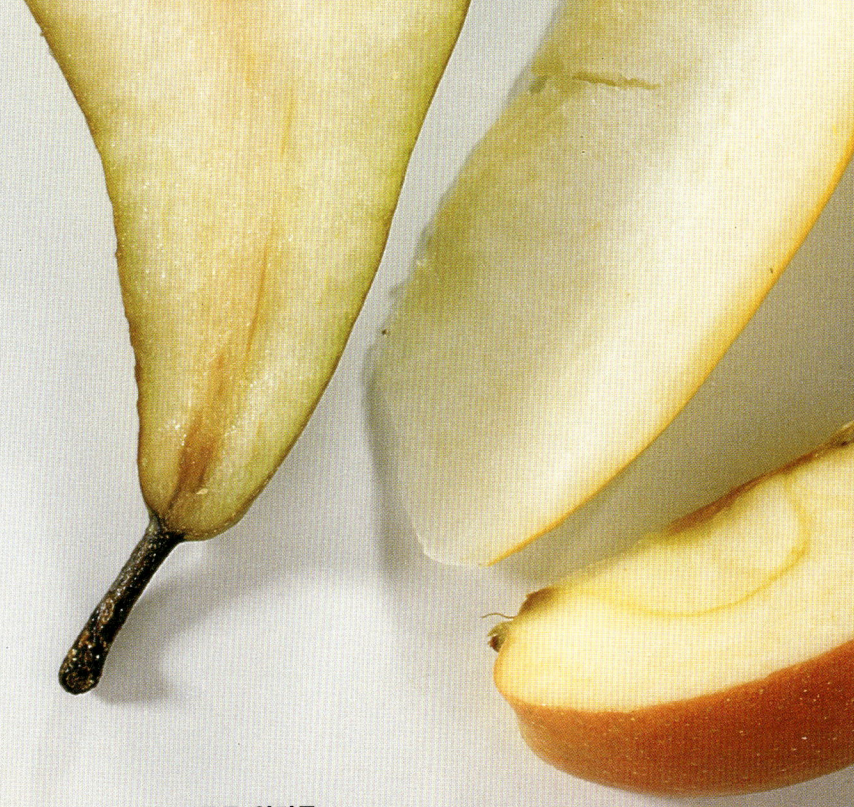

중국 워터폴

이 달콤한 과일 주스는 맛이 좋을 뿐만 아니라 세정 및 이뇨 작용이 있어 체액 정체에 효과적이다. 포도, 배, 멜론을 섞었기 때문에 칼륨, 비타민, 미네랄 등의 영양소가 풍부하다. 이 영양 성분들은 모두 신장 기능을 강화하고 보조한다. 포도 대신 사과를 사용해도 좋다.

포도 주스 250ml
배 주스 250ml
멜론 주스 250ml
얼음 덩어리(선택 사항)
생강 간 것(장식용)

과일 주스들을 함께 잘 저은 뒤 생강을 조금 뿌리고 원한다면 얼음을 넣어 제공한다. (2회분)

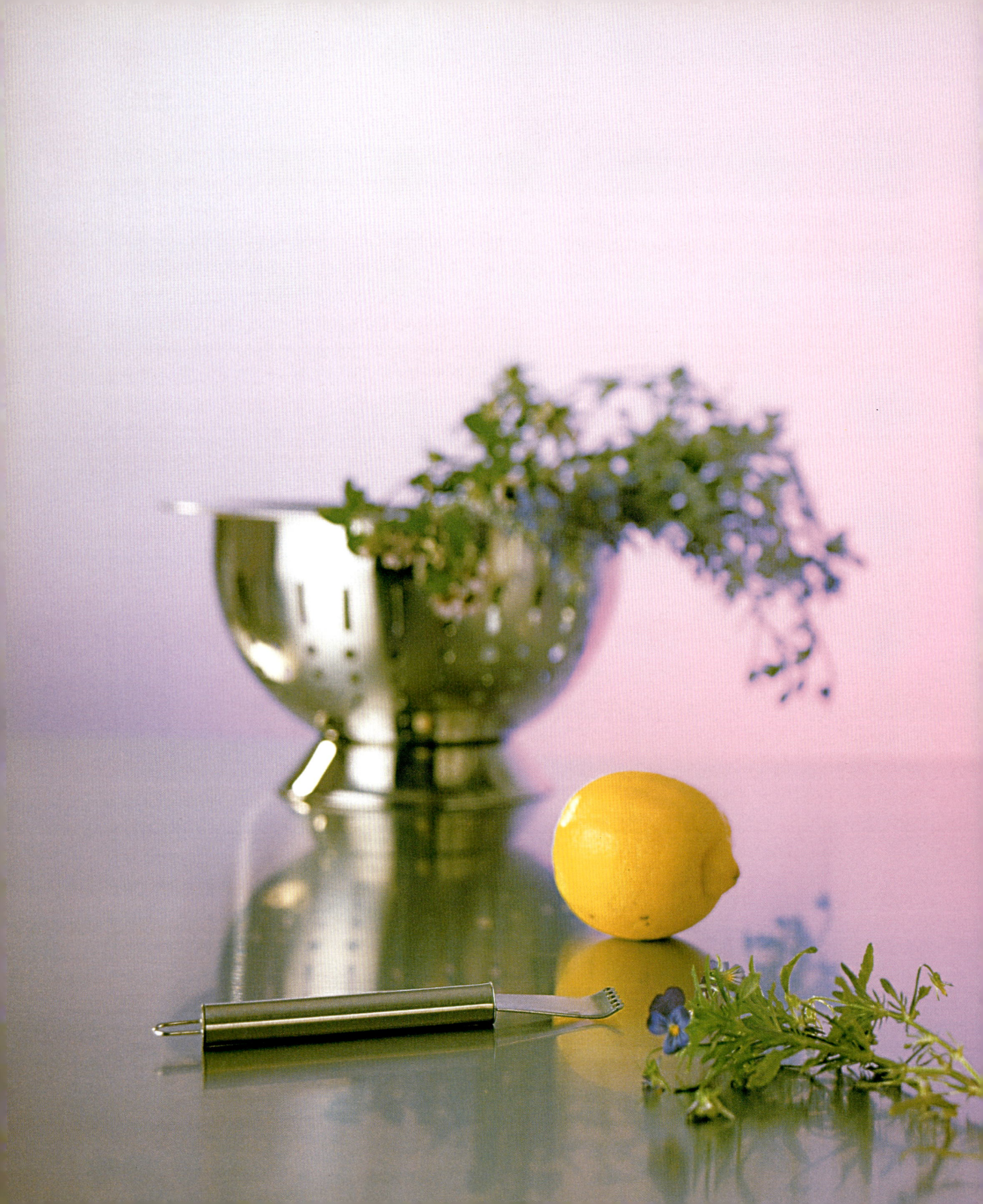

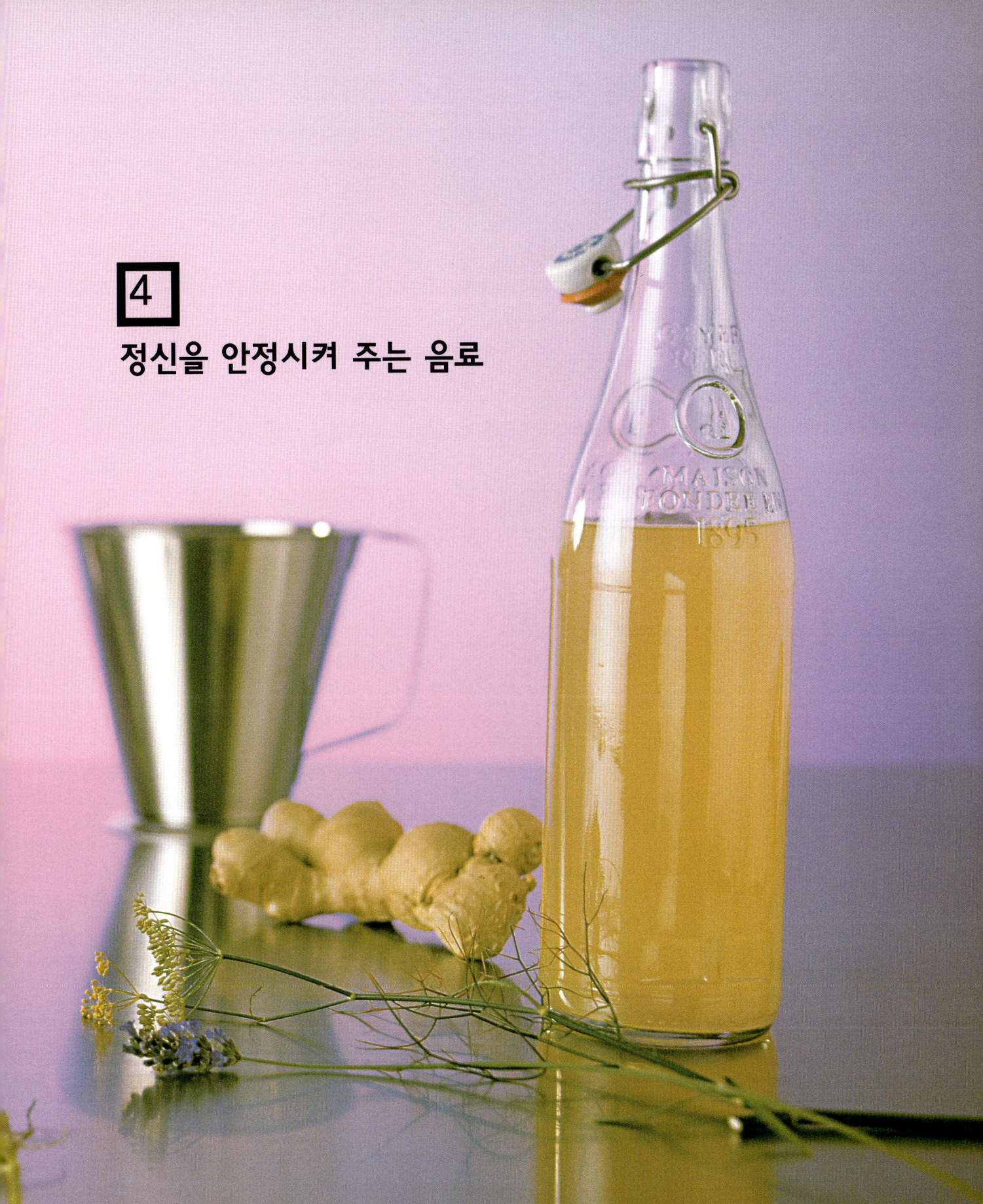

4
정신을 안정시켜 주는 음료

정신을 안정시켜 주는 음료

부엌에서 접하는 일상적인 음식 재료들이 신체 건강에 미치는 영향은 매우 크다. 그런데 그것들은 또한 우리의 정신과 감정에도 매우 큰 영향을 준다. 우울증의 경우를 보자. 인간의 뇌에는 한 개의 신경 세포에서 또다른 세포로 메시지를 전달하도록 도와주는 화학 물질들이 있다. 우리의 정서에 중요한 영향을 미치는 세로토닌(serotonin)과 노르아드레날린(noradrenalin)은 우리가 먹고 마시는 것에서 만들어진다. 이런 물질이 부족하면 정신력이 떨어지고 정서적으로 위축되는데, 달콤하고 탄수화물이 많이 든 음식을 먹음으로써 정서를 상승시킬 수 있다. 예를 들어 살구, 바나나, 무화과, 대추야자열매 같은 과일, 도정하지 않은 밀, 보리, 귀리 같은 곡식을 음료로 만들어 마시면 자연의 신선한 기분을 느낄 수 있을 것이다. 세로토닌과 노르아드레날린은 필수 아미노산에서 만들어지는데, 필수 아미노산이 풍부한 음식으로는 생선류, 가금류, 견과류, 씨앗류 등이 있다.

우리가 일상적으로 먹는 음식에 신경계의 기능을 강화해 주는 영양 성분이 가득 들어 있다. 비타민C가 풍부한 과일과 야채는 스트레스로부터 우리를 지켜 준다. 우리의 정서를 안정되게 유지하는 비타민 B군은 통곡식류, 견과류, 씨앗류, 녹색야채—브로콜리, 시금치, 양배추, 아스파라거스—그리고 우유에 풍부하다. 녹색야채, 견과류, 씨앗류, 귀리, 유제품과 말린 과일에는 신경계의 필수 성분인 칼슘과 마그네슘 등의 미네랄이 풍부하다.

계절의 변화 사이클과 정서를 조화시키기 위해서 특별한 음식을 선택하기도 한다. 겨울에는 온기를, 여름에는 시원함을 주는 음식을 선호하고, 봄가을에는 활기를 주는 음식을 선택하게 된다.

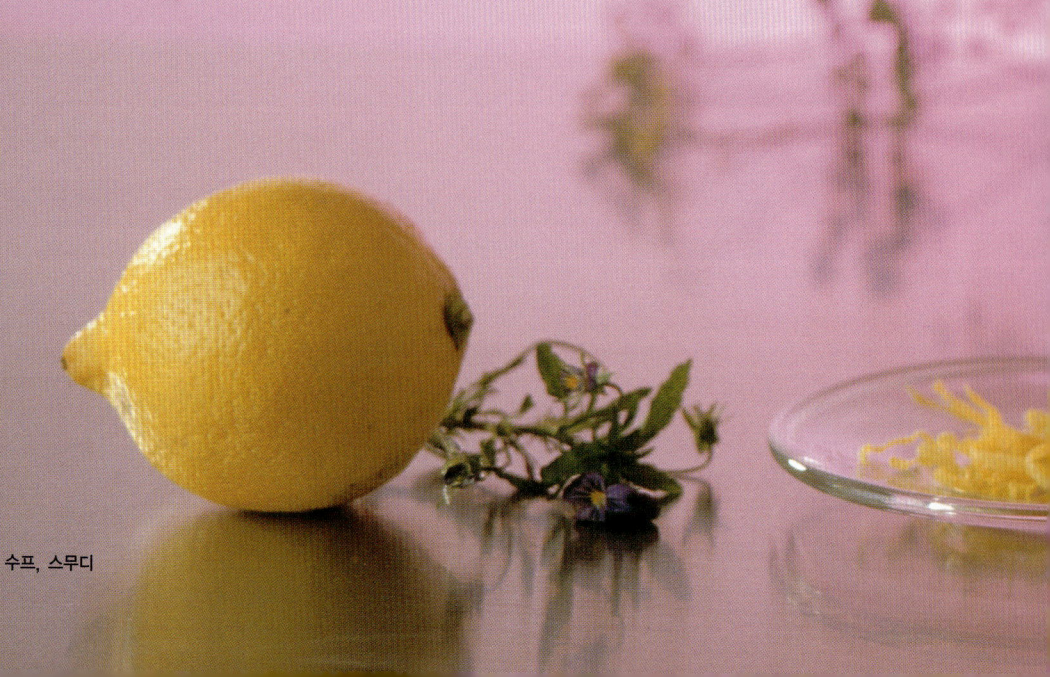

종종 우리 자신의 기분을 더 좋게 하기 위해 선택하는 음식들은 어린 시절의 사랑, 성장 과정과 연관되어 있다. 어른이 되어서도 때때로 달콤한 음식에 손이 가는 이유는 그것이 전통적으로 어린아이를 달래거나 칭찬할 때 주어진 것이기 때문이다. 물론 모유 또한 달콤한 것이다. 아유르베다에 따르면, 달콤한 음식은 '카파(kapha : 흙과 물을 이루는 원소. 카파가 충만하면 건강하고 침착해지며, 단단하고 큰 체구에 인내심도 깊어지고, 대체로 느리고 침착하고 강하고 크게 됨)'를 증가시키고 내부적으로 안도감과 침착함을 느끼도록 유도한다고 한다.

일상적으로 마시는 음료에 허브와 향료를 첨가하면 맛과 향기, 효과가 훨씬 좋아진다. 레몬밤, 세인트존스워트, 로즈마리 같은 몇 가지 허브들은 정신을 맑게 하고, 감정을 유쾌하게 하는 효능이 있다. 라벤더, 캐모마일, 개박하, 라임꽃, 버베인 같은 것들은 근심을 진정시키고 숙면을 취하게 한다. 계피, 생강, 소두구 등은 겨울 음료의 맛을 좋게 해 주는 동시에 결단력 같은 능력을 강화한다. 인삼과 감초를 비롯한 몇 가지 허브들은 일상적인 스트레스에 대한 저항력을 강화하고 논리의 평형감을 유지할 수 있도록 도와준다.

이 장에서는 맛도 좋으면서 감정 및 신경계에 영양을 공급하고 안정시키며 때론 활력을 주는 음료들을 소개한다.

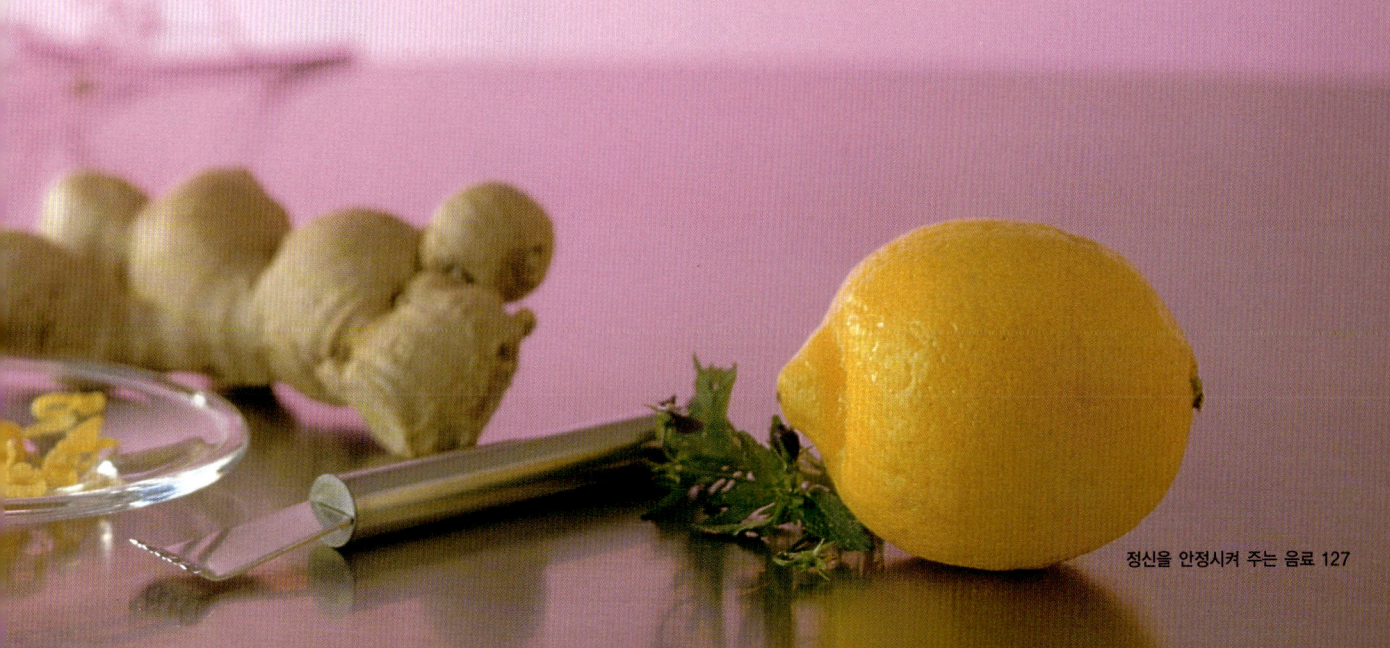

근심 덜기

근심은 시험, 취업 면접 또는 대중 연설과 같은 부담스런 상황에 대한 정상적인 반응이다. 그것들은 보통 단기간에 발생했다가 그 사건이 끝나면 쉽게 사라지지만, 때때로 오래 지속되는 걱정거리도 있다. 예를 들어 부부간의 갈등이나 직장 동료간의 문제, 비뚤어진 10대에 대한 걱정 그리고 경제적인 문제들은 심각하고 오래 지속되는 근심을 만들어 낸다. 어떤 사람은 스트레스를 쉽게 해소하지만 또 어떤 사람들은 사소하게 보이는 듯한 것에 대해서도 근심하고 괴로워한다. 민감한 사람들에게 스트레스는 소화 장애, 불면증, 피부질환, 호르몬의 불균형, 공포감 그리고 심장의 박동과 같은 문제들을 야기하기도 한다.

일상생활에서 스트레스에 잘 대처하고 근심을 낮추는 많은 방법들은 많이 있다(136쪽 스트레스 해소 참고). 지난 과정을 회상해 보면 근심의 근본 원인이 무엇인지, 그 상황을 해소하기 위해 일상생활에서 무엇을 할 수 있는지 생각할 수 있다. 예를 들어, 충분한 운동과 심호흡으로 아드레날린을 어느 정도 없앨 수 있다. 요가, 태극권, 스트레칭 또는 명상이 큰 도움이 되기도 한다. 카페인이 든 음료는 언제나 피하는 게 가장 좋다. 카페인은 아드레날린을 증가시켜 근심을 부추길 것이기 때문이다. 카페인과 술 모두 수면 패턴을 교란하여 부정적인 감정을 늘려 준다.

견과류와 씨앗, 귀리와 보리 같은 곡식류, 상추, 순무, 감자 등의 야채 그리고 대추야자열매와 바나나처럼 달콤한 과일 등으로 만든 음료는 정서를 안정시키고 근심을 덜어 준다. 거기에 진정 효과가 있는 허브와 향료를 넣으면 이상적이다. 레몬밤, 로즈마리, 시계초꽃, 캐모마일, 벨러리안, 라벤더, 정향, 소두구 등은 수프와 주스에 첨가할 수 있고, 또는 차로 준비하여 여러분이 기분이 더 좋아질 때까지 규칙적으로 마실 수 있다.

라벤더 레몬밤 티잔

라벤더는 풍부한 향기와 맛으로 유명하다. 라벤더와 레몬밤을 넣은 물에 꿀을 첨가하면 쇠약해진 사람도 즐길 수 있을 정도로 충분히 맛이 좋고 활력을 주는 차가 완성된다. 라벤더는 정신과 신체에 놀라운 진정 효과를 주고, 근심과 두통, 불면증, 심장 두근거림 같은 스트레스성 증상을 완화시키는 효과가 뛰어나다. 레몬밤도 이와 유사한 진정 효과를 가지고 있어 정신을 편안하게 하고 잠을 유도한다.

라벤더 꽃 2티스푼
레몬밤 잎 2티스푼
끓는 물 600ml
꿀(맛내기용, 선택 사항)

차냄비에 라벤더와 레몬밤을 넣고 끓는 물을 붓는다. 뚜껑을 덮고 10~15분간 우린다. 하루 3회 한 잔씩 마신다. 필요하면 꿀을 넣어 맛을 낸다. (2~3회분)

라벤더(lavender) : 지중해 연안이 원산지이며, 가장 많이 사랑 받는 향기를 가진 허브. 옷장에 넣어 향기가 배어나게 하고 방 안에 매달아 두어 모기나 파리를 쫓는 데 쓴다. 만개하기 전에 꽃을 따서 말려 쓴다.

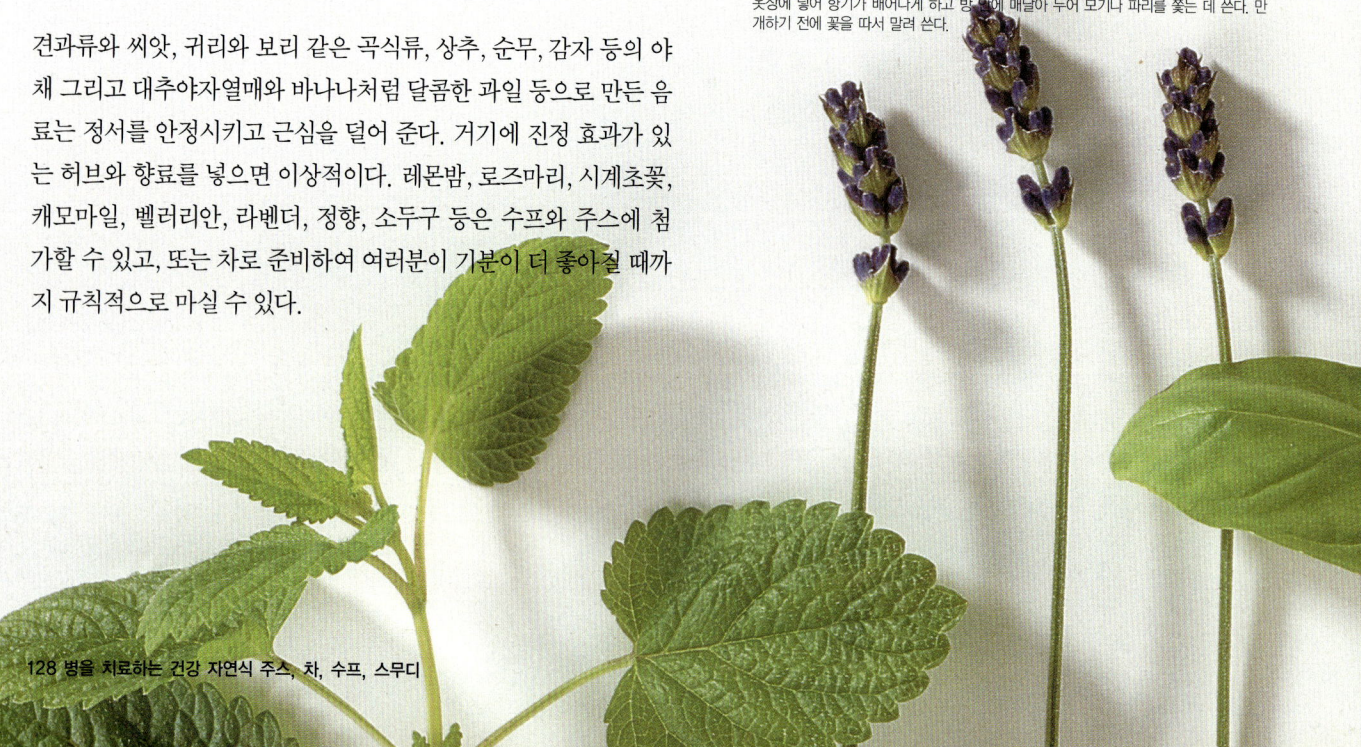

감자 토마토 스위트 바질 수프

이 수프는 맛이 매우 좋다. 감자는 비타민 B군, 비타민 C, 칼륨 등 신경계에 중요한 영양소를 제공한다. 토마토는 비타민A와 E 그리고 충분한 철분을 보강한다. 바질은 천연 진정제여서 몸 전체의 긴장된 근육을 이완시키고 근심을 덜어 준다. 그것은 모든 스트레스성 증상에 대해 놀라운 치료 요법을 제시한다.

올리브 오일 4테이블스푼
큰 양파 1개(껍질을 벗기고 얇게 썬 것)
월계수잎 1개
감자 1kg(껍질을 벗기고 대강 자른 것)
소금, 후춧가루
물 1.5리터
토마토 450g(껍질을 벗기고 잘게 썬 것)
신선한 바질 잎 5줌

큰 팬에 1테이블스푼 오일을 가열하고 양파와 월계수잎을 넣어 4~5분간 중간 불로 조리한다. 감자를 넣고 소금을 조금 뿌린 뒤 뚜껑을 닫고 5분간 약한 불에서 조리한다. 다시 물을 넣고 끓을 때까지 가열한다. 뚜껑을 덮고 약 20분간 감자가 부드럽게 익을 때까지 더 끓인다. 물을 버리지 말고 감자를 대강 으깬다. 이 때 감자를 섞어서는 안 된다.

다른 팬에 오일 1테이블스푼을 데우고 토마토를 넣어 농도가 짙어지기 시작할 때까지 중간 불로 조리한다. 토마토를 으깨서 소스처럼 만든다. 양념을 넣어서 맛을 낸 뒤에 앞의 감자 혼합물에 넣어 섞는다.

믹서기에 남은 오일 전부와 바질을 넣고 소금과 후추를 섞어서 퓌레를 만든다. 한 스푼의 바질 퓌레를 각 접시에 빙 둘러 섞고, 신선하게 갈아 만든 후추를 충분히 뿌려서 제공한다. (6회분)

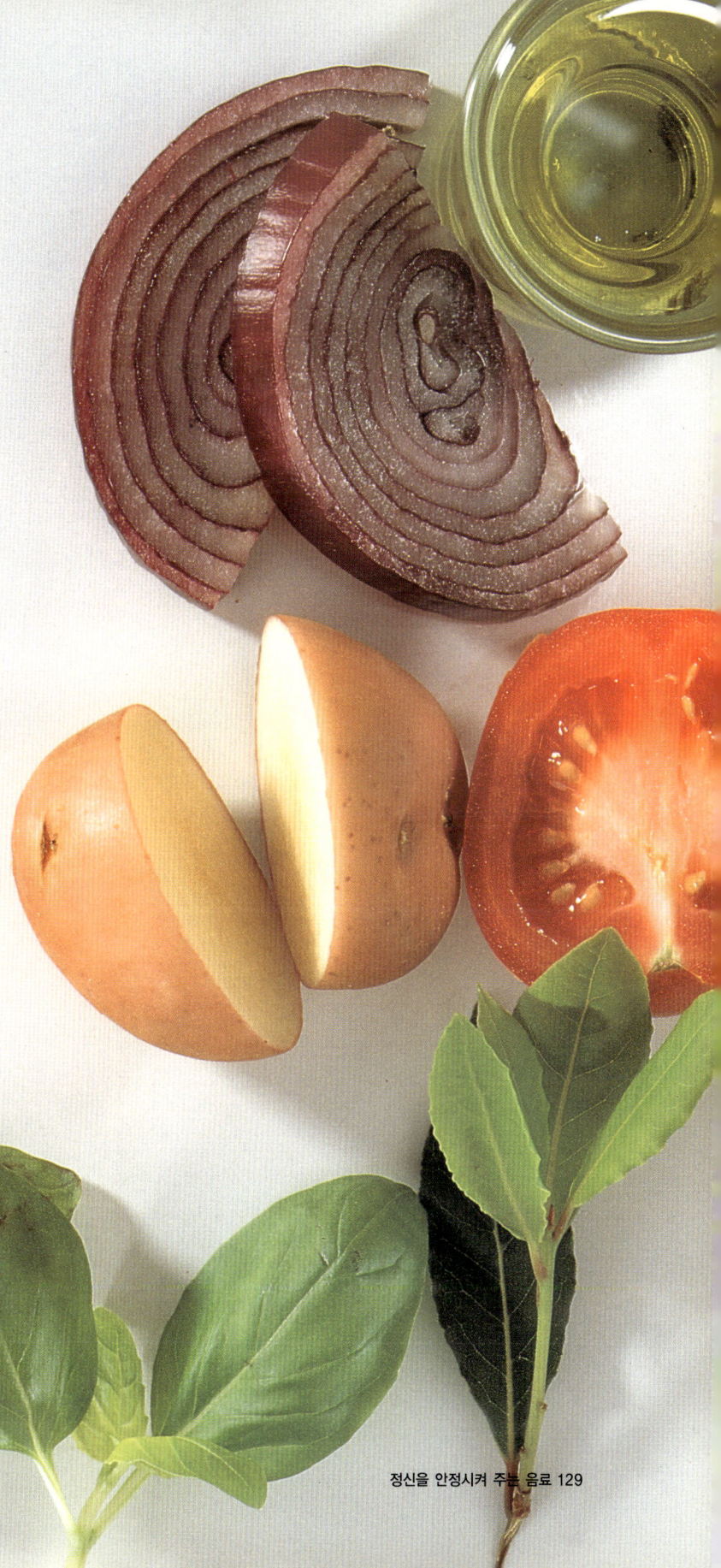

봄에 마시는 음료

봄은 새로운 생명이 움트고 재생하는 시기이다. 마찬가지로 인간도 겨울의 무기력감을 깨우고 떨쳐 버리는 시기다. 봄에 마시는 음료는 에너지와 원기를 보강하고 재생시킴과 동시에 겨울 동안 웅크리고 있던 습관에서 축적된 신체의 독소들을 풀어 주는 것이어야 한다. 물냉이, 민들레잎, 쐐기풀 순, 양배추 그리고 리크 같은 허브가 봄의 재료로 적합하다.

당근 셀러리 스무디

셀러리는 17세기 이후부터 이탈리아인들에게 줄곧 큰 인기를 누려 왔다. 향이 매우 강하고 독특한 셀러리, 그와 유사한 맛의 파슬리, 자극적인 마늘 그리고 달콤한 당근과 조합하여 매우 영양가 높고 맛이 진한 야채 주스를 만들 수 있다. 셀러리, 파슬리 그리고 당근 모두 이뇨 능력이 있어서 신장을 통해 독소를 제거하며, 신체를 세정해 준다.

당근 주스 250ml
셀러리 주스 125ml
마늘 1쪽
신선한 파슬리 한 줌
파슬리 가지 몇 개(장식용)

믹서기에 재료를 모두 넣고 간다. 파슬리로 장식하여 제공한다. (1회분)

민들레 맥주

갈증을 해소하는 데 탁월하고 알코올 함량이 높지 않은 맥주 음료로, 쓴맛의 민들레와 자극적인 맛의 생강이 어우러져 봄에 어울리는 완벽한 음료가 만들어진다. 민들레의 쓴맛은 간의 기능을 좋게 하고, 생강의 자극적인 맛은 우리 몸 전체에 활력을 주는 효과를 발휘해서 소화와 흡수를 개선하고 독소와 노폐물의 제거를 뒷받침한다.

어린 민들레 225g
물 4.5리터
생강 15g(얇게 썰어서 으깬 것)
레몬에서 곱게 벗겨낸 껍질과 즙 1개분
데메라라 슈가 450g
타타르 크림 25g
말린 양조 효모 7g

어린 민들레를 뿌리까지 캐어 잘 씻어서 잔뿌리를 손질한다. 큰 팬에 물, 생강, 레몬 껍질, 민들레를 넣는다. 끓기 시작하면 10분간 더 끓인다. 이를 걸러내어 발효 통 안에 있는 데메라라 슈가와 타타르 크림 위로 붓는다. 설탕이 녹을 때까지 저어 주면서 미지근하게 식힌 뒤 준비한 효모와 레몬 즙을 첨가한다. 뚜껑을 덮고 3일 동안 따뜻한 방 안에 두었다가 몇 번이라도 열었다 닫을 수 있는 마개를 가진 병에 걸러 담는다. 1주일 정도 지나면 마실 수 있다. 냉장 보관하면 약 한 달 동안 맛을 유지할 수 있다.

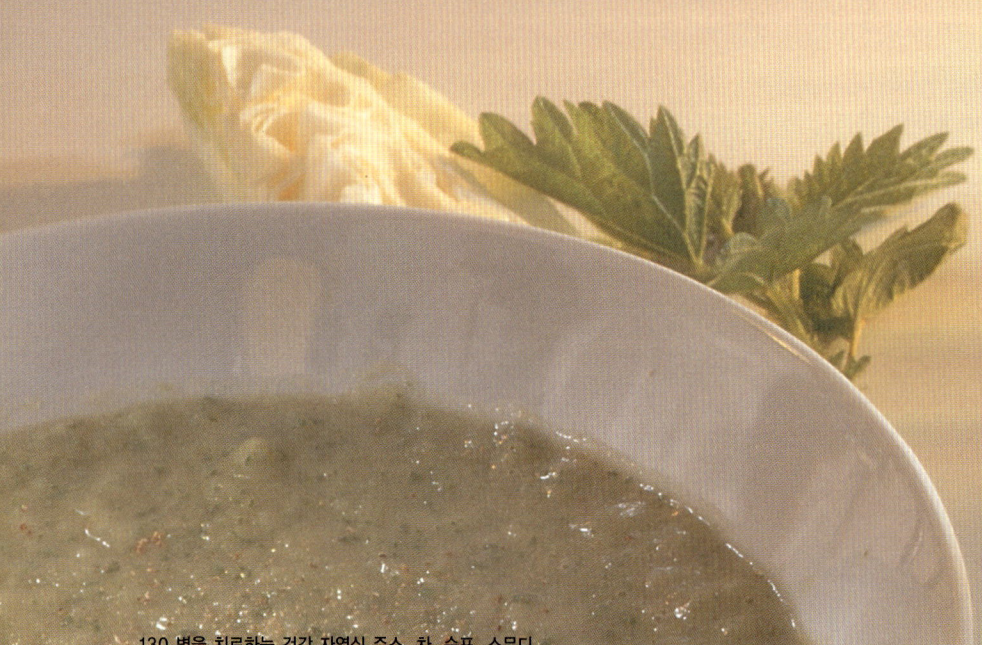

쐐기풀 양배추 수프

비타민, 미네랄, 미량 원소가 풍부한 이 수프는 영양도 풍부하고 신체 세정 능력 또한 뛰어나다. 양배추는 방부, 이뇨, 변통 효과는 물론 간에도 활력을 주며 예전부터 피를 맑게 해 주는 것으로 알려져 왔다. 쐐기풀은 간과 신장을 자극하여 독소와 노폐물을 제거하고 생기를 회복시킨다. 특히 쐐기풀에 풍부한 엽록소는 이 수프에 녹색의 생기를 더한다.

올리브 오일 1테이블스푼
큰 양파 1개(껍질을 벗기고 잘게 썬 것)
리크 2개(씻어서 얇게 썬 것)
양배추 100g(잘게 썬 것)
육수(야채 또는 닭고기 삶은 물) 1.2리터
소금, 후춧가루
쐐기풀 순 두 줌
잘게 썬 신선한 파슬리(또는 고수) 2테이블스푼
육두구 간 것(장식용)

냄비에 오일을 넣어 가열하고 양파를 넣어 부드러워질 때까지 익힌다. 리크와 양배추를 넣고 뚜껑을 덮어 10분간 약한 불로 조리한다. 육수와 양념을 넣는다. 이를 끓을 때까지 가열하고 20분간 더 끓인다. 마지막 몇 분을 남기고 쐐기풀을 넣는다. 불을 끄고 잘 섞는다. 제공하기 전에 파슬리나 고수를 첨가하고 육두구를 뿌려 장식한다. (4회분)

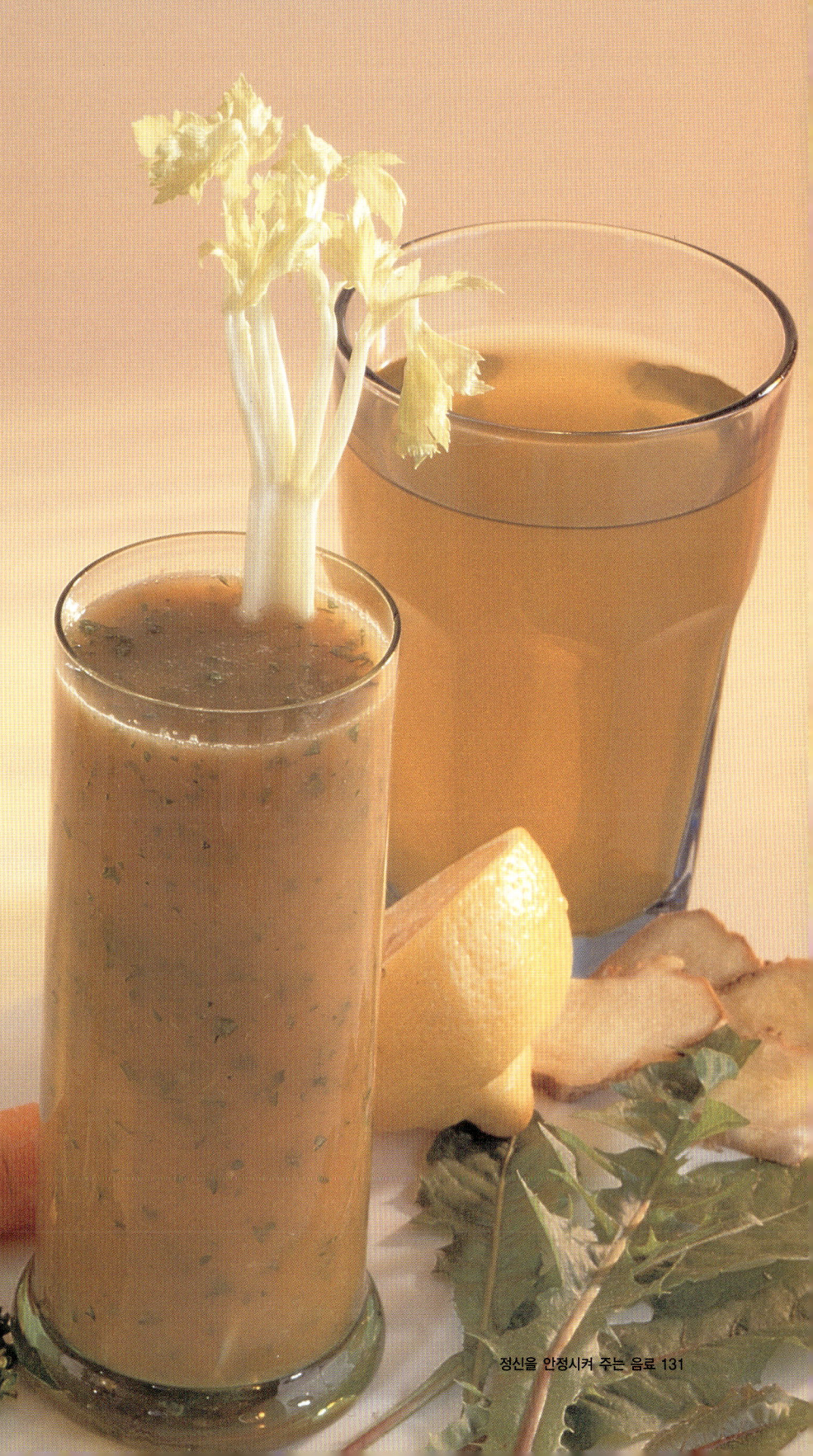

정신 안정

스트레스나 근심이 몸과 마음을 무겁게 짓누를 때는 단순히 정원에서 시간을 보내거나 시골에서 산책하는 것만으로도 정신을 안정시킬 수 있다.

여러분이 정신적으로 피곤하다면, 캐모마일, 라임꽃, 민트, 레몬밤 또는 민트 같은 허브 차를 마시는 것이 좋다. 이들에는 진정 작용이 있어서 긴장된 근육을 풀어 주고 흥분을 누그러뜨린다.

아몬드, 바나나, 대추야자열매 그리고 귀리, 밀, 보리, 쌀 같은 곡물도 신체와 정신에 안정감을 준다. 소두구와 계피 같은 온화한 향료들을 함께 섭취하면 평화롭고 명상적인 상태를 얻을 수 있다. 스트레스나 정신 불안 등으로 고통받고 있다면 커피 같은 자극적인 음료는 피하는 것이 좋다.

바나나 밀크 쉐이크

부드럽고 편안한 맛의 바나나 밀크 쉐이크는 마음을 달래는 진정제다. 바나나의 풍부한 녹말과 영양 성분은 신경 에너지를 소모하여 불안정해질 때 정신을 안정시킨다. 특히 과로와 스트레스에 의해 야기된 불안증에 효과적이다.

우유 250ml
바나나 1개(껍질을 벗기고 얇게 썬 것)
얼음 덩어리 4개
꿀 1테이블스푼
육두구 가루 한 줌

믹서기에 모든 재료들을 넣고 부드러워질 때까지 섞는다. 남은 육두구를 뿌려 장식한다. (1회분)

상추 수프

이 맛있고 차가운 수프는 뜨겁고 혼란스러운 날에 어울리는 진정제이다. 요구르트와 상추는 정신이 산만할 때 차분해지도록 돕고, 장식으로 쓴 민트 잎은 머리 부분의 혈액의 흐름을 자극하여 정신을 맑게 한다.

올리브 오일 1테이블스푼
중간크기 양파 2개(껍질을 벗기고 얇게 썬 것)
감자 2개(껍질을 벗기고 깍뚝썰기한 것)
마늘 1쪽(으깬 것)
큰 상추 1포기(잘게 썬 것)
육수(닭고기 또는 야채 삶은 물) 900ml
소금, 후춧가루
짙은 자연 생 요구르트 3테이블스푼
잘게 썬 민트잎(장식용)

소스 냄비에 올리브 오일을 가열하고 양파, 감자, 마늘을 넣어 5분간 볶는다. 육수와 양념을 넣고 끓을 때까지 가열한 뒤 끓어오르면 뚜껑을 덮고 야채가 부드러워질 때까지 약한 불로 더 끓인다. 수프가 식으면 믹서기에 넣고 한번 간 뒤에 생 요구르트에 넣어 저어준다. 3~4시간 동안 냉장고 안에서 차갑게 한다. 민트로 장식하여 먹는다. (4회분)

아몬드 대추야자열매 스무디

영양이 풍부하고 정신을 안정시키는 달콤한 음료이다. 쌀 우유, 아몬드, 대추야자열매의 달콤함에 생강의 자극적인 맛과 향이 가미되어 색다른 맛이 난다. 모든 재료가 신경에 활력을 불어넣고 안정시키는 효능을 지니고 있어 기억력과 집중력을 강화한다. 이 음료는 수천 년 동안 인도에서 마음의 평화를 가져다주는 것으로 인기를 얻어 왔다.

아몬드 간 것 1테이블스푼
대추야자열매 100g(씨를 뺀 것)
물 또는 쌀 우유 350ml
생강 간 것 1티스푼

믹서기에 모든 재료들을 함께 넣고 부드러워질 때까지 섞는다. (1회분)

여름에 마시는 음료

뜨거운 여름날, 정원에 있는 오래된 과일 나무 그늘 아래에서 시원한 과일 음료를 홀짝이며 쉬는 것만큼 멋진 일도 드물 것이다. 여름에 어울리는 음료의 재료로는 오이, 물냉이, 바나나, 멜론, 망고, 말오줌나무꽃, 민트, 레몬밤 그리고 요구르트 등을 들 수 있다. 이들을 이용한 음료는 맛이 좋을 뿐만 아니라 차가운 성질이 있어 몸을 시원하게 식혀 준다.

민트 주스

신선한 민트 잎은 여름에 가장 어울리는 맛을 가지고 있다. 레몬, 얼음 등과 섞은 민트는 더위에 지치고 갈증을 느낄 때 딱 어울린다. 민트의 꽃말은 '영원한 활력'. 민트의 시원한 맛은 마시는 즉시 온몸으로 퍼진다. 점심 식사 후 무력감에 빠져들 때 잘 어울리는, 쿨링 작용이 뛰어난 음료다.

레몬 1.5개(씻은 것)
신선한 민트 2테이블스푼(으깬 것)
설탕 1.5테이블스푼
끓는 물 600ml
얼음 덩어리
민트 가지 몇 개(장식용)

즙이 흘러나가지 않도록 조심하며 레몬을 얇게 자른다. 민트와 설탕을 그릇에 담고 끓는 물을 부어 2시간 동안 우러나도록 둔다. 이를 걸러내어 얼음을 넣고, 민트 가지로 장식하여 제공한다. (2~3회분)

말오줌나무꽃 코디알

섬세한 향기가 나는 코디알은 맛이 은은하면서도 큰 활력을 주는 음료다. 한 모금만 마셔도 아름다운 시골 마을에서 보내는 것 같은 느낌을 얻을 것이다. 말오줌나무꽃의 쿨링 효과는 두 가지다. 첫째, 혈액 순환을 원활하게 하여 열이 피부 구멍을 통해 빠져나가게 한다. 둘째, 독소와 열을 신장을 통해 제하는 이뇨 작용을 한다.

물 1.2리터
설탕 1.3kg
레몬 1개(얇게 썬 것)
말오줌나무꽃(꽃머리 부분) 25개
구연산 75g(감귤류에서 채취한)
스파클링 또는 일반 미네랄워(희석용)

큰 팬에 물을 끓이고 설탕과 레몬을 넣어 설탕이 녹으면 불을 끈다. 잠시 두었다가 다시 끓인 뒤에 말오줌나무꽃과 구연산을 넣고 한번 더 끓인다. 끓어오르면 불을 끄고 식을 때까지 둔다. 다 식으면 걸러내어 코르크 마개가 있는 깨끗한 병에 담는다. 시원한 장소에서는 약 3개월 동안 보관할 수 있으며 즉시 마셔도 된다. 마실 때에는 물을 넣어 6배로 희석하고 얼음을 띄운다.

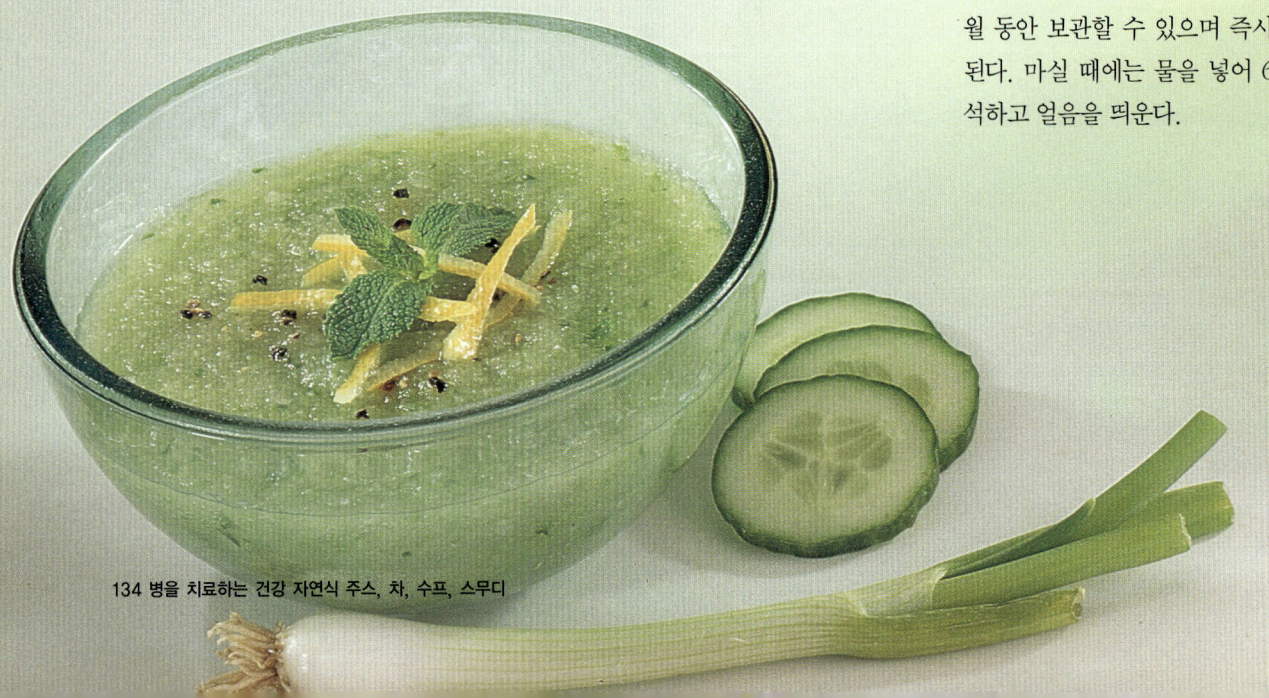

차가운 오이 민트 수프

몸을 시원하게 하고 갈증을 해소해 주는 오이는 민트와 매우 잘 어울린다. 오이의 순한 맛과 민트, 파의 자극적인 향기는 대조적이면서도 활력을 제공한다. 차게 식힌 수프에 생 요구르트를 넣으면 먹음직스런 크림성의 균질감과 쿨링 능력이 더욱 강화된다.

오이 큰 것 1개(껍질을 벗기고 네모나게 썬 것)
파 6뿌리(다듬고 잘게 썬 것)
육수 250ml(또는 야채나 닭고기 삶은 물)
자연 생 요구르트 3테이블스푼
레몬 즙 1개분
민트 줄기 6개
소금, 후춧가루

오이, 파, 육수를 함께 믹서기에 넣고 부드러워질 때까지 섞은 뒤에 요구르트와 레몬 즙을 첨가한다. 민트 줄기에서 잎을 떼어 내어 장식용으로 몇 개 남기고, 줄기 곱게 썰어서 요구르트 혼합물에 넣고 젓는다. 소금과 후추로 맛을 낸다. 뚜껑을 덮고 1시간 동안 냉장고에서 차게 식힌 뒤 민트로 장식하여 제공한다.
(3~4회분)

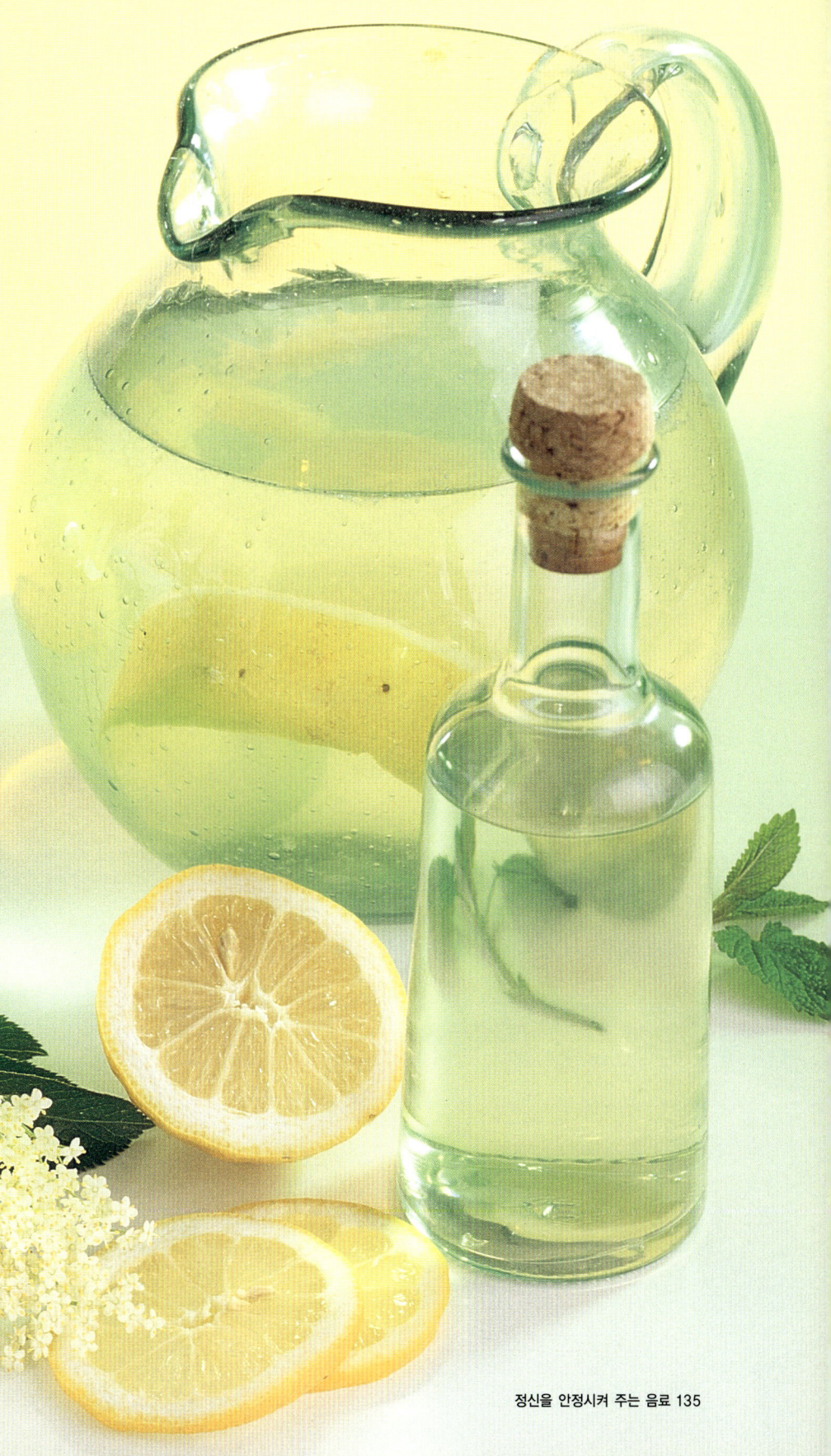

스트레스 해소

스트레스는 일상생활에서 피할 수 없는 요소다. 많은 사람들은 스트레스를 완전히 부정적으로 보는 경향이 있지만, 적당히 통제하면 자극제가 될 수도 있다. 스트레스는 그 자체로 문제가 되는 게 아니라 어떻게 그것에 반응하느냐가 문제다.

스트레스에 대한 사람들의 반응은 체질과 기질에 따라서 변한다. 어떤 이들은 느긋하게 대처하고, 어떤 이들은 예민하게 반응하고 쉽게 지친다. 중요한 것은 스트레스와 휴식 사이의 균형을 유지하는 것이다. 스트레스에 취약한 사람에게 지속적인 스트레스는 활기를 빼앗고 질병을 유발할 것이다.

스트레스에 강해지려면 좋은 음식을 규칙적으로 먹고 잘 자야 한다. 비타민 B와 C, 아연, 칼륨, 칼슘, 마그네슘, 철분 등의 미네랄은 스트레스에 대한 저항력을 길러 주는 중요한 영양소이다. 따라서 이들 영양소의 공급원인 통곡식, 견과류, 과일과 야채를 자주 먹어야 한다. 반면에 설탕이 많은 음식, 정제 탄수화물 그리고 영양가 없는 음식은 영양소의 결핍을 야기한다.

바나나, 대추야자열매, 무화과, 아몬드, 캐슈, 코코넛, 아보카도, 망고, 파파야는 신경을 진정시키고 강화하는 효과가 있다. 소두구, 계피, 생강, 고수, 정향 등은 스트레스를 해소하며, 인삼, 감초, 황금, 버베인, 베토니, 레몬밤 등의 허브는 신경 강화 효과가 매우 크다. 라벤더, 로즈마리, 캐모마일, 바질, 익모초, 홉, 감초, 라임꽃, 시계초꽃 등의 허브는 긴장감을 느끼거나 수면 장애가 있을 때 진정제 역할을 한다.

바나나 코코넛 우유

바나나에 코코넛을 첨가한 혼합물은 놀라울 정도로 달콤하고 맛이 있다. 바나나와 코코넛 모두 비타민 B군, 칼슘, 마그네슘, 철분, 칼륨 등의 영양분이 풍부하다. 진정 효과가 뛰어나 스트레스를 더는 이상적인 음식이다.

중간 크기의 잘 익은 바나나 3개
코코넛 우유 250ml
계피 간 것 약간

바나나와 코코넛 우유를 믹서기에 넣고 부드러워질 때까지 섞는다. 계피를 뿌려 낸다. (1~2회분)

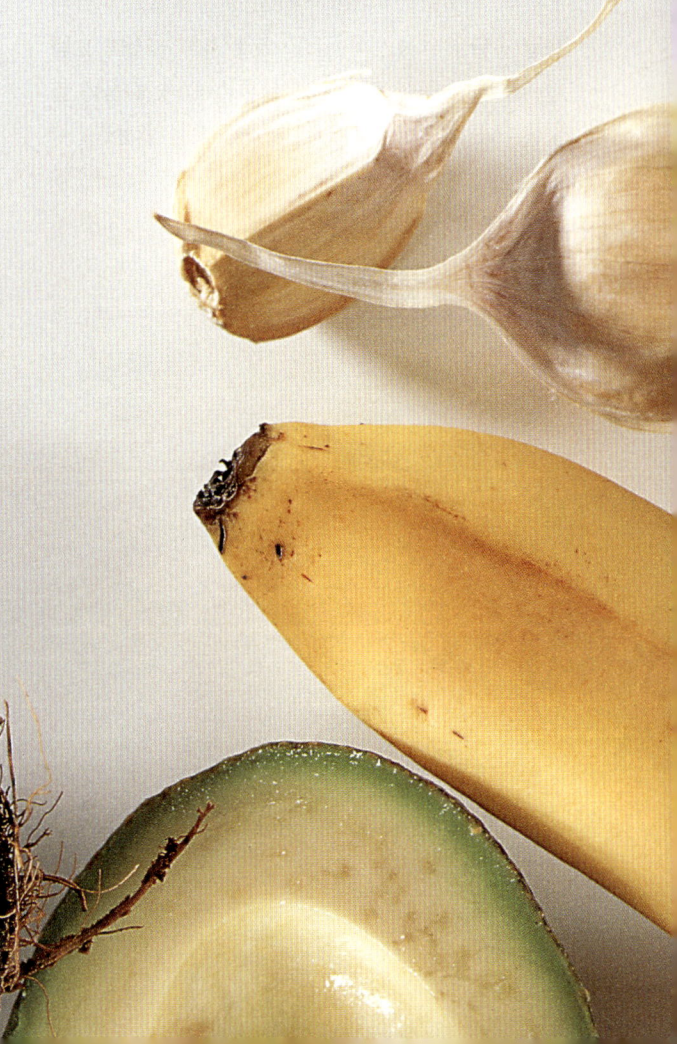

차가운 아보카도 수프

터키와 이스라엘 같은 나라에서는 차가운 아보카도 수프를 매우 좋아한다. 이 수프는 여름날에 종종 주식으로 제공되는 것으로, 아보카도의 부드러움과 생강의 자극적인 맛이 어우러지는 크림성의 진한 요리이다. 아보카도는 신경계에 좋은 영양소인 비타민 B와 C, 칼륨, 철분 등이 풍부하여 신경을 안정시키고 강화하며 스트레스를 완화하는 진정제이다.

아보카도 큰 것 3개(껍질을 벗기고 잘게 썬 것)
육수(야채 또는 닭고기 삶은 물) 500ml
레몬 즙 1.5개분
파 6개(잘게 썬 것)
마늘 3쪽(껍질 깐 것)
자연 생 요구르트 250ml
신선한 생강 조각(껍질을 벗기고 강판에 간 것) 1~2.5cm
소금, 후춧가루
신선한 파슬리(장식용)

육수, 레몬 즙과 함께 아보카도를 믹서기에 넣고 부드러워질 때까지 섞는다. 파, 양파, 마늘, 요구르트, 그리고 생강을 첨가해서 맛을 낸 뒤에 다시 섞는다. 소금과 후추로 양념을 하고 뚜껑을 덮어 1시간 동안 냉장고에서 차갑게 한다. 농도가 너무 짙으면 야채 삶은 물을 더 넣는다. 레몬 즙을 넣어 맛을 낸다. 파슬리로 장식하여 제공한다. (4회분)

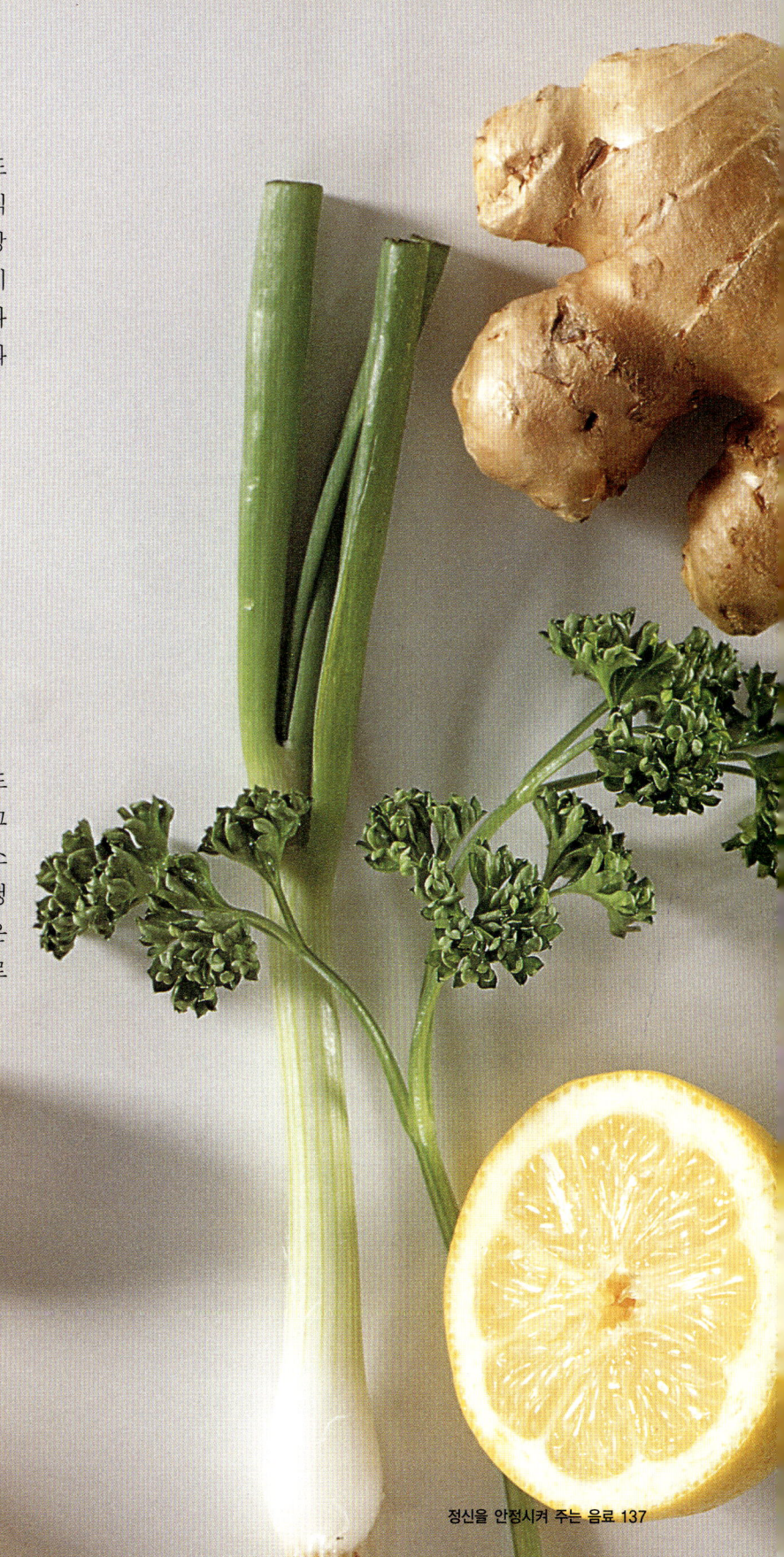

가을에 마시는 음료

가을은 과일이 풍부한 계절이다. 사과, 배, 자두, 블랙베리, 엘더베리로 만들어진 비타민과 무기질이 풍부한 가을 음료는 면역계에 필수적인 영양소들을 제공하고, 우리의 신체를 겨울에 잘 적응하게끔 한다. 그 과일의 맛을 강화하기 위해 첨가된 향료들은 혈액 순환을 자극하고, 날씨가 더 추워지면서 우리 몸을 따뜻하게 유지시키는 부가적인 유익함을 선사한다.

엘더베리 시럽

이 짙은 붉은 색이 풍부한 음료는 비타민 A와 C의 저장고이며, 기침, 감기와 독감, 인후염과 열병을 예방하고 치료하기 위한 달콤한 치료제이다. 19세기말까지 뜨거운 엘더베리 시럽 차는 추운 겨울 낮과 밤에 런던의 거리에서 팔려 근로자들과 여행자들에게 활력을 주었고 감기를 예방하는 데 도움을 주었다. 계피는 종종 이 엘더베리 시럽에 첨가되어 워밍 효과를 강화한다.

엘더베리 신선한 것 450g
흑설탕 450g

엘더베리를 줄기에서 떼어내어 씻어서 으깬다. 설탕과 함께 팬에 넣고 천천히 끓을 때까지 가열한다. 그리고 시럽의 액상이 균일해질 때까지 더 끓인다. 체로 걸러서 깨끗하고 밀폐된 병에 담는다. 감기의 예방제로서 혹은 감기 증상이 시작될 때 뜨거운 물 한 잔에 1~2테이블스푼을 타서 규칙적으로 마신다. 이 요리는 블랙베리와 블랙커런트 같은 다른 과일과 잘 어울린다.

토마토 주스

토마토는 중세 이후부터 줄곧 이탈리아 요리에 쓰였다. 토마토는 항산화 비타민과 미네랄이 풍부해서 에너지를 증가시키고 독소를 제거하며 면역력을 길러준다.

잘 익은 토마토 450g(잘게 썬 것)
레몬 즙 2티스푼
우스터슈어 소스 3티스푼
콩간장 1티스푼
소금(맛내기용)
고춧가루 한 줌
신선한 또는 말린 백리향(장식용)

토마토, 레몬 즙, 우스터슈어 소스, 콩간장, 소금, 고춧가루를 모두 믹서기에 넣고 섞은 뒤 걸러 낸다. 얼음을 넣고 백리향을 위에 띄워 장식한다. (3~4회분)

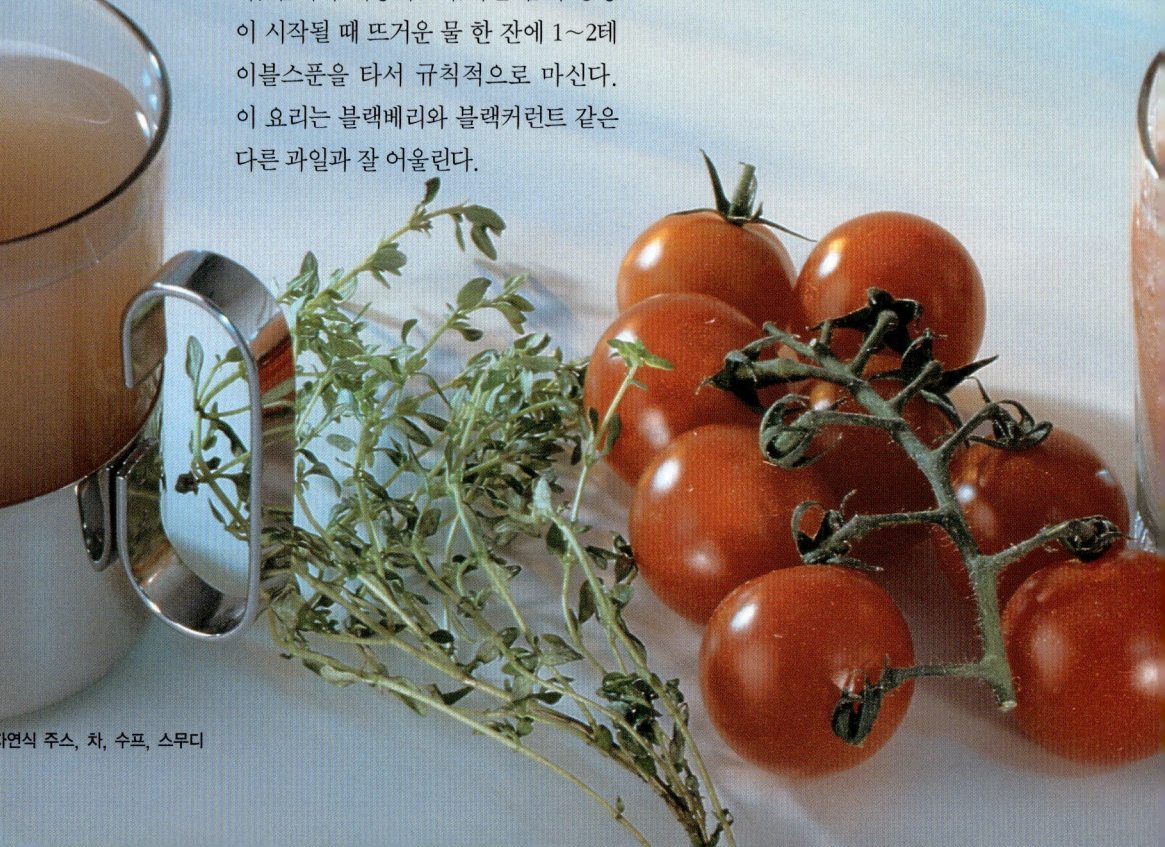

사과 계피 차

사과의 신맛과 차가운 성질은 꿀의 달콤함, 계피의 향긋함이 어우러진, 맛도 좋으면서 몸을 따뜻하게 하는 차다. 이 차를 매일 마시면 감기와 독감 바이러스를 예방하고 관절염과 통풍을 막을 수 있다.

사과 4개(씻어서 얇게 썬 것)
물 600ml
꿀 2테이블스푼
계핏가루 1티스푼

팬에 사과와 물을 넣고 뚜껑을 덮은 뒤 부드러워질 때까지 약한 불로 조리한다. 잘 익으면 걸러내서 꿀과 계피를 넣고 저어 준다. 뜨거울 때 마신다. (2~3회분)

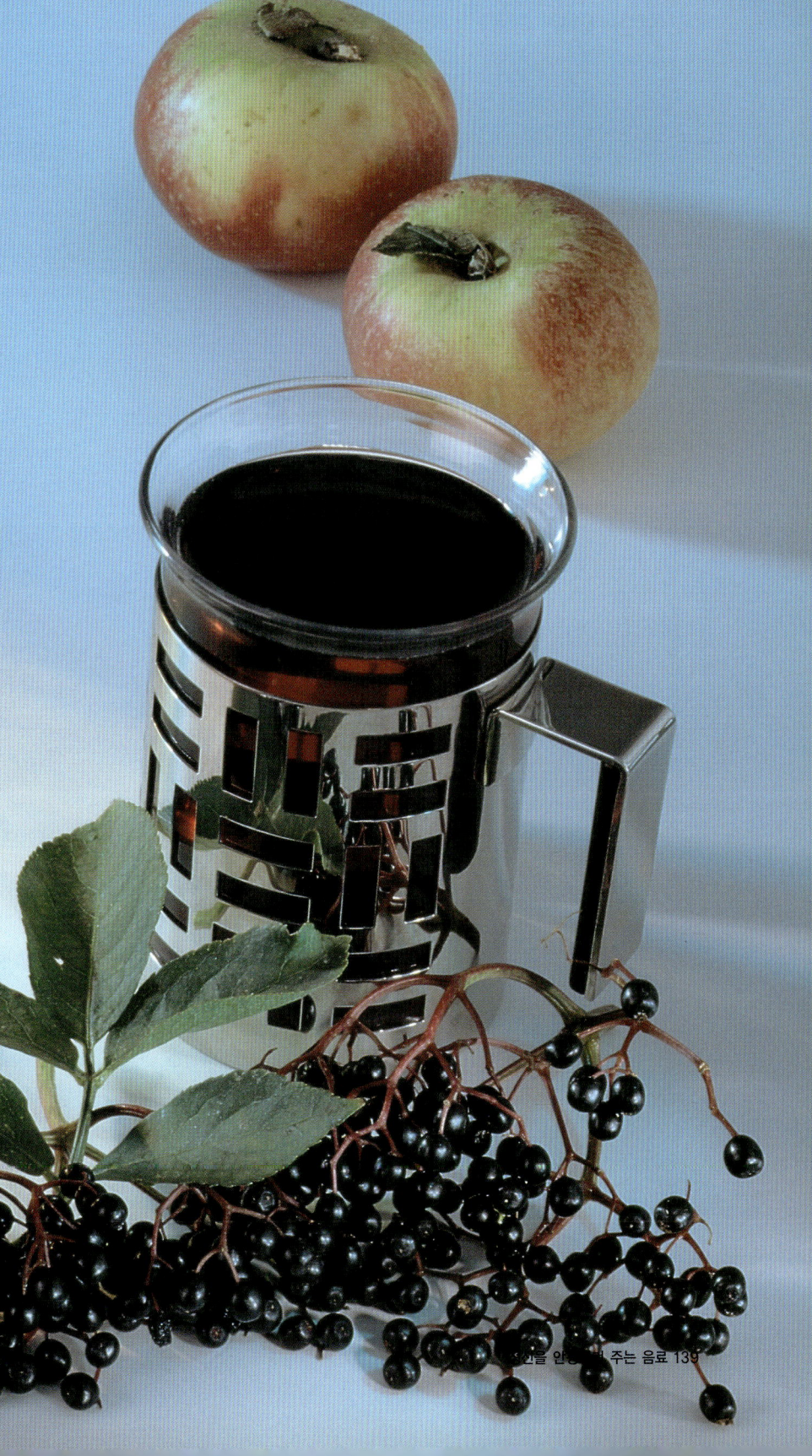

감정의 치유

감정에 큰 변화가 생기면 인생에 대한 고뇌가 늘어나거나 때때로 통찰력이 생기기도 한다. 흥분 상태 또는 우울한 상태가 지속될 수도 있다. 인간이라면 누구나 경험할 수 있는 이런 불편하고 고통스런 감정들은 때로 우리가 먹고 마시는 음식으로 다스릴 수 있다.

감정의 큰 변화에 부닥뜨렸을 때 우리에게는 가장 먼저 문제를 털어놓고 감정을 드러내 놓을 만한 친구나 가족이 필요하다. 그리고 어떤 감정상의 문제가 부과하는 스트레스가 신경쇠약이나 육체적 질환으로 발전하지 않도록 도움을 주는 다양한 치료법을 이용해 볼 수 있다. 특히 꽃은 매우 다양하고 기적 같은 치유법을 전한다. 꽃은 자각과 이해, 감정적 앙금을 털어 내고, 깨어진 관계, 슬픔, 정신적 충격 등으로 우리가 받는 고통에서 벗어나도록 촉매제 역할을 한다. 예를 들어, 할미꽃은 버림받는 두려움에 떨며 외로워하고 상처받기 쉬운 감정을 가진 사람들을 위한 완벽한 진정제이다. 히솝은 감정 문제, 특히 그중에서도 특별히 죄책감에서 기원하는 근심, 긴장, 쇠약증, 우울증 등에서 벗어나 자신을 용서하는 데 도움이 된다.

장미 시럽 코코넛 우유 넥타

너무나 달콤한 이 넥타는 단지 맛을 보는 것만으로도 유쾌해진다. 장미는 오랫동안 사랑과 연관되어 왔는데, 긴장되고 근심스러우며, 위축되고, 화나거나 외롭고, 당황스러울 때마다 정신을 안정시켜 회복을 쉽게 한다. 특히 사랑이 부족한 삶을 사는 사람에게 좋다. 인도에서는 코코넛을 신이 인간에게 준 선물이며 로맨틱한 관계에서 행운의 표시로 여긴다.

장미 시럽 1테이블스푼
코코넛 우유 250ml
얼음 덩어리

먼저 장미 꽃잎을 모아 같은 무게의 설탕을 넣고 그릇에 넣고 짓이긴다. 뚜껑을 덮어 밤새 놓아두었다가 고운 체로 걸러 깨끗한 병에 담아 냉장고에 보관하면 시럽이 완성된다. 코코넛 우유 한 잔에 장미 시럽 1테이블스푼을 넣고 젓는다. 얼음을 띄우고, 필요하면 약간의 물을 넣어 희석한다. 이 시럽은 냉장고에서 약 한 달 동안 보관할 수 있다. (1회분)

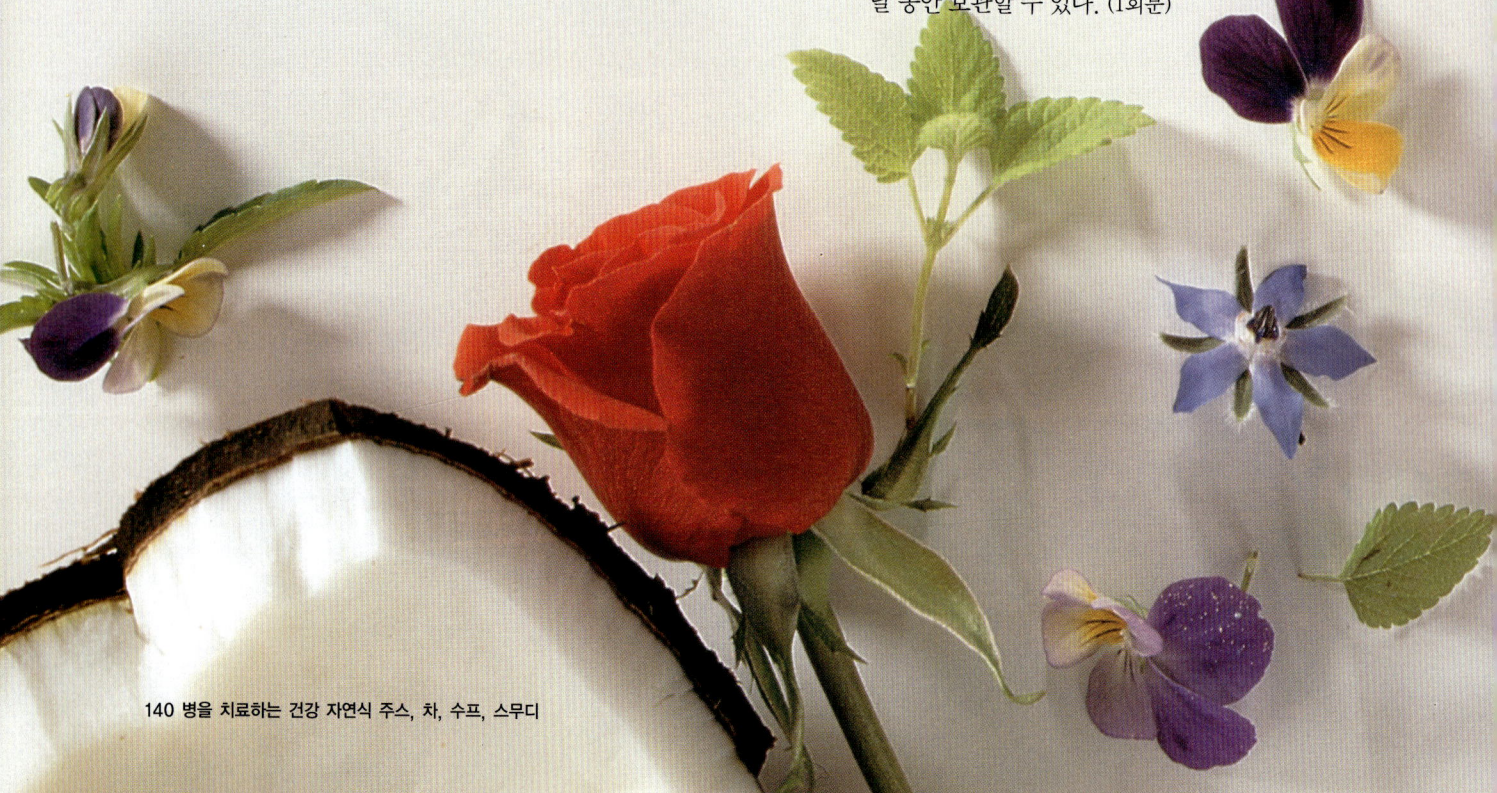

야생 팬지 캐모마일 차

야생 팬지는 감정을 치유하고, 연인과의 이별의 고통을 달래 주며, 깨어진 마음을 위로하는 능력을 가진 것으로 알려져 왔다. 캐모마일 또한 감정의 고통을 덜고 화를 진정시키며, 내부에 스트레스가 축적되어 발생하는 긴장감을 완화하는 효과가 있다. 팬지와 캐모마일로 만든 차는 마음의 조화와 균형을 바로잡는 좋은 진정제이다.

야생 팬지꽃 1/2티스푼
캐모마일꽃 1/2티스푼
끓는 물 250ml
꿀(맛내기용, 선택 사항)

작은 차 냄비에 팬지와 캐모마일을 넣고 끓는 물을 붓는다. 뚜껑을 덮고 10~15분간 우려내어 제공한다. (1회분)

보리지(borage) : 아름다운 보라색 작은 꽃이 피는 지치과 식물. 잎을 약용, 향미료, 샐러드 등에 사용한다.

보리지 레몬밤 과일 차

사과나 배로 만든 과일 주스 위에 띄운 보리지꽃과 레몬밤 잎은 뜨거운 여름날에 활력을 주거나, 동시에 감정으로 인한 고통을 덜어 주는 능력이 있다. 보리지는 일반적으로 진정 효과가 있어 슬픔과 울적함을 쫓아내고, 마음이 무거운 사람, 비탄에 잠긴 사람, 혹은 의기소침한 사람에게 도움을 준다. 레몬밤은 정신을 고양하고 감정의 균형을 유지해 주며 내적인 강인함과 용기를 준다.

사과(또는 배) 주스 600ml
신선한 보리지꽃 한 줌
신선한 레몬밤 잎 한 줌

팬에 과일 주스를 넣고 끓기 직전까지 가열한다. 그릇에 허브를 각각 1티스푼씩 넣고 뜨거운 과일 주스를 붓는다. 뚜껑을 덮고 식을 때까지 두었다가 깨끗한 용기에 걸러 내어 몇 개의 보리지꽃과 레몬밤 꽃잎을 띄워 장식한다. 경우에 따라 얼음을 넣는다. (2~3회분)

겨울에 마시는 음료

혈액 순환을 자극하고 혈관을 확장하여 차가운 손발 끝까지 도달할 수 있게 해주는 요리들이 많다. 생강, 마늘, 양파, 리크와 고춧가루 등이 추운 겨울을 위한 재료이다.

카리브 라임 고추 시럽

고추는 심장과 혈액 순환에 주요 자극제이다. 손발이 차가운 사람들 그리고 울적함와 무기력감을 막는 데 좋다.

물 600ml
설탕 1.3kg
계란 흰자 1개
라임 주스 600ml
고춧가루 1~2티스푼(맛내기용)

물, 설탕, 계란 흰자를 소스 냄비에 넣고 잘 휘젓는다. 끓을 때까지 가열하고 10분간 천천히 더 끓인다. 라임 주스를 넣고 1분간 더 끓인다. 고춧가루를 넣고 저은 뒤 식도록 놔둔다. 이를 병에 담고 잘 봉한다. 필요할 때마다 뜨거운 물 한 잔에 2테이블스푼을 넣어 마신다.

중국 수프

수세기에 걸친 역사가 있는 이 뜨겁고 신 중국 수프는 파, 마늘, 생강의 조합되어 만들어지는데, 강력한 자극 효과가 있어서 몸 전체에 혈액 순환을 돕고 겨울의 추위를 가장 효과적으로 물리친다.

말린 버섯(어떤 종류라도 가능) 5개
쌀로 만든 국수 25g
닭고기 삶은 물 1.5리터
잘게 썬 닭고기 100g(요리된 것)
죽순 225g(통조림, 물을 빼낸 것)
강판에 간 생강(신선한 것) 2티스푼
마늘 2쪽(곱게 썬 것)
계란 1개(휘저어 푼 것)
토마토 퓌레 1/2테이블스푼
콩간장 1테이블스푼
사과식초 1테이블스푼
참기름 3티스푼
파 3뿌리(곱게 썬 것)
소금, 후춧가루

버섯을 뜨거운 물에 30분간 불린 다음 건져서 잘게 썬다. 국수를 20분간 찬물에 담갔다가 건져서 짧게 자른다. 큰 팬에 닭고기 삶은 물을 끓을 때까지 가열한 뒤 버섯, 닭고기, 죽순, 생강, 마늘, 면을 넣는다. 불을 줄이고 뚜껑을 덮은 뒤 4분간 부드럽게 더 끓인다. 그런 다음 잘 휘저은 계란을 넣고 계속 저어 준다. 불을 끄고 남아 있는 재료들을 넣는데, 파를 장식용으로 조금 남겨둔다. 소금과 후추로 양념하고 파를 얹는다. (4회분)

생강 코디알

우리에게 생기를 주고 향미가 좋은 이 코디알은 중세 암흑기 이후부터 수도원에서 전통적으로 가장 좋아하는 요리이다. 이 요리는 심장과 혈액 순환을 자극해서 발끝까지 바로 따뜻하게 한다.

말린 무화과 100g
올스파이스 간 것 1/4티스푼
신선한 생강(얇게 썬 것) 몇 조각
육두구 간 것 1/4티스푼
계피 스틱 1개
정향 4개
생강 맥주 600ml
레몬 즙 1티스푼

무화과를 충분히 잠길 정도의 물에 넣고 부드럽게 될 때까지 천천히 오래 끓인다. 이것을 믹서기에 넣어 부드럽게 섞은 뒤 다시 팬에 넣고 향료와 생강 맥주를 첨가하여 가열하다가 끓어오르면 뚜껑을 덮고 10분간 더 끓인다. 레몬 즙을 넣고 걸러낸다. 필요할 때 뜨겁게 해서 한 잔씩 마신다. (2~3회분)

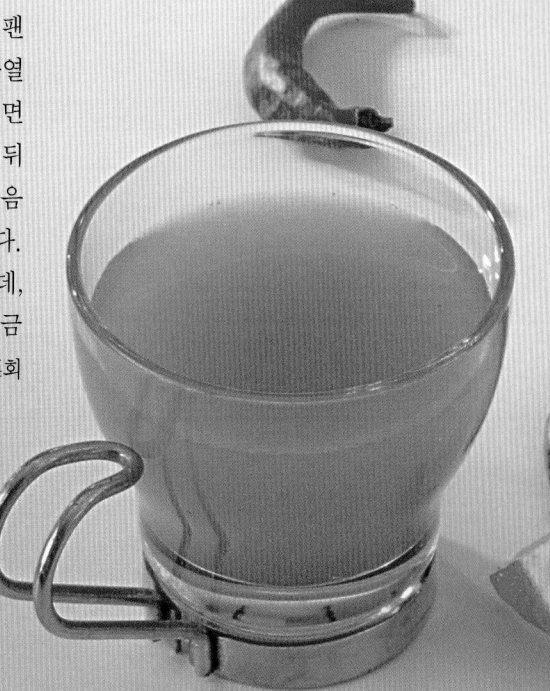

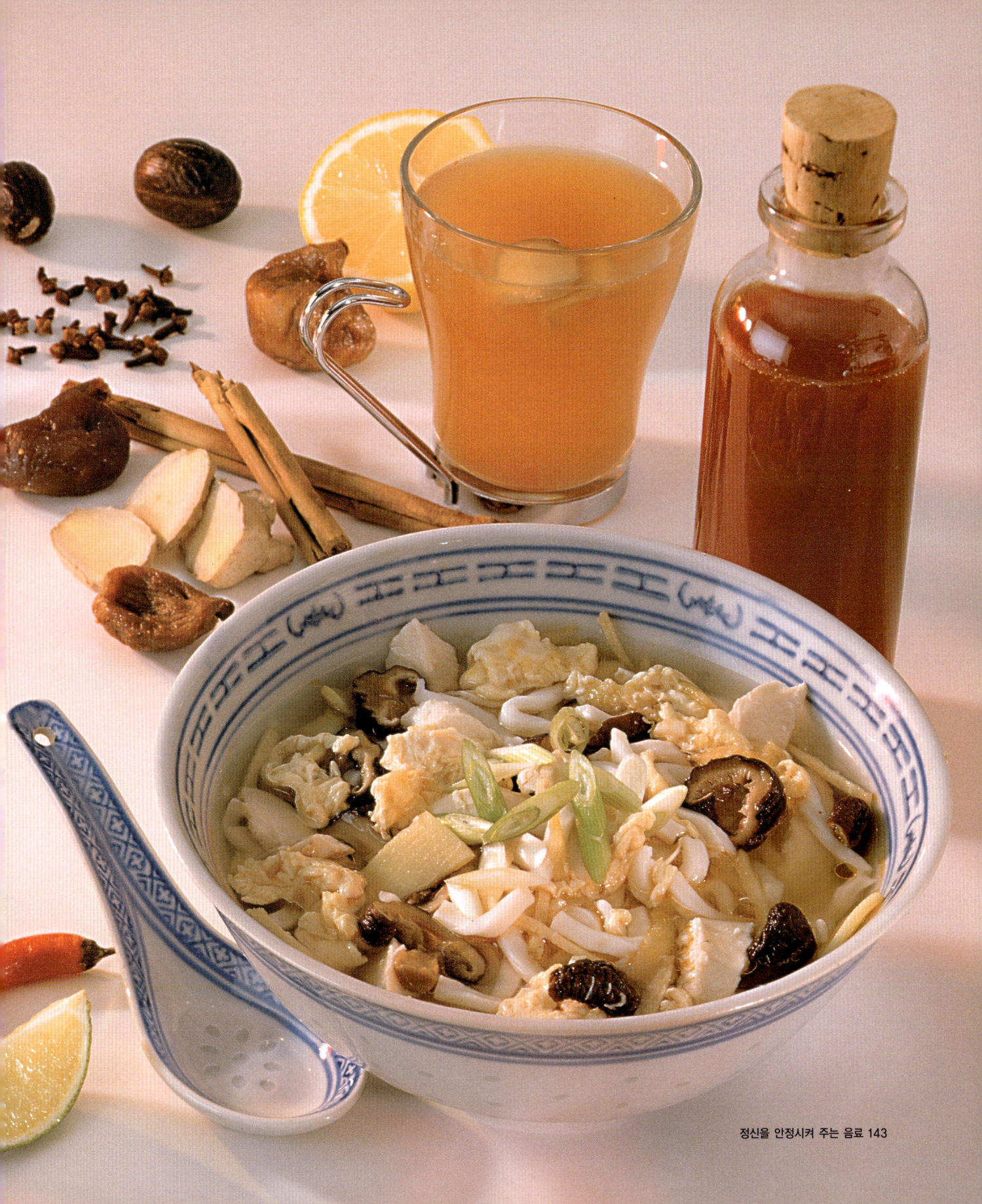

정신을 안정시켜 주는 음료 143

우울증 치료

삶의 균형과 조화를 유지하고 복원하는 데는 많은 방법이 있다. 음식, 허브 그리고 향료 중 많은 것이 부정적인 감정을 몰아내고 원기를 고양하는 데 도움이 되며, 특히 정서를 끌어올려 주는 능력을 가지고 있다.

우리들은 때때로 피로하거나 위축되고, 열정이나 영감, 심지어 흥미조차 부족하다고 느낄 때가 있다. 이러한 현상은 종종 겨울에 일어나는데, 날씨가 추울 때 무기력하다고 느끼는 경향이 있는 사람들에서 특히 심하다. 그럴 때는 먼저 유제품, 설탕, 밀가루 제품 같은 차가운 성질이 있는 음식들을 최소한 적게 섭취해야 한다. 한편 따뜻함을 전해 주는 향료들 - 생강, 소두구, 정향, 계피 - 의 섭취를 늘리는 것이 좋다. 이것들은 혈액 순환을 촉진하여 몸 안에 있는 모든 세포들에 활력을 줌으로써 에너지를 보강하고 행복감을 느끼게 한다.

대추야자열매, 무화과, 말린 살구, 꿀은 물론 쌀에 풍부한 탄수화물은 행복감을 느끼게 하는 요소인 엔도르핀을 증가시킨다. 아몬드와 참깨처럼 단백질이 풍부한 식품 또한 울적함을 떨쳐 버리는 효능이 있다.

후추는 톡 쏘는 맛과 몸을 따뜻하게 해 주는 성질이 있으며, 무기력감을 막는 데 탁월하다. 후추의 자극적인 성질은 신경쇠약, 원기 저하, 우울증을 몰아내는 효과가 있다. 소두구는 원기를 고양하고 무기력증과 우울증을 완화하며 활력을 준다. 극동아시아, 중동아시아, 유럽 그리고 라틴아메리카에서 음료나 리큐르의 맛을 내는 데 대많이 쓰이는 소두구는 뜨거운 펀치, 향료 넣은 와인, 차 등에 역시 맛을 내기 위해 첨가된다.

레몬밤 차

신경계에 치료 효과가 뛰어난 레몬밤은 에너지를 회복시키고, 긴장과 근심을 진정시킬 뿐 아니라 저하된 원기를 끌어올린다.

신선한 레몬밤 잎 25g
끓는 물 600ml

차 냄비에 레몬밤을 넣고 끓는 물을 붓는다. 뚜껑을 덮고 10~15분간 우러나도록 놔둔다. 하루 최고 4회까지 뜨겁게 혹은 차갑게 해서 마신다. (2~3회분)

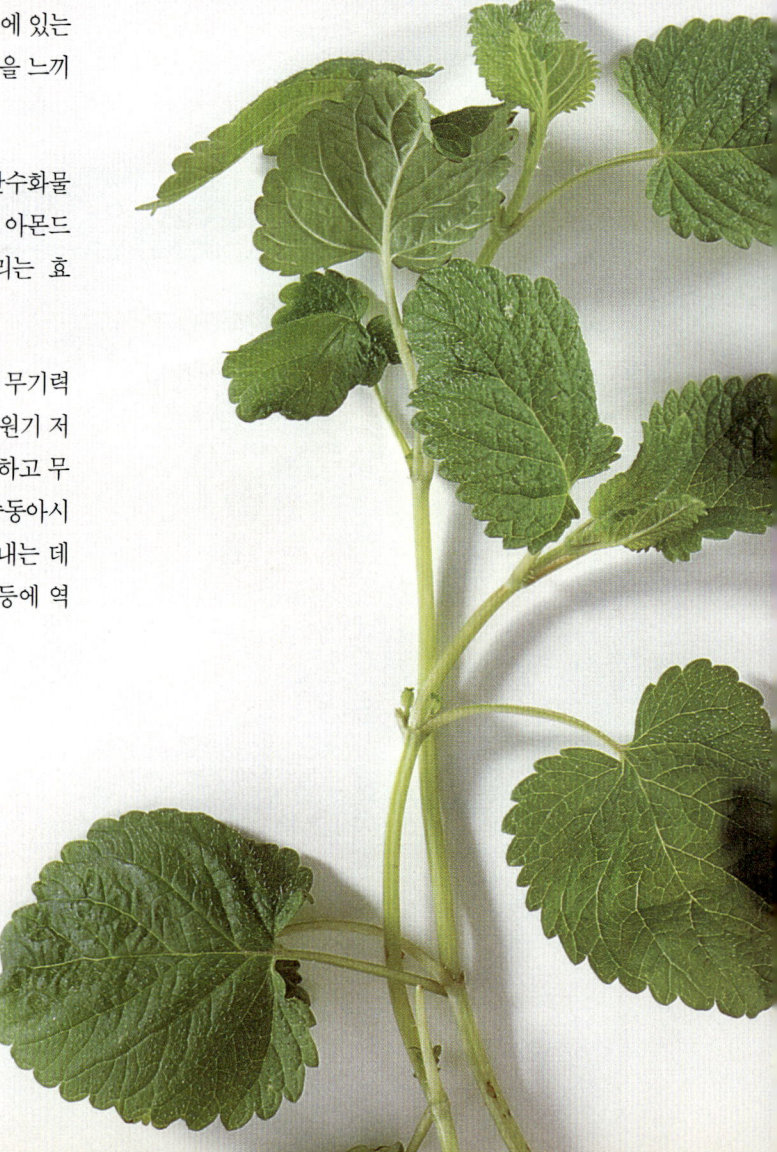

기분을 좋게 하는 차

소두구는 맛있는 향료일뿐만 아니라 활력제이자 우리 몸을 따뜻하게 하는 회복제다. 인도의 아유르베다 의학에서는 원기를 고양하고, 찬기운과 우울증을 몰아내며, 힘과 생기를 회복시키고, 정신을 차분하게 유도하는 약재로 사용되어 왔다.

찬물 600ml
말린 후추 4개(껍질째 말린 것)
소두구 꼬투리 4개
계피 스틱 1개
정향 4개
신선한 생강 몇 조각(얇게 자른 것)
우유
꿀(맛내기용)

찬물에 향료들을 넣고 거의 끓기 직전까지 가열한다(끓이지는 않는다). 뚜껑을 덮고 끓는 점 이하에서 약한 시간 동안 가열한 뒤 걸러내낸다. 여기에 우유를 넣고 취향에 따라 꿀을 넣어 맛을 낸다. 하루 2~3회에 걸쳐 한 잔씩 마신다. (2~3회분)

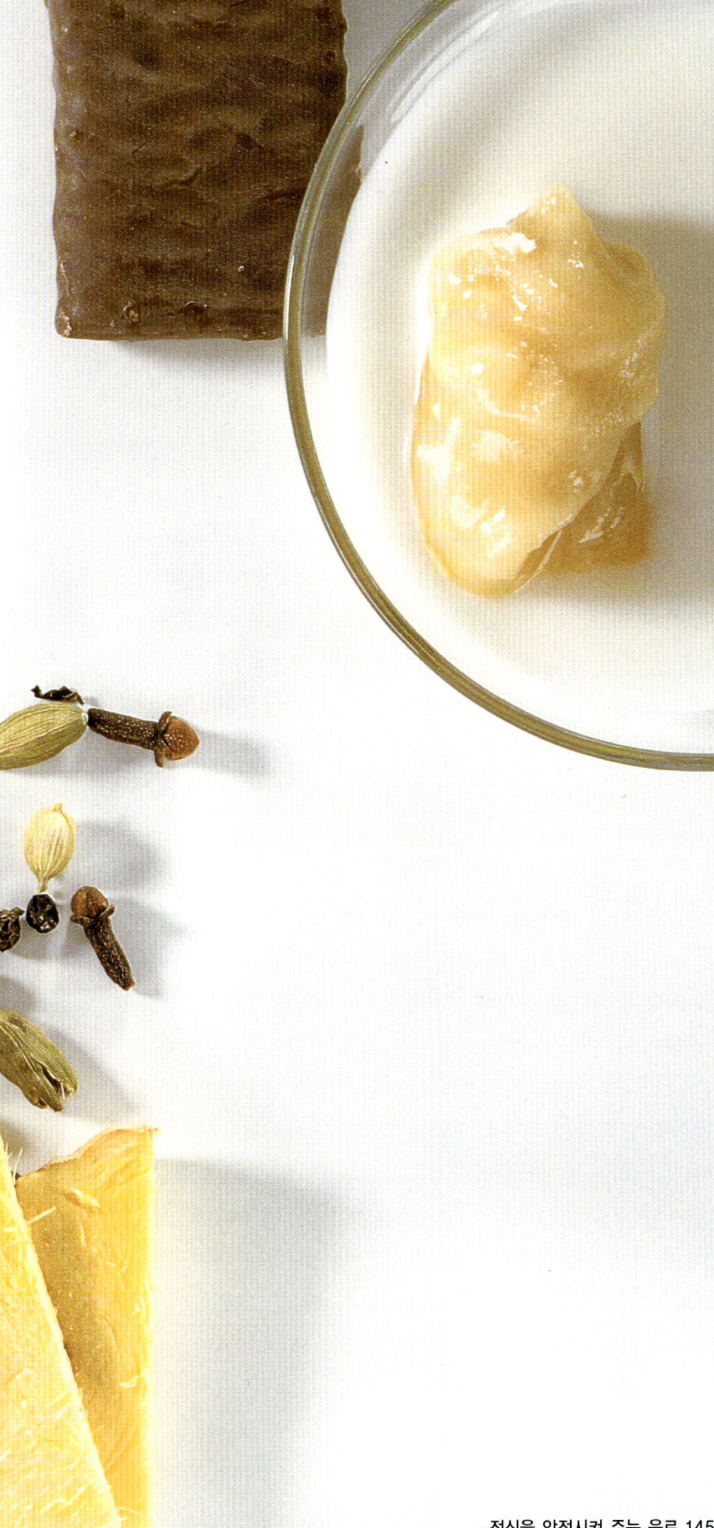

부록

장비

기본적인 장비를 몇 가지 가지고 있다면 이 책에 소개된 모든 음료를 매우 빠르고 쉽게 만들 수 있다. 가장 기본적인 장비는 두 손, 몇 개의 접시 또는 그릇이지만 간단한 기계 몇 개는 매우 자주 유용하게 쓰일 것이다.

블렌더 그리고 음식 가공기

블렌더는 재료들을 섞는 것이고, 믹서기(리크위다이저)는 재료들을 액상으로 만드는 것이다.

이 기계들은 상호 보완적으로 사용할 수 있는데, 다양한 종류의 재료들이 고른 질감과 부드러움에 이를 때까지 함께 섞어 주기 위해 디자인된 것이다. 부드러운 수프를 예를 들면, 요리법 대로 요리를 끝낸 재료들을 먹기 직전에, 고속의 절단기를 이용하여 알갱이를 고르고 부드럽게 만들 수 있다.

블렌더와 믹서기 등으로 만든 과일 음료와 스무디는 원재료의 섬유소를 유지하고 있다는 장점이 있다. 섬유소는 콜레스테롤 수치를 낮추며 장의 건강에 필수적인 것으로 알려져 있다.

만일 블렌더가 없다면 어느 정도 손으로 섞는 것도 가능하지만 시간이 많이 걸린다. 예를 들어, 스무디를 만들 때는 잘 익은 과일을 포크로 으깨어 접시에 담아 다른 재료들과 혼합하면 된다. 블렌더로 간 것만큼 부드럽지는 않을 것이지만 맛은 같고 효과 또한 좋을 것이다. 하지만 건강 음료를 일상 생활화한다면 몇몇 장비를 구해 두는 것도 가치 있는 일일 것이다.

전기 핸드 블렌더는 많은 양을 섞을 때 좋다. 만일 수프를 만들 때 믹서기를 사용하면 팬에서 믹서기로 여러 번 재료를 이동시켜야만 하지만 핸드 블렌더를 이용하면 재료들이 어디에 있든 스위치를 켜서 간단하게 섞을 수 있을 것이다.

주서기

주서기는 식품 재료의 섬유소는 남기고 주스만 추출하도록 디자인되었다. 감귤류에서 주스를 추출하기 위해서는 단순한 레몬 압착기(스퀴저)를 사용해 왔는데 전기 감귤 주서기는 같은 원리에 기초를 두고 있으면서 팔꿈치 힘의 필요량을 상당량 줄여 준다.

손으로 과일과 야채에서 주스를 추출할 수 있다. 과일이나 야채를 강판으로 간 뒤에 그것을 한 조각의 깨끗한 모슬린 천으로 감싸고 할 수 있는 한 힘껏 쥐어짜는 일은 힘이 든다. 추출된 주스의 양은 손아귀의 힘과 지속력에 달려 있다.

몇 가지 야채의 주스는, 예를 들어 양파와 양배추, 액체를 끌어내는 친수성 성질을 가진 꿀이나 설탕을 뿌려서 추출할 수 있다(79쪽 꿀 양파 즙, 83쪽 양배추 고수 시럽 참조).

과일과 야채 주스를 추출하기 위해서 주서기를 사용하면 매우 편하다. 여러 형태의 기계 중에서 한 가지를 선택할 때는 주스를 만들고자 하는 재료의 종류, 세척하고 다시 조립하기가 얼마나 쉬운가, 크기와 무게 그리고 가격 등을 고려해야 한다.

가격이 저렴한 원심력 주서기는 양이 작을 때 사용하면 적당하다. 씹어 으깨 주는 주서기는 약간 더 비싸지만 그만큼 효율적이다. 왜냐하면 단단한 조각의 껍질과 씨를 더 잘 처리할 수 있기 때문이다.

수압 주서기는 많은 양을 처리할 수 있고 다진 과육에서 좀 더 많은 주스를 추출할 수 있다. 하지만 비용이 가장 비싸다고 할 수 있다.

세정 도구

사용 후에는 사용한 장비를 철저히 세척해야 한다. 전에 사용했던 재료들이 남아 있으면 음료를 오염시키고 망치기 때문이다. 만일 맛이 강한 재료들이 남아 있다면 사과와 레몬을 한번 더 추출함으로써 맛뿐만 아니라 기계에 낀 녹을 제거할 수 있다.

일반적인 조언

재료 선택하기

건강 음료를 만들기 위해 사용하는 방법이 무엇이건 간에, 할 수 있는 한 가장 좋은 재료들을 선택해야 한다. 시든 과일과 야채는 맛과 영양 어느 면에서나 도움이 되지 않는다.

가능하면 유기농 과일과 야채를 쓴다. 살충제의 위험을 피할 수 있을 뿐 아니라 껍질까지 그대로 쓸 수 있으므로 부가적인 영양소까지 얻을 수 있다.

저장하는 동안 사라지는 영양소들(특히 비타민A, C, 엽산)을 잃지 않기 위해서는 신선한 재료를 필요한 만큼만 사서 빨리 사용하는 것이 좋다.

주스 구매

직접 과일과 야채 주스를 만들어 먹는 것이 가장 좋지만 스스로 만들기가 어렵다면 건강 식품 가게에서 찾아본다.

냉동, 건조 그리고 통조림 음식

신선한 과일과 야채가 가장 좋지만 재료를 구할 수 없거나 계절이 지난 것이라면 물 안에 보존된 통조림 과일을, 그리고 유황으로 말린 것보다 햇볕에 직접 말린 과일을 선택하도록 한다. 짙은 시럽이나 유황은 민감한 사람에게 알레르기 반응을 유발하기도 한다.

마무리 손질

요리에 사용된 장식들 - 과일, 야채, 허브 또는 향료들 - 은 종종 의약적인 효과를 강화한다. 또한 음료를 매혹적으로 보이게 하며 부가적인 즐거움을 추가한다.

음식과 음료를 담는 접시나 유리잔의 중요성을 간과하지 않도록 한다. 요리와 어울리는 용기를 선택함으로써 맛과 분위기를 더욱 좋게 느끼게 할 수 있다.

가능한 빨리 마신다

최고의 영양을 유지하기 위해서는 가능한 빨리 소비하는 것이 좋다. 어떤 영양소들(엽산, 비타민A, C)은 빛과 공기에 노출되자마자 사라질 것이다. 수프라면 하루나 이틀 정도는 유지할 수 있지만 신선한 야채와 과일 주스 그리고 스무디는 만든 즉시 먹는 게 가장 좋다. 대부분의 좋은 성분은 20분 안에 손실된다.

주스 단식

하루에 단지 과일과 야채 주스 혹은 물만 마시는 주스 단식(일주일에 한 번 이상은 해서는 안 된다. 한 달에 최소 한 번은 하는 것이 좋다)은 몸을 세정하기 위해서뿐 아니라 몸과 정신에 활력을 주기 위해 매우 좋은 방법이다. 주스 단식은 소화기관에 하루 휴가를 주고 몸에서 독소를 제거한다.

포도 주스는 단독으로 마시든 혹은 다른 주스와 같이 마시든 주스 단식을 위해 가장 인기가 있다. 책에서 해독 작용이 있는 요리 - 포도, 당근, 적근대, 사과를 포함하는 것들 - 또는 변통제로 작용하는 요리를 찾는다. 순수 당근 주스는 하루에 한 잔 이상 또는 일주일에 4잔 이상은 마시지 않는다.

주의 : 여러분이 임신중이거나 빈혈 또는 당뇨로 고생하고 있으며 식사 장애를 가지고 있다면 주스 단식을 하지 않는다. 증상이 의심스러우면 의사를 찾는 것이 가장 현명하다.

허브 차 만들기

허브 차를 만들려면 차 냄비(또는 작은 팬) 그리고 체가 필요하다. 600ml의 물에 약 2티스푼의 말린 허브(신선한 허브는 4티스푼)를 사용하는 것이 일반적이다. 개인의 기호에 따라 양을 조절할 수 있다.

꽃, 줄기 또는 잎과 같이 허브의 부드러운 부분을 사용할 때는 따뜻한 차냄비에 적당량의 허브를 넣고 끓는 물을 붓는다. 뚜껑을 덮고 10~15분간 가만히 놓아두어 뜨거운 물에 식물의 의약 성분이 흘러나오도록 한다. 바질, 로즈마리, 백리향, 레몬밤 차에 좋은 방법이다.

씨, 껍질 또는 뿌리 등의 단단한 부분을 사용할 때는 찬물에 재료를 넣고 끓을 때까지 가열한 뒤 뚜껑을 닫고 10~15분간 더 끓일 필요가 있을 것이다. 마시기 전에 걸러내고 기호에 따라 꿀을 섞어도 좋다.

양

1티스푼(수량) = 5ml

1테이블스푼(수량) = 15ml

1컵 혹은 유리잔 = 250ml

1작은 유리잔 = 90ml

1큰 유리잔 = 350ml

요리 색인

[ㄱ]
감자 마늘 소스 61
감자 토마토 바질 수프 129
감초 오렌지 껍질 차 101
계피 인삼 차 63
고수 당근 오렌지 주스 78
고수 정향 고추 차 80
관절염을 치료하는 사과 식초 차 90
구아바 망고 주스 82
귀리 계피 무버 113
귀리 자두 죽 52
귀리 죽 66
그레이프루트 계피 주스 94
그레이프루트 크랜베리 사과 주스 62
그레이프루트(자몽) 파인애플 주스 46
기분을 좋게 하는 차 145
꿀 양파 즙 79

[ㄷ]
닭고기 옥수수 수프 55
당귀 차 119
당근 딜 수프 105
당근 로즈마리 주스 81
당근 민트 수프 51
당근 사과 주스 50
당근 셀러리 스무디 130
당근 파슬리 주스 121
딜 상추 수프 88

[ㄹ]
라벤더 레몬밤 티잔 128
라임꽃 레몬밤 차 84
레몬그래스 차 103
레몬밤 차 144
레몬버베나 스피어민트 차 114
로즈마리 레몬 시럽 87
로즈마리 주스 59

[ㅁ]
마늘 수프 96
마늘 시럽 117
만다린 오렌지 리치 크림 116
말오줌나무꽃 코디알 134
말오줌나무꽃(엘더플라워) 페퍼민트 차 76
망고 복숭아 포도 스무디 98
망고 스무디 79
무기력감을 해소하는 그레이프루트 라임 주스 86
물냉이 당근 주스 122
물냉이 수프 58
물냉이 시금치 수프 51
토마토 물냉이 시금치 활력제 92
민들레 꽃박하(오레가노) 차 49
민들레 맥주 산딸기 130
민트 주스 134
민트 차 65

[ㅂ]
바나나 대추야자열매 활력제 57
바나나 밀크 쉐이크 132
바나나 아몬드 스무디 99
바나나 코코넛 우유 136
바질 레몬밤 차 81
배 망고 스무디 106
배 멜론 주스 109
백리향 시럽 73
백리향 차 63
보리 달인 물 120
보리지 레몬밤 과일 차 141
부추 완두콩 수프 52
블랙베리 주스 84
블랙커런트 사과 음료 85
블루베리 차 107

[ㅅ]
사과 계피 차 139
사과 살구 다이어트 스무디 48
산딸기 주스 106
산딸기(복분자) 사과 식초 74
산사나무 라임꽃 차 97
살구 그레이프루트 활력제 93
상추 민트 차 89
상추 수프 133
생강 레몬 엑기스 72
생강 레몬 차 61
생강 맥주 115
생강 살구 주스 56
생강 코디알 142
생강 펜넬 죽 111
세이지 백리향 차 75
셀러리 당근 주스 91
소두구 커피 54
순무 수프 123
시금치 수프 60
시원한 양배추 주스 91
쐐기풀 양배추 수프 131

[ㅇ]
아몬드 대추야자열매 스무디 133
아몬드 우유 65
아보카도 스무디 119
아스파라거스 수프 47
아이스 커피 67
아침에 마시는 향료 차 64

야생 팬지 캐모마일 차 141
양배추 고수 시럽 83
양배추 당근 주스 73
양배추 숙취 해소제 87
양파 수프 95
양파 와인 79
에너지 죽 55
엘더베리 시럽 138
열대 과일 모듬 주스 47
열대 과일 스무디 103
오렌지 그레이프프루트 주스 112
오렌지 자두 조혈제 92
위장 진정제 114
인도 오이 라이타 음료 116
인삼 차 66

[ㅈ]
장미 시럽과 코코넛 우유 140
장미 요구르트 음료 102
적근대 뿌리 당근 오이 주스 76
적근대 뿌리 당근 주스 98
적근대 뿌리 요구르트 주스 113
정향 레모네이드 75
중국 수프 142
중국 워터폴 123

[ㅊ]
차가운 아보카도 수프 137
차가운 오이 민트 수프 135
체리 레몬 차 52
체이스트 베리 차 118
충혈을 다스리는 페퍼민트 차 83

[ㅋ]
카리브 라임 고추 시럽 142
캐모마일 개박하 차 105

캐모마일 라임꽃 차 89
캐모마일 민트 차 100
캐모마일 민트 차 111
캐모마일 펜넬 씨앗 차 104
크랜베리 주스 121

[ㅌ]
토마토 백리향 수프 57
토마토 오이 주스 62
토마토 주스 138
파스닙 순무 수프 109
파파야 아몬드 스무디 108
파파야 코코넛 음료 110
파파야 파인애플 스무디 101
펜넬(회향풀) 아티초크 수프 48

[ㅎ]
향료 차 77
혈압을 내리는 혼합 주스 97

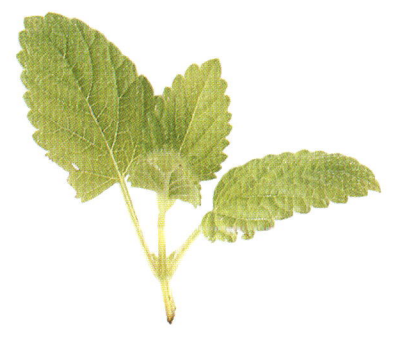

정신을 안정시켜 주는 음료 149

종합 색인

요리에 대해서는 페이지 148~149의 요리 색인을 본다.
진하게 표시된 페이지 숫자는 제1장에서 설명된 주요 재료들을 나타낸다.

[ㄱ]

가슴앓이 100~101
가을에 마시는 음료 138~139
감기 72~73, 82~83
감자 55, 129
감정의 치유 140~141
감초 101
개박하 105
거담제 17, 28, 35, 36, 39, 72
건조식품 147
건초열 21, 32
게실염 108~109
겨울에 마시는 음료 142
결핵 18, 40
계절음료 132~3, 136~7, 140~1, 144
계피 **28**
빈혈 92
두뇌 활성(화) 64
고수(코리앤더) **21**
  카타르성 충혈 78
  눈 50
  숙취 87
  두통과 편두통 80
  부비동염 83
  혈압 96
고창 102~103, 108, 110
고추(가루) 34, 62, 80, 92, 142

골다공증 24, 31
과민성대장증상 (IBS) 110~111
과일 12, 13, 147
  개별적으로 수록된 과일을 참조한다
관절염 90~91
괴혈병 19
구강 궤양 27
구아바 82
구토증 114~115
궤양
  구강 궤양, 소화성 궤양을 참고한다
궤양성 대장염 22
귀리 **23**, 52, 54, 66, 113
귀앓이 33
근심 128~129, 132, 140
기관지염 17, 29, 32, 40
기분을 좋게 하는 음료 43~67
기침 24, 36, 72~73
그레이프프루트(자몽)
  고창 103
  면역계 62
  부비동염 82
  빈혈 93
  숙취 86
  체중 감소 46
  치질 112
  혈액 순환 94
꽃박하(오레가노) 49
꿀
  고창 102
  과민성대장증상(IBS) 110
  관절염 90
  몸을 따뜻하게 하는 차 139
  빈혈 93
  설사 106, 107
  카타르성 충혈 79

[ㄴ]

냉동식품 147
노화 34, 41
뇌 활성화 64~67
뇌졸중 32, 34
눈(안) 17, 50~51

[ㄷ]

다우카린 17
다이어트(체중 감량) 46~49, 55
단순포진 20, 26
담석 19
당귀 119
당근 **17**, 130
  관절염 93
  기침 73
  눈 50~51
  독감 76
  두통과 편두통 81
  방광염 121
  변비 98
  위장 105
  카타르성 충혈 78
당뇨병 23, 26, 28, 29, 32
대상 포진 34
대장 경련 35, 39
대장균 18, 28, 30, 41, 107
대장염 17, 20, 31
대추야자열매 57, 126, 132, 133
독감 76~77
동맥 경화 34
동맥 질환 17, 19, 22, 24, 32~33
두통 80~81
등의 통증 36
딜 47, 88, 104, 105
딸꾹질 19

땀 발산 18, 19, 20, 21, 28, 34, 76, 84

[ㄹ]
라벤더 128
라임 19, 47, 79, 86, 110, 116, 142
라임꽃 82, 83, 84, 89, 97, 127, 132, 136
레몬 **19**, 134
   기침 72
   면역계 61
   방광염 120
   빈혈 92
   설사 107
   숙취 87
   인후염 75
   피부 52
   혈압 96
레몬그래스 103
레몬밤 **20**
   감정(의 균형) 141
   근심 128
   두통과 편두통 81
   열병 84
   우울증 144
레몬버베나 114
로즈마리 **37**, 59, 81, 87
류머티즘 28, 36, 39, 40
리치 116
리크 74, 91
리크위다이저 146

[ㅁ]
마무리 손질 147
마늘 **32**, 130, 142
   면역계 60, 61, 62
   에너지 활력제 57
   위장 105

칸디다증 117
   혈압 96, 97
   혈액 순환 95
만다린 오렌지 101, 116
말오줌나무꽃 76, 83, 134
망고 79, 82, 98, 103, 106
맥아 66
맥주 115, 130
머리카락 58~59
메도우 109, 123
면역계 자극
   활력제(촉진제) 60~63
물(의 중요성) 10
물냉이 **40**, 51, 58, 92, 122
미네랄 16
민들레 49, 130
민트
   가슴앓이 100
   과민성대장증상 111
   구토증 114
   뇌 활성화 65
   눈 51
   독감 76
   부비동염 83
   진정 효과 133
   칸디다증 116
   쿨링 능력 134, 135

[ㅂ]
바나나 57, 99, 106, 132, 136
바질 36, 81, 97, 129
방광 결석 38
방광염 120~121
배 31
   감정의 치유 141
   게실염 109

다이어트 47
   설사 106
   체액 정체 123
   배에 가스가 찰 때(고창) 102~103
백리향 **39**, 57, 63, 73, 75
백일해 35
변비 98~99, 110, 112~113
   '게실염'을 참고한다
보리 **22**, 54~55, 120
보리지 141
복숭아 98
봄에 마시는 음료 130~131
부비동염 82~83
불면증 88~89
불임증 34
블랙베리 84
블랙커런트 85
블렌더 146
블루베리 107
빈혈 92~93

[ㅅ]
사과 26, 139
   감정의 치유 141
   눈 50
   면역계 62
   열병 85
   체중 감소 48
   피부 54
사과 식초 74, 90
산사나무 97
살구 33, 49, 56, 93, 108
살모넬라 18
상추 88, 89, 133
생강 **35**, 130, 142
   과민성대장증상(IBS) 111

정신을 안정시켜 주는 음료 151

구토증 114, 115
기침 72
뇌 활성제 64
독감 77
면역계 61
에너지 보강 54, 55, 56
인후염 74
진정 효과 133
칸디다증 116
서양 톱풀 83
설사 106~107, 110
섬유소 98, 110
성불능 40
세이지 75
셀러리 73, 87, 91, 122, 130
소금 122
소두구
　고창 102
　구토증 114
　뇌 활성제 64, 66, 67
　에너지 보강 54
　우울증 144, 145
소화기계 44
소화성 궤양 17, 21, 26~28, 41
수두 17, 21
수족냉증 94~95
수프 13
　건강한 피부 52
　게실염 109
　과민성대장증상 111
　관절염 91
　근심 덜기 129
　다이어트 47~48
　맑은 눈 51
　머리카락 58
　복통 105

불면증 88
수족 냉증 95
스트레스 덜기 137
에너지 55, 57, 60
정신 안정 133
체액 정체 123
추위 물리치기 142
혈압 96~97
활력 131, 135
숙취 86~87
순무 123
스무디 12, 146
　카타르성 충혈 79
　계피 28
　정신 안정 133
　다이어트 49
스위트바질 36, 81, 97, 129
스트레스 132, 136~137, 140
스피어민트 114
습진 17, 20, 30
시금치 38, 51, 60, 92
시럽 73, 83, 87, 117, 142, 145
신경계 40, 126
신경성 소화 불량 31
신경통 20
신장 결석 24, 38, 40
신장 요석 40
심장병 16, 17, 18, 22, 24, 32, 33, 34
쌀 111
쌀 우유 79, 106, 108, 119, 133
쐐기풀 58, 131

[ㅇ]
아구창 28, 32, 39
아몬드 24, 65, 99, 108, 133
아보카도 119, 137

아스파라거스 47
아티초크 48
야맹증 17, 50
야생 팬지 141
양배추 27, 131
　관절염 91
　기침 73
　부비동염 83
　숙취 87
양파 18
　관절염 91
　면역계 60, 62
　에너지 보강 55, 57
　카타르성 충혈 79
　혈압 96~97
　혈액 순환 95
어린이
　열병 84~85
　위장 통증 104
　에너지 보강 54~57, 130
엘더베리 138
여름에 마시는 음료 134~135
열병(어린이) 84~85
오렌지 78, 92, 99, 112
오이 30
　혈압 97
　칸디다증 116
　쿨링능력 135
　독감 76
　면역계 62
옥수수 55
올리브 오일 97
와인 79
완두콩 52
요구르트 41
　고창 102

방광염 120, 121
변비 99
빈혈 92
진정 효과 133
치질 113
칸디다증 116
쿨링 능력 135
우울증 23, 126, 144~145
우유 12
  가슴앓이 101
  게실염 108
  과민성대장증상 110
  면역계 60
  설사 106
  월경전증후군 119
  카타르성 충혈 79
  활력 67
  '요구르트'를 참고한다
운동 46
월경
  고통스런 20~23, 34, 35, 39
  생리통 20
  심각한 28
  월경 과다 37
  자극 40
  '월경전증후군'을 참고한다
월경전증후군(PMS) 118~119
위궤양 27, 28
위산 19
위(장) 산성화 25, 26, 100~101
위장 경련 104~105
유기농 13, 147
유행성이하선염 20
육두구 94
음식 가공기 146
이질 28, 32, 35

인삼 29, 63, 66
인후염 74~75
임신 가능성 40

[ㅈ]
자두 52, 92
장 기생충 19, 34, 40
장 미생물 22, 32, 39, 41
  고창 102
  변비 98
  칸디다증 116
장미 우린 물 102
장미 시럽 140
장수 29, 31, 41
장티푸스 18, 28, 32
재료 13
  주요 재료 15~41
적근대 뿌리 25, 76, 98, 113
정신을 안정시키는 음료 124~145
뇌 활성화 64~67
정향 94
제산 (효과) 100~101
주서기 146
주스 12
  관절염 91
  기침 73
  눈 20
  두통·편두통 81
  방광염 121
  부비동염 82
  원기 회복 138
  체액 정체 122
  치질 112
  활력 62
주스 단식 147
중금속 (해로운) 26

진정제 129, 131, 132, 136~137, 140~141
질병을 치료하는 음료 69~123

[ㅊ]
차 13
  '허브 차, 티잔'을 참고한다
천식 17, 32, 37
체리 52
체액 정체 47, 122~123
최음제(성욕 촉진제) 21, 28, 32, 34, 35
최음 효과 40
출산 20, 21, 23
충혈 완화제 19, 21, 25, 28, 34, 35, 36, 77
치질 112~113
치통 25, 34

[ㅋ]
카모마일 89, 104~105, 111, 141
카페인 11, 54, 64
카타르성 충혈 78~79
  '부비동염'을 참고한다
칸디다증 22, 28, 32, 39, 41, 116~117
칼륨 122~123
커피 11, 54, 64, 67
코디알 134
코코넛 우유 60, 101, 110, 136, 140
콜레라 18, 32
콜레스테롤 감소
  당근 17
  레몬 19
  사과 26
  양파 18
  고주 34
  귀리 23
  마늘 32
  배 31

보리 22
생강 35
시금치 38
아몬드 24
오이 30
요구르트 41
쿠민 86
크랜베리 56, 62, 120, 121
크루프성 감기 36

[ㅌ]
탄수화물 16
토마토 57, 62, 92, 129, 138
통조림 (음식) 13, 147
통풍 17~18, 26, 31, 37, 38~40
티잔 129

[ㅍ]
파 142
파스닙 55, 109
파슬리 96, 121, 123, 130
파인애플 46, 101, 103
파파야 47, 101, 108, 110
페퍼민트 76, 83
펜넬 48, 104, 111
편두통 80~81
폐경 12, 24
폐렴 40
포도 98, 112, 123
포도당 64
피부
　독소 제거 52
피부 발진 20~21
피부 질환 12, 25~26, 30, 37, 38

[ㅎ]
항생제 22, 32
항우울제 23
항체 생산 60
향료 16
허브 16
허브 차 11
　고창 102
　구토증 114
　두통 80
　만들기 147
　복통 104
　정신 안정 132
　체액 정체 122
　혈압 96
혈색을 생기 있게 43~53
혈압 96~97
혈액 12
혈액 순환 94
혈액 순환 정체(질환) 28, 38
혈액 순환 촉진(제) 98
호르몬 100, 118, 122
홍역 17, 21
황반변성 38
후추 64, 144, 145
흉막염 40

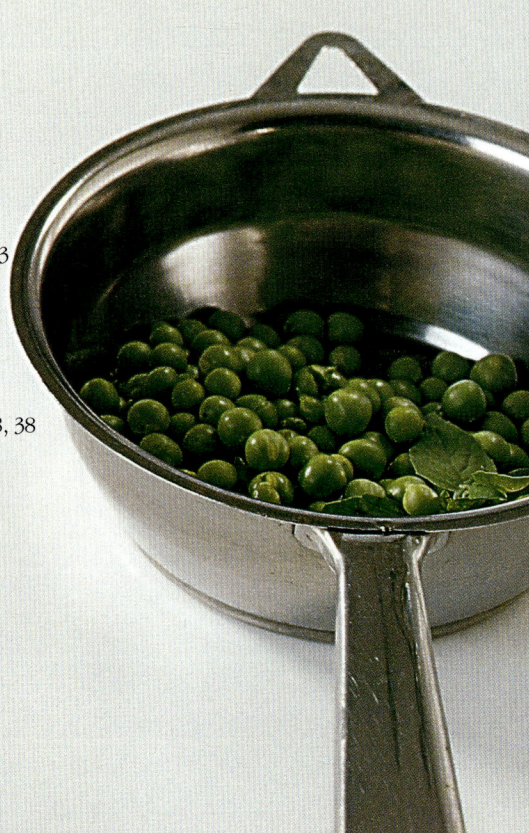

지은이 | 앤 매킨타이어(Anne Mcinyre)
영국의 의학 허브 치료사이자 명망 있는 작가.
허브 의약에 대해 많은 강의를 해 왔으며, 잡지, 신문, 라디오, 텔레비전 등에서 자주 출연하고 있다.
지은 책으로《일상적인 질환을 위한 허브》,《일상적인 질환을 위한 간단한 가정 치료법》,《여성을 위한 완벽한 허브》,
《완벽한 꽃 치료제》 등이 있다.

옮긴이 | 김현성
한국과학기술원(KAIST) 생명과학 석사
LG화학기술연구원 신약 개발 연구원
제약사 의약품 및 건식 연구 분석
벤처 기업(건식) 대표 역임

병을 치료하는 건강 자연식 주스, 차, 수프, 스무디

초판 1쇄 인쇄 | 2004년 1월 20일
초판 1쇄 발행 | 2004년 1월 30일

지은이 | 앤 매킨타이어
옮긴이 | 김현성
펴낸이 | 양동현

펴낸곳 | 도서출판 아카데미북
출판등록 | 제 13-493호
주소 | 서울시 성북구 동소문동 4가 124-2
대표전화 | 02)927-2345 팩시밀리 | 02)927-3199

ISBN 89-5681-022-2 13590

파본은 바꾸어 드립니다.

Healing drinks
by Anne Mcintyre
Copyright ⓒ1999 Gaia Books Ltd., London
Text Copyright ⓒ1999 by Anne Mcintyre
Korean translation copyright ⓒ2004 Academy Book Publishing Company
This Korean edition was published
by arrangement with Gaia Books Ltd., UK
through Best Literary & Rights Agency, Korea
All rights reserved

이 책의 한국어판 저작권은 베스트 에이전시를 통한 Gaia Books Ltd.와의 독점 계약으로 도서출판 아카데미북이 소유합니다.
신저작권법에 의해 한국 내에서 보호를 받는 저작물이므로 허락 없이 전재하거나 복제하는 일을 하지 마십시오.

www.academypub.com